Torsten Passie | Michael Schlichting | Ralf H. Bolle

Psycholytische Therapie nach Hanscarl Leuner

Grundlagen – Forschung – Praxis

Psycholytische Therapie nach Hanscarl Leuner

Grundlagen – Forschung – Praxis

Torsten Passie

Michael Schlichting

Ralf H. Bolle

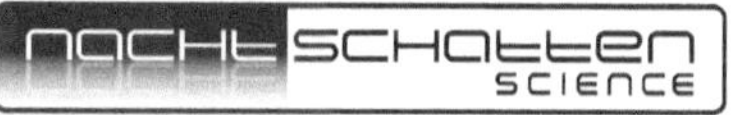

Nachtschatten Science – Die Edition für exakte Wissenschaft

Nachtschatten Verlag • Solothurn

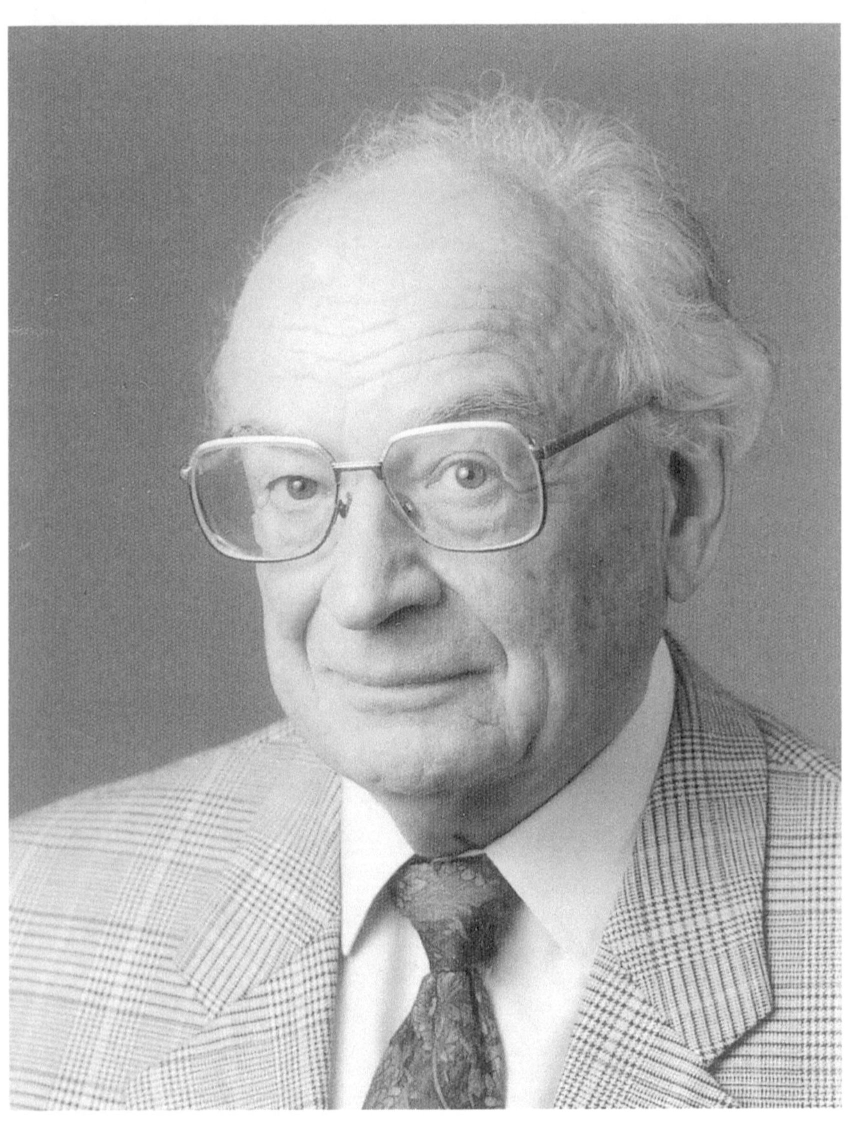

Dr. med. Hanscarl Leuner (1919 – 1996)

Die Halluzinogene haben einen eminenten therapeutischen Wert. Dieser liegt jedoch nicht im Bereich der üblichen Pharmakotherapie, sondern in der aktiven Unterstützung der Psychotherapie.

H. Leuner 1965

Meine Beobachtungen, Erfahrungen und Vorstellungen stimmen mit denen von Dr. Leuner sehr gut überein. Ich fand seine Konzeptionen für die therapeutische Praxis mit LSD sehr nützlich.

Stanislav Grof 1967

Impressum

Nachtschatten Verlag AG
Kronengasse 11
CH-4500 Solothurn
info@nachtschatten.ch
www.nachtschatten.ch

Vorabauflage anlässlich der Tagung der *Deutschen Gesellschaft für Psychedelische Forschung und Therapie* am 14. und 15. September 2023, Göttingen

Edition Nachtschatten Science

Der Nachtschatten Verlag wird vom Bundesamt für Kultur mit einem Strukturbeitrag für die Jahre 2021–2024 unterstützt.

Lektorat und Gesamtredaktion: Markus Berger
Korrektorat: Jutta Berger, Agnes Karl, Inga Streblow
Layout: Nina Seiler, Silvia Aeschbach
Umschlaggestaltung: Nina Seiler

Printed in Germany
ISBN: 978-3-03788-628-1

Inhaltsverzeichnis

Einführung

»Er war ein Wegweisender.«
Rolf Verres über Hanscarl Leuner

Hanscarl Leuner gilt als eine Größe in der Psychotherapielandschaft Deutschlands. Er war ein akademischer und praktischer Lehrer, ein Gestalter, ein Organisator, ein Arzt, Psychotherapeut und Wissenschaftler, der Menschen zusammenbrachte und inspirierte. Bei einer Rede anlässlich seiner Trauerfeier bezeichnete ihn Professor Rolf Verres, ehemaliger Ordinarius für Medizinische Psychologie an der Universität Heidelberg, als den »kreativsten Psychotherapeuten der Nachkriegszeit«. Dies aus gutem Grund: Leuner entwickelte, erforschte und organisierte eine Psychotherapietechnik mit Hilfe des Tagtraums und das »Respiratorische Feedback«, eine Biofeedbackmethode zur Entspannungsförderung. Außerdem war er maßgeblich an der Entwicklung der ***Psycholytischen Therapie*** beteiligt.

Es geht bis in die frühen 1950er Jahre zurück, dass Leuner Konzepte der klinischen Psychopathologie mit einer gestaltpsychologisch orientierten und bildhaft arbeitenden Tiefenpsychologie zu verbinden suchte. Daraus entwickelte er eine eigenständige psychotherapeutische Methode, das ***Katathyme Bilderleben (KB),*** das heute in vielen Ländern zu den anerkannten Psychotherapieverfahren gehört. Dabei werden im Zustand tiefer Entspannung durch Motivvorgaben tagtraumartige Imaginationen erzeugt. Diese werden nicht primär analysiert, sondern das Ausgestalten des Imaginierten wird im Sinne einer therapeutischen Selbstentdeckung genutzt.

Auf der Suche nach Möglichkeiten, das KB zu intensivieren, stieß Leuner 1953 auf die erste Studie zu den Wirkungen von LSD, die Arthur Stoll 1947 publiziert hatte. Sofort griff er diese Möglichkeit auf und testete eine Verwendung von LSD beim KB. Leuners Forschungen in diesem Bereich zeigen eine seltene Kombination von Grundlagenforschung und Psychotherapie, die fließend ineinandergreifen.

Unter der Ägide von Claus Conrad gründete Leuner Mitte der 1960er Jahre an der Universitätsklinik Göttingen die Abteilung für Psychosomatik und Psychotherapie, die er bis zu seiner Emeritierung 1985 leitete. Diese Gründung war damals Pionierarbeit, da die Psychotherapie noch nicht über eigene Abteilungen an Universitätskliniken verfügte. So schreibt sein Nachfolger Prof. Herrmann Lingen: »Leuners Verdienst war es, dass er aus der Psychiatrie heraus, in der er tätig war, gesagt hat, das ist etwas Eigenes, das auch eine eigene Struktur braucht« (Lingen, in Garben 2019).

Leuner veröffentlichte mehr als 150 Arbeiten in wissenschaftlichen Zeitschriften und etwa zehn Monografien, von denen einige in andere Sprachen übersetzt wurden.

	Psycholytische Therapie	Psychedelische Therapie
Dosierung	Niedrige Dosen LSD (30–200 µg) oder Psilocybin (3–15 mg)	Hohe Dosen LSD (400–1500 µg)
Angestrebte Wirkungen	Traumartige symbolische Imaginationen Regressionen Übertragungsphänomene	Kosmisch-mystische Erlebnisse Selbsttranszendenz Ekstatisches Glückserleben
Theoretische Fundierung und Zweck	Psychoanalytische Theorie Aktivierung und Vertiefung des psychoanalytischen Prozesses	Ohne Fundierung in klassischen psychologischen Theorien
Sitzungsanzahl	Zahlreiche Sitzungen erforderlich	*Eine* überwältigende Erfahrung
Therapeutisches Vorgehen	Analytische Diskussion des Erfahrungsmaterials in individuellen und Gruppensitzungen	Stark suggestive Vorbereitung Nutzung spezifischer Umgebungsbedingungen Strukturierende Musik Keine detaillierte Diskussion der Erfahrungen
Einflussnahme auf das Erleben	Gering Schlichtes wohnliches Ambiente Keine Augenklappen/Kopfhörer Zurückhaltung des Sitters Leise Hintergrundmusik Keine Interpretationen Kaum körperliche Interaktion	Stark Wohnliches Ambiente mit visuellen Stimuli Augenklappen und Kopfhörer Aktive Begleitung durch Sitter Stark strukturierende Musik Unterstützende Interventionen und Interpretationen Stützende körperliche Interventionen
Therapeutisches Prozessieren	Realitätsabgleich und Versuch, die Erfahrungen an das Alltagsleben zu adaptieren	Realitätsanpassung nicht primär Festigung des Gipfelerlebnisses
Therapieziel	Heilung durch Re-Strukturierung der Persönlichkeit im Sinne eines Reifungsprozesses Lösen infantiler Elternbindungen (erfordert diverse Monate)	Symptomatische Heilung durch Verhaltensänderung
Indikationen	Klassische Indikationen der Psychotherapie: Neurosen, psychosomatische Erkrankungen, Persönlichkeitsstörungen, Sexualperversionen	Alkoholismus Sterbenskranke Drogenabhängigkeit ? Neurosen?

Tabelle 1: Vergleich der beiden hauptsächlichen Methoden zur Anwendung von Halluzinogenen in der Psychotherapie (vgl. LEUNER 1967, PASSIE 1997)

Außerdem war er Mitherausgeber angesehener Fachzeitschriften und Mitglied der Expertenkommission für Rauschgiftfragen der Bundesregierung. Seine Expertise im Bereich der halluzinogenen Substanzen reichte aber weit über den sprichwörtlichen »Tellerrand« hinaus. Er äußerte sich zum Rauschmittelmissbrauch genauso differenziert wie zur traditionellen Verwendung in indigenen Kulturen oder zur religionspsychologischen Bedeutung der Halluzinogene.

Psycholytische und Psychedelische Therapie

Die Methoden der Psycholytischen und Psychedelischen Therapie verwenden ein jeweils anderes Vorgehen, haben andere Konzepte und Ziele, so dass eine klare Unterscheidung angezeigt ist (Tabelle 1).

Schaut man sich die Publikationen zur Psycholytischen und Psychedelischen Therapie an, so wird schnell klar, dass die Psycholyse praktisch nur in Europa angewendet wurde, während die Psychedelische Therapie praktisch ausschließlich in Nordamerika (Kanada und USA) Anwendung fand (Passie 1997). Warum das so ist, ist nicht leicht zu verstehen und hängt vermutlich mit historischen und mentalitätsbedingten Aspekten zusammen. In Nordamerika gab es durch den tradierten Gebrauch von Psychedelika bei indigenen Völkern einen historisch gewachsenen und kulturell verankerten Erfahrungshintergrund bezüglich dieser Substanzen. Man wusste, dass Halluzinogene bei der Behandlung von Alkoholabhängigkeit hilfreich sein können; eine Indikation, auf die sich die Psychedelische Therapie von Anfang an konzentrierte. Eine weitere Anwendung der Psychedelischen Therapie entdeckte der US-Anästhesist Eric Kast eher zufällig, als er LSD als aktives Placebo bei terminal krebskranken Schmerzpatienten einsetzte. Seine Patienten zeigten daraufhin erhebliche Zustandsbesserungen, die sie selbst auf »innere Erfahrungen« und »veränderte Perspektiven auf das Sterben« zurückführten. Zudem dürfte angesichts des fortschrittsoptimistischen Zeitgeistes der 1960er Jahre (»better living through chemistry«) die Aussicht auf eine drastisch wirkende Methode, die schnell spektakuläre Erfolge versprach, auf fruchtbaren Boden gefallen sein. Doch was in Nordamerika begeisterte, wurde in Europa eher verhalten aufgenommen, da man – historisch in der Tradition der Psychoanalyse – psychotherapeutischen »Schnellerfolgen« skeptisch gegenüberstand und auf die langfristige Durcharbeitung persönlicher Themen ausgerichtet war.

Hanscarl Leuner und die Psycholytische Therapie

Während der 1960er Jahre etablierte sich schnell eine sehr aktive und fruchtbare Forschung zur experimentellen und therapeutischen Anwendung von LSD und Psilocybin. »Die Halluzinogenforschung umfasste ein ungewöhnlich breites Spektrum. Es reichte von den exakten Naturwissenschaften wie der Chemie über Botanik, Biochemie, Hirnphysiologie als ihren Grundlagen bis hin zu den Humanwissenschaften wie Psychiatrie (Schizophrenie- und Psychoseforschung), Psychotherapie, Psychoanalyse, Religionspsychologie und Kreativitätsforschung« (Leuner 1981: S. 8).

Nachdem Leuner fünf Jahre lang die therapeutische Anwendung von LSD untersucht hatte, brachte er 1960 eine europäische Arbeitsgruppe in Göttingen zum »Ersten Symposium über die Therapie mit LSD-25« zusammen. Es war dieses Symposium, auf dem der englische Psychiater Ronald Sandison die Bezeichnung »Psycholytische Therapie« (kurz: Psycholyse) vorschlug. Der Vorschlag stieß auf ein positives Echo, so dass der Begriff in den Sprachgebrauch überging und im bedeutenden *Oxford Dictionary* als Begriff verzeichnet ist. Die Teilnahme von Psycholytikern an internationalen Fachkongressen, auf denen die halluzinogen-unterstützte Psychotherapie regelmäßig behandelt wurde, folgte.

Im Jahre 1965 gründete Leuner mit einigen Kollegen die ***Europäische Gesellschaft für Psycholytische Therapie (EPT),*** der er bis zu ihrer Auflösung 1974 als Präsident vorstand. Die EPT sollte dazu dienen, die Psycholytische Therapie zu verbreiten und zu professionalisieren. Leuner fungierte als ihr »wissenschaftlicher Motor« (Leuner), der sich national wie international bemühte, Kollegen zusammenzuführen, Energien zu bündeln und einen steten Austausch anzuregen. Die Geschichte und Aktivitäten der EPT hat Torsten Passie in einem eigenen Kapitel (ab Seite 245) nachgezeichnet.

Das vorläufige Ende der Psycholytischen Therapie

Die halluzinogen-unterstützte Psychotherapie fand ihr Ende nicht durch Unfälle oder Gefahren, sondern wurde ein Opfer unglücklicher Umstände. Ende der 1960er Jahre kam es – vor allem in den USA – zur sogenannten »Rauschgiftwelle«. Aus dieser resultierte ein praktisch weltweites Verbot der Substanzen, was zum Rückzug der meisten Forscher und Therapeuten führte. »Die Überreaktion ergriff aber nicht nur die breite Öffentlichkeit […], sondern selbst in wissenschaftlichen Fachkreisen stießen die halluzinogenen Substanzen und die damit verbundenen Forschungsrichtungen in cumulo auf eine zunehmende, vorzugsweise emotional begründete, stark wertende Ablehnung. Die irrationale Reaktion dieser Gruppe war umso überraschender, als man glaubte, davon ausgehen zu können, dass Wissenschaftler sich kritisch auf rationale Kategorien stützen und den Missbrauch von der kontrollierten, wissenschaftlich begründeten Anwendung der Mittel wohl zu unterscheiden wüssten« (Leuner 1981: 8).

Auch wenn in Europa ein ausufernder LSD-Konsum ausblieb und die Atmosphäre sachlicher war, erschien eine weitere Implementierung der Psycholytischen Therapie nicht mehr möglich, weshalb die EPT 1974 aufgelöst wurde. Dennoch behielt Leuner seine Sondererlaubnis für Psycholytische Therapien, die er bis zu seiner Emeritierung 1985 durchführte. Versuche seinerseits, eine Erlaubnis zur therapeutischen Forschung mit MDMA zu erlangen, blieben 1986 aufgrund der damals diskutierten möglichen Neurotoxizität erfolglos.

Mitte der 1990er Jahre erschien in der Wochenzeitschrift *Der Spiegel* ein Artikel über die Psycholyse (Heinrich 1994). Daraufhin meldeten sich eine ganze Reihe von Patienten, die diese Therapie machen wollten. Leuner hatte die Psycholyse ohnehin noch vereinzelt durchgeführt und nahm um 1994 das durch den Spiegel-Artikel geweckte Interesse zum Anlass, etwa 15 Patienten zu behandeln. Sein recht plötzlicher Tod im Juni 1996 setzte dem ein abruptes Ende.

Bis in seine letzten Lebensjahre hatte Leuner ein großes Therapieforschungsprojekt zur Psycholyse vor Augen. Dieses Vorhaben wurde später von einigen Ärzten abgewandelt und sollte zunächst zu einem Projekt zur Selbsterfahrung von Ärzten mit Psilocybin (Szukaj 1997) führen, was aber nicht zustande kam.

Die Aktivitäten der ***Schweizerischen Ärztegesellschaft für Psycholytische Therapie (SÄPT)***, die – wenn auch mit etwas anderer Akzentsetzung – an die Bemühungen von Leuner anschließen, begannen 1985 und reichen bis heute. Sie werden im Kapitel «Forschungen zur Psycholytischen Therapie von 1985 bis 2023» ab Seite 227 geschildert.

Ein Paradigmenwechsel der Psychedelischen Therapie?

Üblicherweise wird davon ausgegangen, dass die Psychedelische Therapie, wie sie in Kanada und den USA entwickelt wurde, deshalb nicht fortgeführt wurde, weil die Verbote das verhindert hätten. Dies stimmt so nicht. Dazu trugen ungünstige Studienergebnisse maßgeblich bei.

Angesichts der seit Anfang der 1960er Jahre im Raum stehenden Erfolge der psychedelischen LSD-Behandlung von Alkoholikern waren die US-amerikanische und Kanadische Forschungsbehörden durchaus ambitioniert, die Psychedelische Therapie weiter zu untersuchen. Dafür wurden zwischen 1969 und 1975 in den USA und Kanada sechs Studien durchgeführt, die mit verbesserter Methodik die Therapieerfolge überprüfen sollten. Vier der Studien befassten sich mit der psychedelischen Behandlung von Alkoholikern, zwei weitere untersuchten chronisch neurotische Patienten und Heroinabhängige.

Zwei der vier Studien bei Alkoholikern wurden mit fragwürdiger Behandlungsmethodik durchgeführt. So klärten SMART et al. (1967) die Patienten nicht über die Wirkungen von LSD auf, verabreichten eine sehr hohe Dosis (800 µg LSD) und schnallten die Patienten auf dem Bett fest. Aber auch jene zwei Studien, in denen Alkoholabhängige mit adäquater Methodik behandelt wurden, erbrachten keine signifikanten Ergebnisse. Eine der Studien (KURLAND et al. 1971) wurde am Maryland Psychiatric Research Center (MPRC), dem Hauptzentrum Psychedelischer Therapieforschung in den USA, durchgeführt, wo bekannte Protagonisten der Psychedelischen Therapie wie Walter Pahnke, Stanislav Grof und William Richards daran arbeiteten. Ebenso zeigten die chronisch neurotischen Patienten keine signifikanten Besserungen (SAVAGE et al. 1972). Die günstigen Resultate einer Studie an Heroinabhängigen sind nur eingeschränkt bewertbar, da die Kontrollgruppe sehr klein war und etwas anders behandelt wurde (SAVAGE et al. 1973). Nach diesen ungünstigen Resultaten kam die Frage auf, ob die psychedelische Methode überhaupt dauerhafte Besserungen bei chronischen psychischen Störungen erzielen kann.

Hinweise auf einen Paradigmenwechsel finden sich in der Dissertation von Dr. Richard Yensen, einem Forschungspsychologen am MPRC. Es seien zwar Besserungen zu beobachten, wenn ein starkes mystisch-religiöses Gipfelerlebnis auftrat, doch »bei der Untersuchung von Einzelfällen wurde […] deutlich, dass viele der ›geheilten‹ Alkoholiker […] nicht absolut ›geheilt‹ waren. Es schien, dass eine mystische Erfahrung diesen Personen einen neuen Blick auf ihr Leben und dessen Sinn verschaffte. Zugleich schienen jedoch bedeutende innere und äußere Konflikte, die wir in der vorbereitenden und integrativen Therapie berührt hatten, für die Patienten nach der Behandlung an subjektiver Relevanz zu verlieren[…]«, was deren Aufarbeitung behinderte. »[Dies] deutet darauf hin, dass die Psychedelic Peak Therapy durch die Einbeziehung eines analytischen Ansatzes verbessert werden könnte. Neuere Arbeiten am MPRC nutzen das, was man als ***psychedelytisches*** oder ***erweitertes psychedelisches Paradigma*** bezeichnen könnte. Dazu gehören […] eine erhöhte Anzahl von [teils geringer dosierten] Drogensitzungen und eine gleichwertige Betonung der psychodynamischen Bewusstseinsebenen und der Ich-Transzenden der mystischen Erfahrung. […] [um] die positiven Aspekte psychedelischer und psycholytischer Ansätze zu verbinden« (YENSEN 1975: 51/2, Übers. T.P.). Man wollte also psycholytische Sitzungs-Serien mit eingestreuten psychedelischen Sitzungen kombinieren (YENSEN 1994). Die letzte Studie am MPRC wurde dann auch mit in 60 bzw. 70 Stunden Psychotherapie eingebetteten Seriensitzungen mit dem Entaktogen MDA (Methylendioxy-Amphetamin) (YENSEN et al. 1976) bzw. DPT (Dipropyltryptamin) durchgeführt (SOSKIN et al. 1973). Nach diesen beiden Beobachtungstudien wurde eine kontrollierte Studie mit dem erweiterten psychedelischen Paradigma durchgeführt. In dieser wurden Alkoholabhängige behandelt. Verglichen wurde mit zwei Kontrollgruppen (eine erhielt »konventionelle Psychotherapie«, die andere eine »übliche Krankenhausbehandlung«). Trotz den zusätzlichen gering dosierten DPT-Sitzungen wies die mit DPT behandelte Gruppe keine signifikant besseren Resultate als die Kontrollgruppe auf (Rhead et al. 1977). In dem darauf folgenden Antrag für eine weitere Forschungsstudie hieß es dann: »Unsere Mitarbeiter sind sich darüber einig, dass wir die klassische psychedelische Orientierung [...] hinter uns gelassen haben. [...] [Es] ist klar, dass das Gipfelerlebnis nicht das ›sine qua non‹ für eine erfolgreiche Verhaltensänderung ist. Auch wenn Patienten, die eine Peak Experience erleben,[...] großen Wert auf die Erinnerung daran legen, scheint es keine Garantie für die Befreiung von störenden Symptomen oder für eine dauerhafte Persönlichkeitsreifung zu sein. Daher wird das etwas magische Ein-Sitzungs-Modell, mit dem wir in den letzten zehn Jahren hauptsächlich gearbeitet haben, jetzt als inadäquat angesehen. Es besteht Konsens darüber, dass wir in unserem Bestreben, eine kurze Form der Tiefenpsychotherapie zu finden, dazu neigten, unrealistische Grenzen für die Dauer der Behandlung zu setzen [...]« (Kurland et al. 1975: 3; Übers. T.P.). Diese geplante, aber nicht mehr durchgeführte Studie sollte eine psychedelytische mit einer klassischen psycholytischen Behandlung vergleichen, um Aufschluss über therapeutische Mechanismen zu gewinnen. Daran könnte die heutige Therapieforschung anschließen.

Ähnlich wie die gerade geschilderten Studien zeigen einige aktuelle Therapiestudien mit Psilocybin zur Behandlung von Depressionen mit der psychedelische Methode (z.B. Carhart-Harris et al. 2021, Goodwin et al. 2022) viele Non-Responder und wenig dauerhafte Besserungen. Das mit der gleichen Methode bei lebensbedrohlich Kranken dauerhafte positive Ergebnisse erzielt wurden (Grob et al. 2011, Griffith et al. 2016, Ross et al. 2016) kann dadurch erklärt werden, dass diese Patientengruppe meist keine chronischen psychischen Störungen, aber gute salutogenetische und soziale Ressourcen aufweist.

Synopsis und Ausblick

Wie schon erwähnt, steht das derzeit das psychedelische Paradigma ganz im Vordergrund therapeutischer Studien. Es ist zu hoffen, dass sich in den nächsten Jahren ein differenziertes Bild der Möglichkeiten und Grenzen der Verwendung von Halluzinogenen und Entaktogenen in der Psychotherapie herausbildet.

Berücksichtigt man, dass die Psycholytische Therapie das mit Abstand am weitesten verbreitete Therapiemodell für die Anwendung von LSD-artigen Halluzinogenen von 1950 bis 1990 war (vgl. Passie 1997, Passie et al. 2022), so erstaunt es nicht wenig, dass sie heute derart randständig scheint. Das kann sich ändern, wenn weitere Studienergebnisse den Eindruck festigen, dass die psychedelische Methode viele Non-Responder hat und Besserungen meist wenig dauerhaft sind. Prof. Gerhard Gründer (der eine Studie zur psychedelischen Behandlung von Depressionen leitet) fasste diese Erkenntnis unlängst in die Worte: »Wir brauchen mehr Zeit, mehr Sitzungen und mehr Psychotherapie«. Wenn das stimmt, so könnte die Psycholyse schnell wieder ins Blickfeld rücken und sich an die »psychedelische Renaissance« eine »psycholytische Renaissance« anschließen. Abzuwarten bleibt, ob auch die ursprüngliche Domäne der Psycholyse, die Behandlung von mit konventioneller Psychotherapie nicht erreichbare chronisch neurotische Patienten, wieder aufleben wird.

Danksagung

Die Autoren danken Prof. Simon D. Brandt (Universität Liverpool) für seine unterstützende Zusammenarbeit bezüglich die Chemie betreffende Fragen. Herrn Clemens Sippel (Philadelphia) danken wir für sein großes Engagement bei der Recherche und Beschaffung von Bildmaterial. Frau Dr. Elisabeth Petrow war bei der Manuskriptbearbeitung an verschiedenen Stellen eine große Hilfe.

Literatur

Abramson HA (1967) The Use of LSD in Psychotherapy and Alcoholism. Indianpolis, New York, Kansas City: Bobbs Merrill

Carhart-Harris R, Giribaldi R, Watts R, Murphy-Beiner A, Murphy R, Martelle J, Blemings A, Erritzoe D, Nutt D (2021) Trial of Psilocybin versus Escitalopram for Depression. New England Journal of Medicine 384: 1402-1411

Garben N (2019) Hanscarl Leuner – Pionier und Wegbereiter. Göttinger Tageblatt 01.03.2019, available at http://www.goettinger-tageblatt.de/Campus/Goettingen/Hanscarl-Leuner-100.-Geburtstag, accessed 06-06-2021

Gasser P, Holstein D, Michel Y, Doblin R, Yazar-Klosinski B, Passie T, Brenneisen R (2014) Safety and Efficacy of Lysergic Acid Diethylamide-Assisted Psychotherapy for Anxiety Associated With Life-threatening Disease. Journal of Nervous and Mental Disease 202: 513-520

Gasser P, Kirchner K, Passie T (2015) LSD-Assisted Psychotherapy for Anxiety Associated with a Life-Threatening Disease: a Qualitative Study of Acute and Sustained Subjective Effects. Journal of Psychopharmacology 29: 57-68

Goodwin GM, Croal M, Feifel D, Kelly JR, Marwood L, Mistry S, O'Keane V, Knat Peck S, Simmons H, Sisa C, Stansfield SC, Tsai J, Willimas S, Malinevska E (2022) Single-Dose Psilocybin for a Treatment-Resistant Episode of Major Depression The New England Journal of Medicine. 387: 1637-1648

Griffiths RR, Johnson MW, Carducci MA, Umbricht A, Richards WA, Richards BD, Cosimano MP, Klinedinst MA (2016) Psilocybin Produces Substantial and Sustained Decreases in Depression and Anxiety in Patients with Life-Threatening Cancer: A Randomized Double-Blind Trial. Journal of Psychopharmacology 30: 1181-1197

Grob CS, Danforth AL, Chopra GS, Hagerty M, McKay CR, Halberstadt AL (2011) Pilot Study of Psilocybin Treatment for Anxiety in Patients With Advanced-Stage Cancer. Archives of General Psychiatry 68: 71-78

Grof S, Goodman LE, Richards WA, Kurland AA (1973a) LSD-Assisted Psychotherapy in Patients with Terminal Cancer. International Pharmacopsychiatry 8: 129-144

Grof S, Soskin RA, Richards WA, Kurland AA (1973b) DIT as an Adjunct in Psychotherapy of Alcoholics. International Pharmacopsychiatry 8: 104-115

Heinrich K (1994) Heilung durch Hirnspuk. Der Spiegel 43/1994: 188-194

Heinzmann R (1997) Welten des Bewusstseins (nach einem gleichnamigen Kongreß im Februar 1996 in Heidelberg. GestaltZeitung 10: 4-10

Kurland AA, Savage C, Pahnke WN, Grof S, Olsson JE (1971) LSD in the Treatment of Alcoholics. Pharmakopsychiatry 2: 83-94

Kurland AA, Rhead JC, Richards WA (1975) DPT as a Catalyst in Psychotherapy [Research protocol]. Baltimore, MD: Maryland Psychiatric Research Center, August 15, 1975 [unpubliziertes Manuskript]

Leuner H (1967) Present State of Psycholytic Therapy and its Possibilities. In: Abramson, HA (ed.) The Use of LSD in Psychotherapy and Alcoholism. Indianapolis, New York, Kansas City: Bobbs Merrill, S. 101-116

Leuner H (1981) Halluzinogene. Bern, Stuttgart, Wien

Müller F, Liechti ME, Lang UE, Borgwardt S (2018) Advances and Challenges in Neuroimaging Studies on the Effects of Serotonergic Hallucinogens: Contributions of the Resting Brain. Progress in Brain Research 242: 159-177

Oram M (2018) The Trials of Psychedelic Therapy. Baltimore: Johns Hopkins University Press

Passie T (1997) Psycholytic and Psychedelic Therapy Research: A Complete International Bibliography. Hannover: Laurentius Publishers

Passie T (2004) Hanscarl Leuner (1918-1996) Pionier der Halluzinogenforschung und Psycholytischen Therapie. Entheogene Blätter 21: 114-122

Passie T et al. (2023) A Proposal for a Model Curriculum for Substance-Assisted Psychotherapy. Journal of Psychopharmacology, submitted

Passie T, Guss J, Kreahenmann R (2022) Lower-dose Psycholytic Therapy – A Neglected Approach. Frontiers of Psychiatry 02. DOI 10.3389/fpsyt.2022.1020505

Rhead JC, Soskin RA, Turek I, Richards WA, Yensen R, Kurland AA, Ota KY (1977) Psychedelic Drug (DPT)-Assisted Psychotherapy with Alcoholics: A Controlled Study. Journal of Psychedelic Drugs 9: 287-300

Ross S, Bossis A, Guss J, Agin-Liebes G, Malone T, Cohen B, Mennenga SE, Belser A (2016) Rapid and Sustained Symptom Reduction Following Psilocybin Treatment for Anxiety and Depression in Patients with Life-Threatening Cancer: A Randomized Controlled Trial. Journal of Psychopharmacology 30: 1165-1180

Savage CC, McCabe OL (1973) Residential Psychedelic (LSD) Therapy for the Narcotic Addict. A Controlled Study. Archives of General Psychiatry 28: 808-814

Savage CC, McCabe OL, Kurland AA, Hanlon T (1973) LSD-Assisted Psychotherapy in the Treatment of Severe Chronic Neurosis. Journal of Altered States of Consciousness 1: 31-47.

Scharfetter C (1993) The European College for the Study of Consciousness. In: Jahrbuch für Ethnomedizin und Bewusstseinsforschung 2: 151-152

Smart RG, Storm T, Baker EW, Solursh L (1967) Lysergic Acid Diethylamide in the Treatment of Alcoholism. An Investigation of its Effects on Drinking Behaviour, Personality Structure, and Social Functioning. Toronto: University of Toronto Press 1967.

Soskin RA, Grof S, Richards WA (1973) Low Doses of Dipropyltryptamine in Psychotherapy. Archives of General Psychiatry 28: 817-821

Szukaj M (1997) Psilocybin in der Selbsterfahrung von Ärzten. Yearbook of the European College for the Study of Consciousness 1997: 263-266

Verres R (1996) Ansprache bei der Trauerfeier für Hanscarl Leuner in der St.-Martin-Kirche zu Göttingen-Geismar am 1. Juli 1996. Jahrbuch des Europäischen Collegiums für Bewusstseinsstudien 1996: 9-11

Yensen R (1975) The Use of 3,4-Methylenedioxyamphetamine (MDA) as an Adjunct to Brief Intensive Psychotherapy with Neurotic Outpatients. Irvine, CA: University of California Ph.D. Dissertation

Yensen R, DiLeo F, Rhead JC, Richards WA, Soskin RA, Turek I, Kurland AA (1976) MDA-Assisted Psychotherapy with Neurotic Outpatients: A Pilot Study. Journal of Nervous and Mental Disease 163: 233-245

Yensen R (1994) Perspectives on LSD and Psychotherapy: The Search for a New Paradigm. In: Ladewig D, Pletscher A 50 Years of LSD: Current Status and Perspectives of Hallucinogens—a Symposium of the Swiss Academy of Medical Sciences (pp.191-202). Parthenon

Pionier Hanscarl Leuner

Torsten Passie

Hanscarl Leuner wurde im Januar 1918 als einziges Kind eines Lederwarenproduzenten in Bautzen geboren. Sein Vater beabsichtigte, ihm die Fabrik zu übergeben. Doch nach einer dreijährigen Lehre als Sattler kamen ihm einige Zweifel über die Qualitäten seines Sohnes als Geschäftsmann.

Auf der Suche nach einem Interessengebiet begann Leuner sich für Psychotherapie zu interessieren. Während eines Besuches bei dem berühmten Psychologen Fritz Künkel empfahl dieser, dass er Medizin studieren (»und die Hälfte danach vergessen«) und sich an einem psychotherapeutischen Institut ausbilden lassen sollte.

Von 1939 bis 1946 studierte er Medizin an den Universitäten Frankfurt/Main und Marburg; unterbrochen 1940 durch den Militärdienst im ZweitenWeltkrieg, währenddem er als Funker diente. 1941 studierte er weiter in Würzburg und wechselte dann nach Marburg, wo er 1946 mit einer Arbeit zur »Entwicklung der Kurzwellen auf dem Gebiete der biologischen und physikalischen Forschung« promovierte (Leuner 1946). Zeitlebens behielt Leuner ein Interesse an technischen Innovationen, das später zur Entwicklung von Geräten für das »respiratorische Feedback« führte. Noch während des Krieges studierte er die Methode des Autogenen Trainings nach J.H. Schulz und die medizinische Psychologie von Ernst Kretschmer. Von diesen beiden Ansätzen her entwickelte sich seit 1948 sein Interesse an Imaginationen und sogenannten »katathymen Einflüssen«, d.h. den Beziehungen zwischen geistigen Vorstellungsbildern und emotionalen Prozessen. »Das anfängliche Ziel war akademischer Art, nämlich eine experimentelle Anordnung zum Nachweis der Relevanz symbolischer Abbildungsvorgänge bei neurotischen Patienten zu entwickeln. [...] Es lehrte mich, dass imaginierte Lösungen emotionaler Konflikte unter einer kontrollierten Regression relativ schnell zur Entlastung von affektiver Spannung und von Symptomdruck führen können [...]« (Leuner 1981: 24).

Im Jahre 1946 begann er eine Lehranalyse bei dem jungschen Psychotherapeuten Prof. Dr. Schmaltz. Dieser humorvolle und sehr menschliche Lehrer förderte Leuners Interesse an der Traumsymbolik und der Kraft der Übertragung in der Psychotherapie.

Seine klinische Ausbildung in Psychiatrie und Neurologie wurde wiederum von zwei Einflüssen bestimmt: Zum einen der Aneignung des subtilen psychopathologischen Ansatzes seines Lehrers Klaus Conrad (»konditional-genetische und funktionale Psychopathologie«), zuerst in Marburg, ab 1960 in Göttingen, auf welche er später seine Monografie über die experimentelle Psychose aufbaute und die ihm rätselhafte

Ablehnung der meisten seiner psychiatrischen Kollegen gegenüber der Psychotherapie. Letzteres führte ihn zu Versuchen, Prinzipien und Effektivität von Psychotherapie wissenschaftlich zu belegen. Nach einer kurzen Phase der Orientierung vertiefte er sein Interesse an Symbolisierungsprozessen in Träumen und Tagträumen. Am Rande der wissenschaftlichen Literatur fand er Hinweise auf die Hervorrufung von Tagträumen in einem konventionellen psychoanalytischen Couch-Setting. In der Folge startete er eine Reihe von Experimenten über die Beziehungen von auseinander hervorgehenden Symbolkonstellationen in der mentalen Imagination und inneren Grundkonflikten der Person. Währenddessen entdeckte er die Effektivität einer Psychotherapie mit geführten Tagträumen. Später versuchte er, diese Prozesse zu unterstützen, indem er den Patienten standardisierte Ausgangsmotive (z.B. »Berg«, »Fluss« oder »Blume«) zum Beginn ihre imaginativen Reise vorgab. In den frühen 1950er Jahren entwickelte er aufgrund seiner Forschungen daraus eine standardisierte Behandlungstechnik und nannte sie »Katathymes Bilderleben (KB)« (Leuner 1985).

Leuners Begabung, äußerst sensibel beobachten und intrapsychische Prozesse subtil beschreiben zu können, befähigte ihn, diese Imaginationen gezielt zur Stimulation emotionaler Katharsis einzusetzen. Beim »Bildern«, wie es auch genannt wurde, handelte sich ja vor allem um non-verbale Erscheinungen und Prozesse. Leuners psychotherapeutischer Umgang mit den Imaginationen war jedoch nicht der einer passiven Rezeption, sondern die favorisierte Haltung war »begleitend reflektorisch als konstruktive Aufnhame sensibler Regungen des Patienten«. Diese Prozesse und solch ein Vorgehen standen im Kontrast zu den damals dominierenden verbal-kognitiv orientierten Psychotherapieverfahren.

LSD-Forschung

Aufgrund seiner Erfahrungen mit geführter Imagination entwickelte Leuner 1955 die Idee, kathartische Prozesse durch die Verwendung geringer Dosen von LSD zu intensivieren (vgl. Passie 2005). Er war auf die erste systematische Studie zu den psychischen Wirkungen LSD durch Stoll (1947) gestoßen. Dieser berichtete, dass LSD tagtraumartige Bewusstseinslagen und eine Stimulation des Gefühlslebens hervorruft. Eine erste recht umfassende Publikation über seine Forschungen in Marburg erschien 1959 (Leuner 1959).

Noch in Marburg, führte er während dieser Zeit mehr als 1300 Einzelsitzungen mit neurotischen Patienten und normalen Freiwilligen unter Verwendung verschiedener Halluzinogene (LSD, Meskalin, Psilocybin, Atropinderivaten u.a.) durch. Durch die präzise Beobachtung dieser Experimente erlangte er die empirischen Grundlagen für eine »allgemeine Psychopathologie der experimentellen Psychose«, die in seiner

Monografie *Die experimentelle Psychose* (1962) mündete. Leuner nutzte damals den fortgeschrittensten psychopathologischen Ansatz, um eine systematische Theorie über die Reaktion des Menschen auf LSD zu entwickeln. Dies geschah jedoch nicht, weil ihm diese Art von Konzeptualisierung am angemessensten schien, sondern vielmehr, weil es der einzige Weg zu sein schien, die ungewöhnlichen Erfahrungen seiner Versuchspersonen der wissenschaftlichen Welt zur Kenntnis zu bringen. Sein streng wissenschaftliches Modell sollte außerdem demonstrieren, dass diese Erfahrungen eigene Strukturen und Gesetzmäßigkeiten haben, die mit akzeptierten psychopathologischen Theorien konzeptualisiert und durch ausgebildete Ärzte therapeutisch genutzt werden können. Eine Besonderheit dieser Versuche war es, dass Leuner seine Versuche von Beginn an mit psychotherapeutischen Intentionen und im Rahmen von psychotherapeutischen Behandlungen durchführte, d.h. mehr als 80 Prozent seiner Versuche fanden im Rahmen von Psychotherapien statt. Es sei hier der Hinweis erlaubt, dass aufgrund der Dominanz des psychedelischen Therapieparadigmas (ein bis zwei hochdosierte Sitzungen mit persönlichkeitswandelnder Wirkung) in den USA dort praktisch keine Seriensitzungen durchgeführt wurden.

Die Konzeptualisierung des LSD-Rausches

Ein zentrales Konzept in Leuners umfassender Monografie (Leuner 1962) ist das »psychotoxische Basissyndrom«, welches die grundlegenden psychopathologischen Merkmale der LSD-Reaktion charakterisiert:

1. ***Funktionale Regression des psychischen Funktionierens*** auf frühere ontogenetische Stufen.
2. ***Veränderungen des Bewusstseins*** vom normalen Wachbewusstsein zum »protopathischen Bewusstsein« (Conrad), welches eine stärkere Beteiligung von Emotionen bei der Determination von Wahrnehmungen und Bewusstseinsinhalten, insbesondere autosymbolischen visuellen Imaginationen, impliziert.
3. ***Verstärkung der inneren Reizproduktion,*** insbesondere in Gestalt von sensorischen Alterationen, Synästhesien und einer unspezifischen affektiven Stimulation.

Eine der hauptsächlichen Erkenntnisse, die sich aus Leuners Studien ergab, war die empirische Aufweisung der zwei verschiedenen Formen, in denen die Reaktion auf LSD verlaufen kann:

1. ***Die kontinuierlich-szenische Verlaufsform,***
2. ***die stagnierend-fragmentarische Verlaufsform.***

Es ist hier nicht möglich, auf diese Verlaufsformen detailliert einzugehen, aber die Bedeutung dieser empirischen Entdeckung liegt darin, dass die Art der Verlaufsform hauptsächlich eine Funktion der Dosis der Substanz ist; vorausgesetzt, das Setting ist sicher. Das heißt, die Verlaufsform der Erfahrung kann durch eine individuell angepasste Dosierung kontrolliert werden. Dies ist besonders wichtig in der »Psycholytischen Therapie«, wo es notwendig ist, dem Patienten einen »reflektierenden Ich-Rest« (LEUNER) zu erhalten, um ihn zu befähigen, die Erfahrung zu reflektieren, sie kontrollieren und integrieren zu können.

Aus der Sicht der psycholytischen Therapeuten ist nur die kontinuierlich-szenische Verlaufsform brauchbar für eine therapeutische Arbeit und erlaubt den Patienten, ihr Unbewusstes frei zu erkunden; ohne die Gefahr einer (möglicherweise re-traumatisierenden) Überstimulation. Genauso unabdingbar für die Heilung ist für Leuner eine vertrauensvolle Beziehung zwischen Arzt und Patienten sowie eine wohnliche, warme Atmosphäre der Behandlungsräume.

Eine weitere Absicht von Leuners Werk war die Beweisführung bezüglich der nahen Beziehungen zwischen den Inhalten der halluzinogen-induzierten Erfahrungen und der Biografie seiner Versuchspersonen. Für diesen Zweck war die Durchführung von Sitzungsserien mit neurotischen Patienten besonders hilfreich. Die Muster des Auftauchens von Erlebnissen aus der persönlichen Geschichte des Patienten schien erstaunlich konsistent. Leuners konzeptualisierte diese regelhaften Zusammenhänge der aufkommenden unbewussten Erinnerungen bzw. Konflikte 1962 als gesteuert durch sogenannte »transphänomenale dynamische Steuerungssysteme« (tdySt). Diese innerpsychischen Systeme konstellieren Komplexe von Erinnerungsmaterial und Emotionen und strukturieren das Auftauchen unbewussten Materials in psycholytischen Sitzungsserien. Die Grundidee ist den »psychischen Komplexen« Eugen Bleulers und Sigmund Freuds verwandt.

Halluzinogenforschung

Neben therapeutischen Anwendungen führte Leuner Grundlagenforschung zu verschiedenen Aspekten der Halluzinogenwirkung mit normalen Freiwilligen und Patienten durch. Da hier nicht nicht genug Raum ist, um auf Details dieser Forschungsprojekte einzugehen, soll hier lediglich eine Auflistung gegeben werden, um die Breite seiner Forschungen aufzuzeigen:

- Die Bewusstseinsstörungen bei experimentellen Psychosen;
- Die toxische Ekstase in transkultureller Perspektive;
- Die therapeutischen Mechanismen der Psycholytischen Therapie;
- Die orale Regression unter dem Einfluss von Halluzinogenen (Dissertation von FERNANDEZ-CERDENO 1964);
- Das Mutterleibs- und Geburtsmotiv in der experimentellen Psychose (Dissertation von SCHMELING 1965);
- Internationaler Überblick der Evaluationsstudien zur Psycholytischen Therapie

(Dissertation von Mascher 1966);
- Studien zur klinischen Sicherheit und Psychopathologie der Psilocin- bzw. Psilocybinderivate CZ-74 und CEY-19 (Dissertation von Baer 1967);
- Die Verwandtschaft von gering dosierten experimentellen Psychosen und der beginnenden Schizophrenie (Dissertation von Schönfelder 1967);
- Chromosomenstudien bei Psilocybin-Patienten;
- Probleme des Missbrauchs von LSD;
- Die Bedeutung der halluzinogenen Erfahrung für die Religionspsychologie (Leuner 1971a, Buch von Josuttis und Leuner 1972);
- Katamnestische Effektivitätsstudien der psycholytischen Patienten in der Abteilung von Leuner (Dissertationen von Mascher 1966 und Schultz-Wittner 1989);
- Erfahrungsinhalte aus der analen Phase in der Psycholytischen Therapie (Dissertation von Adler 1981);
- Traumartige Erfahrungen unter der Wirkung des Anästhetikums Ketamin (Dissertation von Bolle 1985);
- Psychotrope Effekte und therapeutischer Gebrauch des Phenethylamins DMM-PEA (LE-25) (Dissertationsprojekt von Schlichting 1989, auch im vorliegenden Band).

Ergebnisse von den meisten dieser Forschungen wurden in wissenschaftlichen Zeitschriften sowie in Leuners Monografie *Halluzinogene* (1981) veröffentlicht.

Von besonderer Bedeutung für die Zukunft sind Leuners Studien über die Effektivität Psycholytischer Therapie und die Einführung der kurzwirkenden Psilocin- bzw. Psilocybinderivate CZ-74 bzw. CEY-19 (Baer 1967a,b, Leuner & Baer 1965) und LE-25 (ein Phenethylamin) (Schlichting 1989). Beide Substanzen sind einfach in der Anwendung, haben kaum Nebenwirkungen und eine kürzere Wirkdauer von 2–4 Stunden. Sie erschienen ihm daher als ideale Substanzen für zukünftige Anwendungen der Psycholytischen Therapie. Leuners Anliegen, MDMA in psychotherapeutischen Studien anzuwenden, konnte nicht durchdringen, da damals die Frage der Neurotoxizität noch unklar im Raum stand, was ihn dazu veranlasste, seinen diesbezüglichen Forschungsantrag 1986 zurückzuziehen.

Behandlung mit LSD: Die Psycholytische Therapie

Im Jahr 1960 verlegte Leuner seinen Arbeitsort von der Marburger an die Göttinger Universität und etablierte dort eine Psychotherapieabteilung. Beeindruckt durch die therapeutischen Möglichkeiten der halluzinogen-unterstützten Psychotherapie initiierte Leuner 1960 das »Erste Europäische Symposion für die Psychotherapie unter LSD 25« an der Universität Göttingen. Erfahrene Kollegen kamen aus Dänemark, den

Niederlanden, England, Norwegen, der Tschechoslowakei, Italien und Deutschland. Bei dieser Gelegenheit schlug der führende LSD-Therapeut aus England, Ronald Sandison, den Namen »Psycholyse« (»Seelenlösung«) oder »Psycholytische Therapie« für die neue Methode vor, welcher von den Teilnehmern einhellig akzeptiert wurde (Barolin 1961). Diese Bezeichnung wird heute noch in Europa gebraucht. Das nächste europäische Symposion, betitelt »Halluzinogene Drogen und ihr psychotherapeutischer Gebrauch«, wurde von der britischen »Königlichen medizinisch-psychologischen Assoziation« in London 1961 initiiert. Im Jahre 1964 begründete Leuner mit interessierten Psychotherapeuten die ***Europäische Medizinische Gesellschaft für Psycholytische Therapie*** (EPT), die bis 1975 eigene Symposien und Veranstaltungen auf Psychotherapie-Kongressen organisierte. Zu dieser Zeit wurde die Psycholytische Therapie in 18 europäischen Behandlungszentren und von Dutzenden ambulanter Psychotherapeuten ausgeübt. Sie erschien damals als eine wissenschaftlich etablierte, effektive und sichere Behandlung mit einer vielversprechenden Zukunft.

Als der nicht-medizinische Gebrauch von Psychedelika im Jahre 1965 einen ersten Höhepunkt erreichte, wurde Leuner vom amerikanischen »National Institute of Mental Health (NIMH)« eingeladen, um die wenigen verbliebenen amerikanischen Forschungsprojekte über Halluzinogene zu begutachten. Dafür nahm er 1966 Gastprofessuren an der Yale Universität in New Haven und an dem Medical College in Virginia an. Unglücklicherweise zogen sich Ende der 1960er Jahre – in dem aufkommenden Klima der »Drogenhysterie« – die meisten Forscher »freiwillig« aus ihrem Interessenfeld zurück, um nicht in die Negativ-Schlagzeilen über den Drogenmissbrauch zu geraten. Der Presse und einer unsachlichen Berichterstattung gab Leuner eine erhebliche Mitschuld für die damalige Situation. Die Medien hätten durch »sehr oberflächliche Darstellungen«, in denen »[…] tiefere Zusammenhänge in der Regel gar nicht klar wurden, eine Stimmung geschaffen, die so auch in die Medizin hineinstrahlte, in die Ärzteschaft, und dass mir [gute Freunde sagten]: Nicht wahr, Hanscarl, das machst du nicht mehr! […] Alle hatten Angst, sie könnten in Verruf geraten« (Leuner 1998: 90/91). Leuner berichtet, dass er damals eine Übersetzung seines Buches *Die experimentelle Psychose* vorbereitete und als schon alles vertragsreif war, »[…] fragte der Verlag noch mal bei einem namhaften deutschen Emigranten an, einem Psychiater in New York, und der reagiert: Um Gottes willen! Machen Sie das nicht!« (Leuner & Nischk 1976: 177). Seine Monografie wurde zwar in Deutschland später nochmal aufgelegt (Leuner 1997), aber niemals übersetzt.

Leuner behielt seine Lizenz zur psychotherapeutischen und wissenschaftlichen Anwendung von Halluzinogenen bis zu seiner Emeritierung im Jahre 1986. Seit er 1965 Professor an der Göttinger Universität wurde, beinhaltete seine tägliche Routine die psycholytische Behandlung von Patienten auf der von ihm aufgebauten psychosomatischen Abteilung. Er konzentrierte sich auf die Behandlung sogenannter

»therapieresistenter« chronisch neurotisch erkrankter Patienten und entwickelte die sogenannte »stationäre Intervall-Behandlung«. Dabei befindet sich der Patient in ambulanter Psychotherapie und wird nur kurzzeitig für die Durchführung der psycholytischen Sitzungen hospitalisiert. Auf diese Weise können die Patienten langfristig ambulant behandelt und noch während und nach den psycholytischen Sitzungen hinreichend beobachtet werden. Damit können die Kosten erheblich verringert werden. Ein ähnliches Modell wurde von einigen britischen »Day-Hospitals« während der 1960er Jahre praktiziert – und dürfte vermutlich auch zukünftige Anwendungen der Psycholyse prägen.

Die Europäische Medizinische Gesellschaft für Psycholytische Therapie (EPT)

Schon im Dezember 1960 initiierte Leuner ein erstes Symposion mit in der Psycholyse arbeitenden Psychotherapeuten in Europa. Dieses fand in Göttingen statt. Seitdem nahmen verschiedene der dort anwesendenTherapeuten an größeren Psychotherapie-Kongressen teil und trugen dort – teils einzeln, teils in koordinierten Symposien – auf den Kongressen vor. Nachdem man sich dort kennengelernt hatte, begann man eigene Veranstaltungen abzuhalten. Bei einem ersten solchen Treffen 1965 in Bad Nauheim wurde auf Initiative von Leuner und einigen Fachkollegen die EPT gegründet, die sich in den Folgejahren an Kongressen beteiligte und mehrere eigene Symposien abhielt. Der EPT, als deren Präsident Leuner von 1965 bis 1974 fungierte, ist ein eigener Beitrag in diesem Band gewidmet.

Der Rauschmittelmissbrauch

Mitte der 1960er Jahre begann vornehmlich in den USA, aber später auch in Europa ein zunehmender Missbrauch von Rauschmitteln, der vorher praktisch unbekannt war. Dieser steigerte sich weiter bis zum Ende der 1960er Jahre, um dann wieder etwas abzuflauen. Halluzinogene spielten in diesem Kontext eine eher untergeordnete Rolle, doch in den USA wirkte diese Stoffgruppe erheblich mehr auf die soziale Situation (Generationenkonflikt, Protestbewegung, Hippies) ein und die sozialen Spannungen und Problemlagen eskalierten weiter, so dass die Regierungsbehörden mit einem strikten Verbot und polizeilicher Verfolgung reagierten. Diese Situation wirkte sich auch stark auf die Forschung mit Halluzinogenen aus. Viele Forscher zogen sich zurück, Projekte wurden abgebrochen, die wenigen verbliebenen Projekte mit strengen Auflagen versehen – und, last but not least, wurden von den relevanten Institutionen solche Forschungen nicht mehr finanziert.

Als führender Experte im Bereich der Halluzinogene hat sich Leuner in mehreren Arbeiten mit dem Rauschmittelmissbrauch im Allgemeinen (Leuner 1971b,c) und mit dem Missbrauch von Halluzinogenen im speziellen befasst (Leuner 1968a,b). Dies geschah auch vor dem Hintergrund seiner Erfahrungen während einer Gastprofessur in den USA 1966/1967. Während dieser Zeit scheute sich Leuner offenbar nicht, mit den drogengebrauchenden Studenten Kontakt aufzunehmen und zu diskutieren. Er beschäftigte sich in den Veröffentlichungen mit kulturgeschichtlichen Hintergründen des Drogenmissbrauchs, mit soziologischen Aspekten, aber auch mit der Psychodynamik von Drogengebrauchenden. Es war klar, dass das »Suchtpotenzial« der Halluzinogene nicht mit dem anderer Drogen wie Alkohol oder den Opiaten vergleichbar war. Ein suchtartiges Verhalten in Bezug auf Halluzinogene konnte nur bei sehr wenigen speziell disponierten Individuen gefunden werden, eine körperliche Abhängigkeit gibt es nicht und die sehr schnelle Toleranzentwicklung macht den täglichen Konsum praktisch unmöglich. Dennoch können aus dem unkontrollierten Missbrauch durch psychisch labile Personen oder auch unter kruden äußeren Umständen eine Reihe von ernsten Komplikationen resultieren (Leuner 1972).

Therapie mit Imaginationen und Biofeedback

Neben der Forschung mit Halluzinogenen war Leuner engagiert in der Propagierung und Etablierung seines Psychotherapiesystems mit dem Tagtraum unter der Bezeichnung ***Katathymes Bilderleben***. Er begründete eine zentrale Organisation, entwickelte standardisierte Ausbildungsrichtlinien, hielt Unmengen von Workshops und publizierte stetig zum Thema. Heute ist dieses Therapiesystem in der deutschen Psychotherapieszene fest etabliert. Seine Bücher über die Methode wurden in mehrere Sprachen übersetzt.

Seit Mitte der 1970er Jahre investierte er außerdem viel Energie in die Entwicklung eines elektronisch unterstützten Respiratorischen Feedbacks (RFB). Diese Methode und die dazugehörigen technischen Apparate wurden entwickelt, um psychosomatischen Patienten die Erreichung tiefer Entspannungszustände in einer minimalen Zeitspanne zu ermöglichen. Diese »nicht-pharmakologische Medizin« erwies ihre Effektivität bei der Behandlung von Bluthochdruck, neurotischen Ängsten, Schlafstörungen, Schmerzen und Spannungszuständen. In den letzten zehn Jahren führte er noch diverse wissenschaftliche Studien über die Methode durch und schrieb ein Buch darüber (Barolin 2001). Die *Leunomed* benannten respiratorischen Feedback-Apparate werden von etwa 4000 Ärzten in Europa und den Vereinigten Staaten angewandt.

Der späte Leuner

Von 1965 bis 1985 leitete Professor Leuner die von ihm begründete Abteilung für Psychosomatik und Psychotherapie an der Universität Göttingen. Er war Mitherausgeber mehrerer angesehener deutschsprachiger und englischsprachiger Zeitschriften und Mitglied der Expertenkommission für Rauschmittel des Bundesgesundheitsamtes Berlin.

Im Jahre 1985 gründete Leuner, zusammen mit anderen bedeutenden Forschern im Feld der veränderten Bewusstseinszustände und psychoaktiven Substanzen, das ***Europäische Collegium für Bewusstseinsstudien (ECBS)*** und fungierte als dessen Präsident. Diese internationale Organisation brachte Forscher aus verschiedensten Ländern und Tätigkeitsfeldern zusammen, um Erfahrungen und Informationen auszutauschen. Sie betrachtete es auch als Aufgabe, die Öffentlichkeit sachlich über psychoaktive Substanzen und deren therapeutisches (und kulturelles) Potenzial zu informieren. Seit seiner Gründung hat das ECBS sieben Symposien über spezifische Themen und drei Kongresse unter dem Titel »Welten des Bewusstseins« veranstaltet. Insgesamt 10 Sammelbände mit den Kongressbeiträgen wurden die unter demselben Titel publiziert. Außerdem gaben Leuner und der Sekretär des ECBS, Michael Schlichting, von 1991 bis 1996 das ***Jahrbuch des ECBS*** heraus.

Gut über 70 Jahre alt, praktizierte Leuner immer noch seine psycholytische Arbeit, als ich die Gelegenheit hatte, einige Zeit mit ihm zu arbeiten. Die Jahre 1994–1996 als sein Assistent waren eine bereichernde Erfahrung. Ich erlebte einen Psychotherapeuten, der sehr gut eine warme und angenehme Atmosphäre in den Behandlungsräumen als auch im Umgang mit den Patienten herzustellen wusste,. Diese Patienten machten ein breites Spektrum von Charakteren, Berufen und Altersgruppen aus. Die meisten von ihnen litten unter schweren chronischen neurotischen Zuständen und waren praktisch alle nicht mit konventionellen Methoden behandelbar. Seit 1994 waren einige Artikel in der Presse über die Psycholytische Therapie erschienen (Anonym 1994, Heinrich 1995a,b), was dazu führte, dass Leuner von einer Reihe von therapieresistenten Patienten kontaktiert wurde und diesen – wenn indiziert – eine psycholytische Behandlung ermöglichte. Über einige dabei gemachte Beobachtungen entstand etwas später eine kleine Publikation (Passie 2004a).

Seine persönliche Erscheinung war die eines »weisen alten Mannes«. Dank seines unbeirrbaren Sinnes für Humor und seiner Fähigkeit, individuelle Probleme mit Empathie und Verständnis anzugehen, half er vielen seiner Patienten aus ihrer »negativen Vaterübertragung«. Er hatte diese besondere Art entspannter, sensibler und gefühlvoller Ernsthaftigkeit, welche den Patienten half, sich durch ihre schwierigen Erfahrungen und Probleme während und nach den psycholytischen Sitzungen hindurchzuarbeiten. Meine Eindrücke bestätigen, was schon Caldwell anlässlich einer persönlichen

Begegnung mit Leuner beschrieben hatte: »I realized that this man was a master of human emotions, not only in his capacity of communicating and sharing them, but also in a knowledge of which ones to use and when to use them« (Caldwell 1968: 107). Er interagierte mit seinen Patienten in einer fast jugendlich wirkenden und humorvollen Art und machte die therapeutische Arbeit mit spielerischer Autorität und Unkonventionalität.

Leuner erlitt im Februar 1996 einen Herzinfarkt. Nach einer kurzen Phase der Besserung entwickelte er andere Gesundheitsprobleme und verstarb nach einer kurzen Hospitalisierung im Juni 1996.

Noch in seinen späten Jahren war der »Großvater der Psycholytischen Therapie« immer traurig über das Schicksal dieser machtvollen Therapiemethode und hoffte auf eine ernsthaftere und sachgerechte öffentliche Bewertung in der Zukunft.

Literatur

Adler L (1981) Zur analen Erlebnisthematik in der Psycholytischen Therapie. Universität Göttingen: Diss. med. 1981

Anonym (1994) Psychotherapie: Heilung durch Hirnspuk. Der Spiegel 43/1994: 188–194

Baer GA (1967a) Über die psychopathologische Wirkung zweier neuer Halluzinogene der Psilocybingruppe. Universität Göttingen: Diss. med.

Baer GA (1967b) Statistical Results on Reactions of Normal Subjects to the Psilocybin-Derivatives CEY-19 and CZ-74. In: Brill H (ed.) Neuro-Psycho-Pharmacology. Amsterdam, New York, London, Milan, Tokyo, Buenos Aires: Excerpta Medica, p. 400–404

Barolin GS (1961) Erstes Europäisches Symposion für Psychotherapie unter LSD-25, Göttingen, November 1960. Wiener Medizinische Wochenschrift 111: 266–268

Barolin GS (Hrsg.) (2001) Das respiratorische Feedback nach Leuner. Berlin: Verlag für Wissenschaft und Bildung

Bolle R (1985) Traumerleben bei einer subnarkotischen Dosis des Anästhetikums KETANEST. Universität Göttingen: Diss. med.

Caldwell WV (1968) LSD Psychotherapy. New York: Grove Press

Fernandez-Cerdeno A (1964) Die Reaktivierung von Erlebnissen aus dem ersten Lebensjahr durch Halluzinogene (Altersregression). Göttingen: Diss. med.

Fernandez-Cerdeno A, Leuner H (1965) Das Erleben der oralen Regression unter Einfluß von Halluzinogenen (LSD-25 und Psilocybin). Zeitschrift für Psychosomatische Medizin 11: 45–54

Grof S (1968) Tentative Theoretical Framework for Understanding Dynamics of LSD Psychotherapy. In: Shlien JM (ed.) Research in Psychotherapy III. Washington, DC: American Psychological Association, S. 449–465

Grof S (1978) Topographie des Unbewußten. Stuttgart: Klett-Cotta

Heinrich H (1995a) Die verbotene Hilfe. Bild der Wissenschaft 8/1995: 24–28

Heinrich H (1995b) Halluzinogene – Die verbotene Hilfe der Seelenärzte. Frankfurter Rundschau 16.01.1995

Josuttis M, Leuner H 1972) Religion und die Droge. Stuttgart, Berlin, Köln, Mainz: Kohlhammer

Leuner H (1946) Die Entwicklung der Kurzwellen auf dem Gebiete der biologischen und physikalischen Forschung seit 1936. Marburg: Diss. Med.

Leuner H (1959) Psychotherapie in Modellpsychosen. In: Speer, Ernst (Hrsg.) Kritische Psychotherapie. München: J.F. Lehmanns, S. 94–102

Leuner H (1962) Die experimentelle Psychose. Berlin, Göttingen, Heidelberg: Springer

Leuner H (1968a) Über den Mißbrauch von LSD-25. Pharmako-Psychiatrie,

Neuro-Pharmakologie 1: 275–290

Leuner H (1968b) Die »Wunderdroge« LSD und ihr Mißbrauch. Der Landarzt 1968: 1107–1116

Leuner H (1971a) Die Halluzinogenwirkung und ihre religionspsychologische Bedeutung. Archiv für Religionspsychologie 10: 59–68

Leuner H (1971b) Über den Rauschmittelmißbrauch Jugendlicher. Nervenarzt 42: 281–291

Leuner H (1971c) Über den Rauschmittelmißbrauch Jugendlicher. Deutsches Ärzteblatt 68.

Leuner H (1972) Akute psychiatrische Komplikationen durch Rauschmittelmißbrauch und ihre Behandlung. Nervenarzt 43: 142–145

Leuner H (1981) Halluzinogene. Psychische Grenzzustände in Forschung und Psychotherapie. Bern, Stuttgart, Wien: Huber

Leuner H (1985) Lehrbuch des Katathymen Bilderlebens. Bern: Huber

Leuner H (1995) Psychotherapie im Nachkriegsdeutschland: Persönliche Erinnerungen an meine großen Lehrer. Katathymer Bilderbote 7/1995: 6–14

Leuner H (1997) Die experimentelle Psychose. 2. Aufl. Berlin: VWB

Leuner H (1998) Argumente für die Psycholytische Therapie. In: Verres R, Leuner H, Dittrich A (Hrsg.) Welten des Bewusstseins Bd. 7. Berlin: VWB, S. 83–91

Leuner H, Baer G (1965) Two New Short-Acting Hallucinogens of the Psilocybin Group. In: Bente D, Bradley PB (eds.) Neuro-Psychopharmacology Vol. 4. Amsterdam, London, New York: Elsevier, S. 471–473

Leuner H, Nischk P (1976) Gespräch mit Prof. Hanscarl Leuner. In: Nischk P. Kursbuch für die Seele. München, Gütersloh, Wien 1976, S. 171–182

Mascher E (1966) Katamnestische Untersuchungen von Ergebnissen der Psycholytischen Therapie. Universität Göttingen Dissertation

Passie T (1997) Hanscarl Leuner: Pioneer of Hallucinogen Research and Psycholytic Therapy. Multidisciplinary Association for Psychedelic Studies Bulletin 7 (1): 46–49

Passie T (2004a) Über einige Beobachtungen bei der psycholytischen Behandlung. In: Schneider U, Dietrich DE, Gast U (Hrsg.) Aspekte des Psychischen. Würzburg, S. 127–134

Passie T (2004b) Hanscarl Leuner (1918–1996) Pionier der Halluzinogenforschung und Psycholytischen Therapie. Entheogene Blätter 21: 114–122

Passie T (2005) Imaginationserleben und halluzinogene Substanzen: Entwicklungsbeziehungen von Katathymem Bilderleben und Psycholytischer Therapie. In: Kottje-Birnbacher L, Wilke E, Krippner K, Dieter W (Hrsg.) Mit Imaginationen therapieren. Lengerich, Berlin, Bremen: Pabst Science Publishers, S. 51–66 [Kapitel 2 in diesem Band]

Schlichting M (1989) Psychotrope Eigenschaften des Phenethylamins DMM-PEA

(LE-25). Göttingen 1989, unveröffentlichtes Manuskript

Schmeling W (1965) Das Mutterleibs- und Geburtsmotiv in der experimentellen Psychose. Universität Göttingen: Diss. med.

Schönfelder H (1965) Über niedrig dosierte experimentelle Psychosen und ihre Beziehungen zur beginnenden Schiziophrenie. Universität Göttingen: Diss. med.

Schultz-Wittner T (1989) Mit psychoaktiven Substanzen unterstützte Psychotherapie bei negativ prognostizierten Patienten. Neue katamnestische Ergebnisse. Universität Göttingen: Diss. med.

Stoll A (1947) Lysergsäure-diäthylamid, ein Phantastikum aus der Mutterkorngruppe. Schweizer Archiv für Neurologie und Psychiatrie 60: 279–323

Halluzinogene in der Psychotherapie

Hanscarl Leuner

Die wichtigste auf den Konflikt zentrierte und unmittelbar in die Dynamik der deformierten Persönlichkeit eingreifende psychotherapeutische Methode ist bekanntlich die Psychoanalyse. Der für ihre Durchführung notwendige Zeitaufwand ist sowohl für den Patienten als auch für den Arzt ungewöhnlich groß. Zur Behandlung einer mittelschweren Neurose muss mit etwa 200 Behandlungsstunden gerechnet werden (Heigl 1968). Die »große psychoanalytische Kur« hat sich deshalb in der klinischen Therapie nicht einbürgern können. Psychoanalytische Kurzmethoden oder aktiv-klinische Methoden wurden erprobt. Bei der Auswahl geeigneter Behandlungsfälle zeigte sich jedoch, dass das klinische Krankengut mit seinen schweren, häufig stark chronifizierten Neurosen nur in einem relativ kleinen Prozentsatz der großen Therapie und den analytischen Kurzmethoden zugänglich ist bzw. durch diese zu einem befriedigenden therapeutischen Resultat geführt wird (Boor & Künzler 1963, Leuner 1969, Malan 1965). Die Forderung nach intensiveren und abkürzenden Verfahren, die den Ansprüchen der Klinik besser gerecht werden, ist deshalb immer wieder erhoben worden. Das hier nur kurz skizzierte, allgemein bekannte Dilemma der klinischen Psychotherapie gab Anlass zu Versuchen, die tiefenpsychologische Therapie durch Halluzinogene zu intensivieren. Anfänge dieser Bemühungen gehen unter dem Begriff »Psycholytische Therapie« bis in die erste Hälfte der 50er Jahre zurück. [Die Psycholytische Therapie steht] im Gegensatz zur Psychedelischen Therapie, die in den USA entwickelt wurde und nicht tiefenpsychologisch orientiert ist, sondern anderen Wirkprinzipien folgt (vgl. Fox 1967, Kurland et al. 1971, MacLean et al. 1961, Pahnke & Richards 1966, Savage et al. 1962, 1967, Savage & Hughes 1968, Savage & Wolf 1967, Smith 1958, Unger 1963, 1964).

Die vorliegende Arbeit beschäftigt sich mit der Technik der Psycholytischen Therapie sowie mit der Eigenart der freigesetzten psychischen Dynamik und den Ergebnissen der Behandlung anhand statistischen und kasuistischen Materials. Die Fragen nach den mit der Therapie verbundenen Gefahren werden zusammenfassend behandelt [...]

Über die zurzeit in der Psycholytischen Therapie bevorzugten halluzinogenen Substanzen gibt Abb. 1 (Strukturformeln) Auskunft.

Zwei Wege voneinander unabhängig arbeitender Untersucher führten zur Psycholytischen Therapie:

a) Sandison et al. (1954) fanden anlässlich von LSD-Versuchen bei neurotisch Kranken, dass diese eine spontane Besserung ihres Zustandes zeigten.

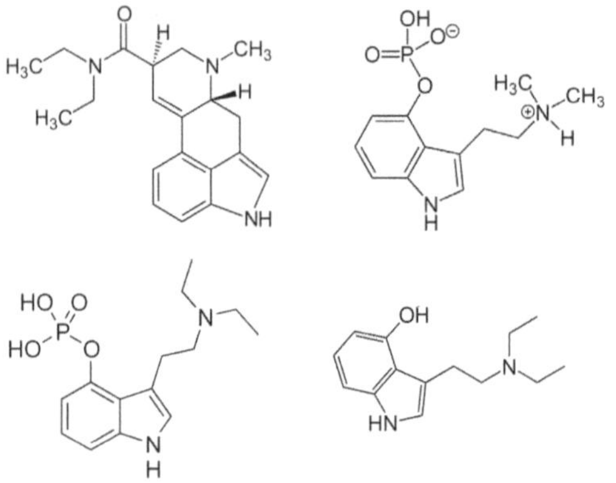

Abb. 1: Die Strukturformeln von LSD, Psilocybin und den Psilocin-Derivaten CEY-19 und CZ-74

b) Wir selbst stellten die Hypothese auf, dass die von uns entwickelte Tagtraumtechnik der Psychotherapie, das katathyme Bilderleben (Leuner 1970b), durch die Verwendung halluzinogener Drogen intensiviert und perpetuiert werden kann. Wir hatten bei ersten Versuchen analoge Ergebnisse wie Sandison (Leuner 1962).

Überblickt man die Publikationen über diesen Gegenstand, so sind es vier Grundphänomene des paranormalen Erlebens unter Halluzinogenen, die darauf hinweisen, dass psychodynamische Vorgänge aktiviert werden können:

1. die Analogie der Inhalte der Halluzinose mit denen der Tagtraumtechnik, etwa des katathymen Bilderlebens (Leuner 1962);
2. das spontane Auftreten der »Altersregression«, in der neurotische Patienten »mit erschreckender Realität« (Chandler & Hartmann 1960) emotional relevante Ereignisse der frühen Kindheit rekapitulieren (Boor & Künzel 1963, Leuner 1962);
3. die Intensivierung von Übertragungsgefühlen gegenüber dem Therapeuten (Leuner & Holfeld 1962);
4. die spontane Gewinnung von Einsichten in psychodynamische Zusammenhänge, Fehlhaltungen, Abwehren und Widerstände, die mit bisher ungekannter Überzeugungskraft lebendig werden können.

Inzwischen sind zahlreiche Arbeiten über die Psycholytische Therapie und ihre Ergebnisse in der Weltliteratur erschienen (Arendsen-Hein 1963, Baker 1964, Busch & Johnson 1950, Chandler & Hartmann 1960, Cohen & Eisner 1959, David 1960, Fontana 1961, Frederking 1955, Geert-Jörgensen 1964, Hausner & Dolezal 1966, Leuner 1963, 1964, 1966, 1967a,b, Leuner & Holfeld 1963, Ling & Buckman 1963, Martin 1957, 1962, 1967, Mascher 1966, 1967, Perez Morales 1963a,b,c, Sandison & Spencer 1954, Sandison & Whitelaw 1957, Whitaker 1964).

Eine Vielzahl von Symposien und internationalen Kongressen wurde abgehalten. Statistiken und Nachuntersuchungen von mehr als 1600 Fällen liegen vor (Mascher 1967).

Technik der Psycholytischen Therapie

Die Technik der Psycholytischen Therapie, wie sie sich bewährt hat und heute allgemein durchgeführt wird, muss von den Grundeigentümlichkeiten dieser Behandlungsform ausgehen. Sie ist durch zwei Elemente gekennzeichnet:

1. Es handelt sich um eine tiefenpsychologisch orientierte Therapie. Das Halluzinogen erfüllt also die Rolle eines Promotors der latenten Psychodynamik des Patienten. Der vielleicht vorhandene, rein chemotherapeutische Faktor ist dabei offenbar so geringfügig, dass er zunächst vernachlässigt werden kann. Das hat zur Folge, dass der Therapeut ausreichend in Psychodynamik ausgebildet sein, eigene Erfahrungen in der Psycholytischen Therapie besitzen und die notwendigen Behandlungsstrategien beherrschen muss.
2. In dieser Hilfsfunktion muss das Halluzinogen im Schwellenbereich dosiert werden. Eine statistische Untersuchung von Baer (Leuner & Baer 1965) hat das hohe Ausmaß psychotherapeutisch relevanter Inhalte bei einer derartigen subpsychotischen Dosierung gezeigt (Tabelle 2). In der Behandlungspraxis hat es sich bei der Psycholytischen wie bei der Psychedelischen Therapie bewährt, den Patienten durch entsprechende Vorbereitung (»Programmierungseffekt«) so zu stimulieren, dass der jeweils gewünschte Themenkreis (hier die psychoanalytisch wichtigen Inhalte, dort die psychedelische Spitzenerfahrung) hervortritt.

Die Vorbereitung zur Psycholytischen Therapie beginnt damit, dass der Patient schon bei der Erhebung der tiefenpsychologischen Anamnese lernt, worauf der Therapeut abhebt. Dann durchläuft er eine Behandlungsperiode von einigen Wochen, in denen er ersten Schritten einer Psychoanalyse oder noch besser, der Tagtraumtechnik des katathymen Bilderlebens folgt. Die beim Letzteren freigesetzten konfliktzentrierten Imaginationen und begleitenden Gefühle bereiten den Patienten für die unter analogem Erlebnisaspekt ablaufende Psycholytische Therapie vor. Der Patient nimmt gleichzeitig an einer analytischen Gruppentherapie teil. Dabei hat er Kontakte mit Patienten, die bereits in psycholytischer Therapie stehen. Ihre Schilderungen können ihn von der Wirksamkeit dieser Behandlung überzeugen. Der Patient wird teils dadurch, teils durch seinen bestehenden Leidensdruck für die Psycholytische Therapie motiviert. Diese Behandlung kann ihm auch mit Hinweis auf einige Probesitzungen angeboten werden. Wir legen jedoch größten Wert darauf, dass der Patient die Behandlung freiwillig auf sich nimmt und weiß, dass er jederzeit davon zurücktreten kann.

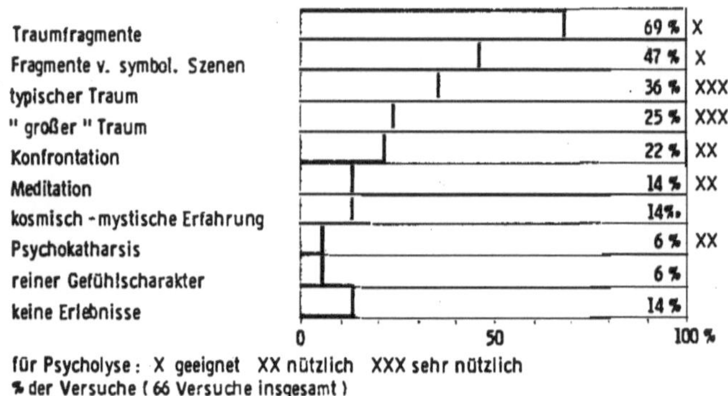

Tabelle 2: Häufigkeit des Auftretens von Phänomenen, die der psycholytischen Therapie dienlich sind.

Wir beginnen die Therapie mit einem stationären Aufenthalt in der Klinik von bis zu 4 Monaten und führen sie anschließend in klinische Intervallbehandlung über. Bei ihr sucht der Patient wöchentlich oder 14-tägig (oder auch in größeren Intervallen) die Klinik für einen Tag auf und absolviert ein breites Behandlungsprogramm. Am »Behandlungstag« trifft sich gegen 8.30 Uhr morgens eine Gruppe von 4 bis 6 Patienten, die zur Therapie anstehen. Technische Fragen der Dosierung, der bestehenden psychischen Ausgangslage und der Erwartungen an die Therapie u.a.m. werden gemeinsam diskutiert. Auch Übertragungsprobleme werden besprochen. Die Patienten begeben sich in das ihnen zugewiesene Behandlungszimmer, ein abgedunkeltes Einzelzimmer, in dem das Halluzinogen von der Schwester oral oder intramuskulär verabreicht wird. Die Wirkung dauert bei LSD maximal 8 Stunden, bei Psilocybin 5 Stunden, bei CEY-19 bzw. CZ-74 3 Stunden.

Der Patient verbringt etwa 5 Stunden im Behandlungszimmer und wird dort überwiegend, gelegentlich mit Unterbrechungen, vom Therapeuten oder Hilfstherapeuten betreut. Es kann Musik gespielt werden, andere Stimulationen, wie das Vorweisen von Bildern aus der Kindheit, können folgen. In der Hauptphase der Psycholytischen Therapie verbringt der Patient die erste Stunde meistens unter relativ starker Regression in einem präverbalen Zustand. Er erlebt einen intensiven traumartigen Dämmer mit stark angereicherten Gefühls- und Stimmungselementen und ist wenig bereit zu kommunizieren. Halluzinierte Veränderungen der Umwelt, des Therapeuten und des eigenen Leibes treten mit biografischen Erlebniselementen in Beziehung, bildhaft-symbolische Darstellungen eigener Probleme befassen ihn stark. Die therapeutischen Hinweise beschränken sich überwiegend auf die Förderung einer kontemplativen Haltung zur »Innenschau«. In einer zweiten Phase wendet er sich stärker dem Therapeuten zu, erlebt die Übertragungssituation intensiver, ist bereit, stärker zu kommunizieren und zeigt erste Ansätze zur Reflexion des Erlebten. In der letzten Phase macht sich ein stärkeres Mitteilungsbedürfnis bemerkbar. Die Erlebnisse der Behandlungssitzungen werden nun im Einzelnen diskutiert. Verfeinerte Einsichten in eigene Fehleinstellungen und die Beziehungen zu prägenden Zusammenhängen aus der Kindheit werden jetzt deutlicher und vom Patienten häufig als »Aha-Erlebnis« quittiert.

Im Anschluss an diese Drogensitzung nimmt die Gruppe der Patienten gemeinsam das Mittagessen ein. Am frühen Nachmittag erfolgt eine Gruppensitzung in Gestaltungstherapie. Die Patienten haben jetzt Gelegenheit, ihre bildhaften Erlebnisse des Vormittages malend, zeichnend oder Ton knetend darzustellen. Im Anschluss daran erfolgt eine Gruppensitzung gemeinsam mit den Therapeuten. Die Patienten berichten über ihre Erlebnisse der Vormittagssitzung und tauschen ihre Erfahrungen miteinander aus. Widerstände, Abwehr- und Fehlhaltungen können jetzt gemeinsam diskutiert werden, Interpretationen vorsichtig anklingen.

Jeder Patient hat in den folgenden Tagen eine oder mehrere Einzelsitzungen bei seinem Therapeuten. Hier wird das Material, das er nach Abschrift des in der Therapiesitzung besprochenen Tonbandes festgehalten hat, im Einzelnen durchgearbeitet, in einer Technik, die der Bearbeitung von Träumen in der Psychoanalyse entspricht.

Die Dosierung des Halluzinogens erfolgt ganz individuell in Abhängigkeit vom Körpergewicht und der emotionalen Reagibilität des jeweiligen Patienten bzw. der Struktur seiner Abwehr. Männliche Individuen, schizoid- und zwangsstrukturierte Patienten z. B. benötigen eine höhere Dosis als weibliche und mehr hysterisch oder depressiv strukturierte. Die Dosierung erfolgt nach klinischem Urteil und wird in einleitenden Sitzungen langsam aufgebaut. Durchschnittliche Dosen sind: LSD-25 30–350 µg, Psilocybin, CEY-19 und CZ-74 5–30 mg. Die intramuskuläre Verabreichung wirkt bereits nach 10 Minuten, die orale nach etwa 30–40 Minuten in Abhängigkeit von der Resorption. Die erstere bevorzugen wir dann, wenn es gilt, allgemeine Widerstände und Abwehren bei stark intellektualisierten, bei schizoiden oder zwangsstrukturierten Patienten zu überwinden, die zweite dagegen bei Patienten mit starker emotionaler Reagibilität wie bei hysterisch Strukturierten und Depressiven. ... Die Psilocinderivate CEY-19 und CZ-74 wurden von der Firma Sandoz (Basel, Schweiz) speziell für die Psycholytische Therapie entwickelt (vgl. Leuner & Baer 1965). Sie sind wegen der relativ kurzen Wirkung (3 Stunden) besonders geeignet, wenn die Therapie im Rahmen der Tagesklinik durchgeführt wird.

Die Halluzinogenwirkung kann – wenn erforderlich – vorzeitig abgebremst werden: Eine langsam wirkende Dämpfung wird durch 0,5 bis 1 g eines Barbiturates (etwa Medinal) erreicht, eine Unterbrechung durch 1 bis 2 Ampullen Valium i.v. oder durch intramuskuläre Injektion eines Neuroleptikums. [...] Im Allgemeinen bevorzugen wir jedoch eine psychische Ruhigstellung des Patienten im Falle einer Überdosierung bzw.

einer unerwarteten interimistischen Reaktion, indem der Therapeut ihm Schutz gibt, ihn beruhigt und ermutigt, den in der Regel nur kurze Zeit überhöhten Erlebniszustand »durchzuhalten«.

Nachzutragen ist noch eine Version der Psycholyse, in der das Halluzinogen als Ergänzung einer ambulanten Psychoanalyse oder einer Behandlung mit dem katathymen Bilderleben herangezogen wird. Eine oder zwei Sitzungen, in einer entscheidenden Phase der Therapie eingestreut, können diese günstig beeinflussen und ihr erst zum vollen Erfolg verhelfen (Bastiaans 1971, Derbolowski 1966, Servadio 1973).

Zur Psychodynamik

Der psychotherapeutische Prozess unter Wirkung der Halluzinogene kann an dem folgenden, stark gekürzten Fallbeispiel deutlich gemacht werden.

Miss L., eine 23jährige amerikanische Universitätslektorin aus den Südstaaten, ist eine gebildete, einseitig intellektualisierte junge Dame von schizothymem, hyperästhetischem Typ. Die Diagnose lautet: schwere rezidivierende Depression mit Suizidalität auf neurotischer Grundlage. Anamnese: Seit 8 Wochen schwer depressiv, gleichgültig, ratlos, suizidal mit aggressiven Ausbrüchen gegen die Eltern und der Tendenz zur Selbstschädigung, Inappetenz und abgemagert, Sie hatte bereits seit dem 14. Lebensjahr unter 6 ähnlichen leichteren depressiven Perioden von kürzerer Dauer gelitten, die immer in unmittelbarem Zusammenhang mit Enttäuschungen durch männliche Freunde standen. Die Diagnose einer neurotischen Depression wurde unabhängig von uns zuvor an der Wiener psychiatrischen Klinik von Prof. Hoff gestellt. Hinsichtlich der Neurosestruktur überwiegen starke depressive und schizoide Anteile.

Therapie: Dauer knapp 3 Monate, 12 psycholytische Sitzungen mit 60–280 µg LSD-25 in wöchentlichen Abständen und etwa wöchentlichen psychotherapeutischen Einzelsitzungen.

Ergebnis: Sehr gute Sofortheilung. Katamnese nach 10 Jahren: Niemals, auch nicht andeutungsweise, wieder depressiv reagiert, dagegen bestehen deutliche Zeichen einer Umstrukturierung der Person: erfolgreiche Betätigung im Beruf als Universitätslektorin, normale Reaktion beim Tod des Vaters; sie heiratete, lebt inzwischen seit 7 Jahren in glücklicher Ehe und nimmt mit Befriedigung an sozialen Tätigkeiten teil.

Die nun folgenden Passagen der Therapie können nur Schlaglichter auf die Dynamik des vielschichtigen therapeutischen Prozesses werfen. Auch die Kommentare sind nur kurze Hinweise auf die tiefenpsychologischen Positionen. In den Erfahrungen der Patientin tritt häufig die psychoanalytische Problematik offen zutage. Die Patientin gewinnt mancherlei Einsichten in der Regel von selbst, ohne dass sie eine entsprechende Vorbildung besitzt.

Protokoll aus der ersten Sitzung:

»Mein zweites Erlebnis beschäftigte sich mit der Kindergartenzeit. Ich erinnerte mich der Spielkameraden, der Basteleien, der Spiele und des Raumes, in dem diese stattfanden, der Spielzeuge und des Spielplatzes. Ich erinnerte mich, wie ich auf meine Mutter wartete, die mich abholte, und dass sie oft die letzte Mutter war, die ankam. Ich rief mir auch traurig in Erinnerung, dass mein Freund James mehr mit meiner Freundin Eva spielte, die wie Joice, meine Schwester, aussah und schönere Zöpfe hatte als ich.«

Kommentar: Typische Altersregression unter Einfluss von LSD, die das zentrale Thema von Verlassenheit und das persönliche Problem der Rivalität um einen männlichen Partner darstellt, eine infantile Wurzel der depressiven Reaktionen.

Aus der zweiten Sitzung:

»Ich gewann aus meiner zweiten Behandlung viel Befriedigung, vor allem deshalb, weil ich eine Menge Zeitungspapier und Pappkartons zerriss und damit meine aggressiven Gefühle los wurde. Hinterher fühlte ich mich befreit von der Welt. Ich fühlte, dass nichts sonst mir etwas anhaben konnte und dass ich nicht mehr länger unter dem Druck stand, den ich immer wieder zu Hause und auch sonstwo erlebt hatte. Ich fühlte außerordentliches Bedürfnis nach Liebe.«

Kommentar: Charakteristisch für gewisse therapeutisch hilfreiche Passagen ist die Abreaktion aggressiver Impulse mit der Befreiung von konformistischer Einengung und übermächtigem pädagogischem Druck. Das Problem des Liebesmangels wird erstmals deutlich.

»Ich sah Hitler verschiedene Male. Dann ereignete sich ein sehr merkwürdiges Phänomen: Hitler wurde zu meinem Vater, fuhr unser Auto und kam in unser Haus [...]«

Kommentar: Freudsche Traumarbeit: Hitler als Symbol männlicher Brutalität überhaupt wird mit dem Vater kontaminiert.

Nach der vierten Sitzung:

»In meinem Hotel (nach der Sitzung angekommen) entdeckte ich einen Brief meines Freundes John. Es war deutlich, daß John alle Gefühle, die er jemals für mich hegte, gänzlich verloren hat. Ich war tief verletzt durch den Brief, wurde aggressiv und wollte alles durch das Zimmer werfen. Eine tiefe Depression setzte ein, und für die nächsten 24 Stunden war ich voller Groll, misstraute jedermann, sogar dem Erfolg meiner psychotherapeutischen Behandlung. Ich hatte starke Selbstmordwünsche und bat meine Mutter, dass sie mir helfen sollte, mich umzubringen.«

Kommentar: In der Nachphase der Sitzung reagiert die Patientin auf Enttäuschung ihrer Liebeserwartung mit starker Aggressivität. Derartige Ausbrüche können zu Nachreaktionen führen, deshalb die Notwendigkeit der klinischen Nachbetreuung, z. B. im Rahmen der Gruppe. Ein Einblick in die Dynamik der Depression (Abwehr der

Umkehrung von Aktivität in Passivität) zeigt sich im Umschlag von Aggression in Depression mit Übertragung der Gefühle auf den Therapeuten und die Behandlung. Die Aggressionen wenden sich schließlich gegen die eigene Person.

Aus der fünften Sitzung:

»Meine Gedanken wandten sich dann der Königin Elisabeth von England zu. Ich projizierte mich selbst in die Queen. Ihr Blick voller Autorität sprach mich an. Ich liebte die Idee, dass eine Frau Macht über so viele Männer hat. Auf dem Felsen von Gibraltar blickte ich herab auf die britische Flotte, die augenscheinlich dabei war, eine Schlacht zu gewinnen ... als ob ihre Männer gegen Hitlers Macht kämpften.«

Kommentar: Die Identifikation mit dem hoheitsvollen und zugleich männlich-mächtigen Ideal-Ich der Queen verbindet sich mit der Abwehr der brutalen Vater-Imago Hitlers.

Aus der sechsten Sitzung:

»In dieser Behandlung wurde mir völlig klar, dass ich einen Minderwertigkeitskomplex habe. Ich wollte das nicht gern akzeptieren. Ich sehe Dinge gern in ihren Extremen, derart etwa, dass, wenn ich augenscheinlich mit einem schwierigen Problem beschäftigt bin, ich sofort zu sterben wünsche, um mich yon den Härten dieses Lebens zu befreien. Es ist wahr, das ich ein Leben wünsche, als sei dauernd Weihnachten [...]Diese Behandlung war sehr deprimierend und die unangenehmste, die ich jemals hatte.«

Kommentar: Erste Einsicht in bisher verdrängte Selbstwertstörungen und in die Abwehr der Realitätsforderungen mit der Reaktionsbildung in Form einer narzisstischen Wunschwelt. Die Neigung zur Resignation mit Flucht in die Isolierung (Depressionen) ist die Folge und wird hier erstmals als therapeutisch fruchtbare emotionale Einsicht bewusst.

»Ich hing von meinem Vater ab, weil er mich versorgte. Ich fühlte, dass ich mit ihm stehe und falle [...] als ob ich ihm gehörte, als ob ich sein Eigentum sei. Ich fürchtete, seine Gefühle zu verletzen bei meinen Versuchen, erwachsen zu werden. Ich fühlte Liebe zu ihm trotz allem [...] Es wurde mir klar, dass meine Beziehungen zu meinem Vater die Beziehungen zu jungen Männern beeinträchtigt hatten. Ich hatte immer unbewusst Ausschau gehalten nach einem neuen Vater, wenn ich einen Freund kennenlernte.«

*Kommentar: D*ie emotional enge, aber ambivalente Bindung an den Vater wird stark empfunden und ihre Projektion auf alle möglichen männlichen Partner erkannt. Die imaginären Behinderungen in der Partnerwahl werden deutlich.

Aus der elften Sitzung:

»Mein Widerstand brachte hervor, dass ich gegenüber dem Doktor ein leichtes Misstrauen hatte. Ich fühlte starke Aggressionen gegen ihn, seine Indifferenz tötete mein

Bestreben, eine mitarbeitende Patientin zu sein. Ich fiel in eine Depression. Ich fühlte, die ganze Behandlung sei ein Misserfolg. Ich wusste rational, das ist eine Übertreibung, aber mein Gefiihl war stärker als meine Argumente, so daß ich machtlos war, mich selbst zu kontrollieren [...] Meine Aggressionen gegen den Vater richteten sich gegen den Doktor als einem Juden, der mich in seine Abhängigkeit bekommen wollte, als einem Deutschen, d.h. einem Nazi, also einem brutalen Mann [...] mit kalten gleichgültigen Gefühlen gegenüber einer Frau. Er wurde fiir mich die Verkörperung all dessen, was ich in einem Mann verachte und fürchte.«

Kommentar: Die emotional enge, aber ambivalente Bindung an den Vater wird stark Imago auf den Arzt. Angst und Hass gegen männliche Partner werden realistisch wiedererlebt und abreagiert. Im Kontrast dazu steht die rationale Kontrolle durch die Wirklichkeit.

Das Beispiel des in knappen Linien skizzierten Falles veranschaulicht die folgenden dynamischen Faktoren des therapeutischen Prozesses bei der psycholytischen Behandlung:

1. Unbewusstes psychisches Material einschließlich traumatisierender Wurzelerlebnisse der frühesten Kindheit wird aktiviert. Verdrängungen und psychische Abwehrmechanismen werden gelockert. Dabei kann es zu affektiven Reaktionen mit fruchtbaren Durchbrüchen von in Verdrängung gehaltenen Vitalimpulsen und Antrieben kommen.
2. Einsichten sowohl in verdrängtes neurotisches Konfliktmaterial als auch in die Dynamik der mitunter verstärkten Abwehrvorgänge, der Ersatzbildungen und neurotischen Fehleinstellungen werden gewonnen. Imaginäre infantile Fehleinschätzungen und Erwartungen können an der Realität korrigiert werden.
3. Die Übertragung wird aktiviert, und frühkindliche Ängste, Projektionen und Ansprüche werden im »hic et nunc« am Therapeuten erlebt.

Ergebnisse, Indikationen, Behandlungsdauer

Die Indikationen der Psycholytischen Therapie leiten sich aus den Ergebnissen ab. Aus einer Zusammenstellung der 42 Arbeiten von 28 Autoren (1953 bis 1965) stellte Mascher (1967) die folgende Tabelle auf, die sich auf insgesamt 1603 Patienten bezieht. Das Durchschnittsalter beträgt 31 Jahre, die Durchschnittsdosis liegt für LSD minimal bei 50, maximal bei 290 µg. In dem Krankengut wurden 68 Prozent als besonders schwere und chronische Fälle ausgewiesen. Die Rangstufen und Prozentsätze ergeben die prognostischen Gesichtspunkte (Tabelle 3).

Unsere eigenen Ergebnisse wurden in Nachuntersuchungen von Mascher (1966) [und Schulz-Wittner 1989, T.P.] 2 his 8 Jahre nach Abschluss der Therapie bearbeitet. Die Nachuntersuchungen wurde durch ein vom therapeutischen Team unabhängiges

Gruppe	Anzahl der Arbeiten	Erfolgsrate
Angstneurosen	9	70%
Reaktive Depressionen	4	62%
Charakterneurosen, Soziopathen	10	61%
Borderline-Störungen	4	53%
Zwangsstörungen	10	42%
Histrionische und Konversionsstörungen	2	31,5%
Alkoholiker, Drogenabhängige	6	31%

Tabelle 3: Ergebnisse der Psycholyse bei verschiedenen Patientengruppen (MASCHER 1967).

Psychopathologische Zustände	Autoren
Charakterneurosen	Alle Autoren
Psychopathische Personen	ARENDSEN-HEIN 1963, LEUNER 1966
Adoleszente kriminelle Psychopathen	ARENDSEN-HEIN 1963
Zwangsneurosen	DAVID 1960, LEUNER 1966
Neurotische Depressionen	HAUSNER & DOLEZAL 1966, LEUNER1966, SANDISON & WHITELAW 1957
Endo-reaktive Depressionen	HAUSNER & DOLEZAL 1966, LEUNER 1966
Angstneurosen	HAUSNER & DOLEZAL 1966, LEUNER 1966
Herzphobien bzw. Herzneurose	LEUNER 1970a, LING & BUCKMAN 1963
Phobien	FREDERKING 1955, MARTIN 1967, LING & BUCKMAN 1963
Psychotische Grenzfälle	LEUNER 1970a, MARTIN 1967
Schizophrene Restwahnzustände	LEUNER 1970a, MARTIN 1967
Pathologisches Streunen	LING & BUCKMAN 1963
Transvestismus (versuchsweise)	
Sexualstörungen	
Chronische Impotenz und Frigidität	LEUNER 1970a, Ling & BUCKMAN 1963
Homosexualität	LING & BUCKMAN1963
Päderastie	LEUNER 1970a
Exhibitionismus	LEUNER1970a
Psychosomatische Zustände	
Migräne	LING & BUCKMAN 1963
Psoriasis	LLING & BUCKMAN 1963
Colitis ulcerosa (nicht im akuten Stadium)	
Pubertäre Anorexie (versuchsweise)	
Hysterische Konversion (ausgelesene Fälle)	

Tabelle 4: Indikationsliste der EPT für die Psycholytische Therapie.

Rating-Team mit Hilfe der Fragebogenmethode durchgeführt. Die Tabelle 3 gibt die Ergebnisse wieder.

Kriterien der Besserung waren Verminderung der Symptomatik, Ausbleiben von Symptomverschiebungen und Besserung der sozialen Einpassung, ferner sozialer Aufstieg nach der Behandlung. Außer dem subjektiven Urteil wurden Beurteilungen der Umgebung herangezogen. [Die hier im Text folgende Passage zu Ergebnissen der Psycholytischen Therapie wurde ausgelassen, da deren Ergebnisse in einem separaten Kapitel des vorliegenden Bandes ausführlich dargestellt sind, T.P.].

Beide Tabellen stimmen darin überein, dass die Kerngruppe der für die Psycholytische Therapie besonders geeigneten Fälle Angstneurosen, depressive Zustände und Charakterneurosen bzw. Psychopathien (ausgelesen) darstellen. Auch psychotische Grenzfälle sind offenbar noch gut zu behandeln. Der Prozentsatz bei Zwangsneurosen und sexuellen Perversionen verdient – verglichen mit anderen Therapieformen – Beachtung. Die Indikationen der Psycholytischen Therapie und damit die Behandlungsprognose hängen freilich – wie stets in der Psychotherapie – nicht allein von der Diagnose eines Falles ab. Viel ausschlaggebender sind Prognosegesichtspunkte, die sich aus der Eigenart der Person des Patienten, seiner soziologischen Situation, der Dauer der Symptome und anderen Faktoren ergeben.

Das Behandlungsalter reicht etwa vom 5. (Kinderbehandlungen mit günstigen Erfolgen sind in einzelnen Fällen berichtet worden) bis zum 50. Lebensjahr. In Zweifelsfällen über die Eignung des Patienten zur Therapie kann zu einer Probebehandlung von 2 bis 8 Sitzungen geraten werden.

Absolute Kontraindikationen sind: Hirnorganische Zustände, beginnende oder fragliche Schwangerschaft, Leberparenchymschädigung, die weniger als 2 Jahre zurückliegt, endogene Depression und Manie, akute oder chronische Schizophrenie, begleitender Schwachsinn (IQ unter 85).

Relative Kontraindikationen sind: mangelnde Motivation zu einer Psychotherapie, Hysterie mit der Neigung zum Ausagieren, Psychopathen mit mangelndem Leidensdruck, das Vorliegen von Verwahrlosungstendenzen, ausgesprochen infantile Persönlichkeit.

Prognostisch besonders günstig sind: Individuen, die eine ausreichende Ich-Stärke aufweisen, sich im Berufsleben bewährt haben, unter echtem Leidensdruck stehen und für eine Therapie von sich aus motiviert sind. [...]

Bezogen auf die Behandlungsdauer ergibt sich eine Periode von etwa 1 ¼ Jahren. Aber auch kürzere Behandlungszeiten können in geeigneten Fällen Resultate bringen. Es hat sich bewährt, die Psycholytische Therapie bei den hier überwiegend behandelten, sehr schweren chronischen Zuständen als Rehabilitation auszulegen. Sie beinhaltet drei Behandlungsperioden: eine stationäre Anbehandlung, eine Weiterbehandlung in der Nachtklinik bzw. als klinische Intervallbehandlung, während welcher der Patient seine

Tätigkeit wieder aufnimmt, und eine Nachbehandlung in ambulanter Form. Diese Phasen werden je nach Eigenart des Falles elastisch kombiniert. Rückfälle können auf diese Weise schnell abgefangen werden.

Wir waren anfangs davon ausgegangen, dass für die klinischen Verhältnisse eine Abkürzung und Ökonomisierung der großen psychotherapeutischen Behandlung notwendig ist. Die von uns und anderen Autoren mit der Psycholyse behandelten Fälle waren in 70–80 Prozent schwere psychopathologische Zustände mit erheblicher Chronifizierung bzw. Zustandsbilder, die allgemein einer Psychotherapie nicht mehr zugänglich waren. Ich denke an die genannten psychotischen Grenzfälle, an Psychopathien, Perversionen und an den relativ seltenen Transvestitismus. Es ist verständlich, dass diese gegenüber der Psychotherapie herkömmlicher Art refraktären Fälle auch mit der Psycholyse einen größeren Behandlungsaufwand erfordern als eine »Durchschnittsneurose« [...] Aufgrund der Katamnesen von Mascher (1966) an 82 Patienten unserer Klinik ergeben sich folgende Durchschnittszahlen:

Durchschnittliche Dauer der Behandlung (inkl. Unterbrechungen)	11,5 Monate
Durchschnittliche Zahl psycholytischer Sitzungen	26,7 pro Patient
Durchschnittliche Zahl der Einzelsitzungen	33,2 pro Patient
Durchschnittliche Zahl der Gruppensitzungen	28 pro Patient
Effektive Behandlungszeit	214 Stunden pro Patient
Zeitliche Inanspruchnahme des Therapeuten	55,5 Std. pro Patient

Zwei Hilfstherapeuten – geschulte Schwestern – wurden herangezogen.

Verglichen mit einer psychopharmakologischen Therapie ist die Behandlungsdauer und die Inanspruchnahme des Therapeuten hoch; verglichen mit der Psychoanalyse ist sie gering. Bei Fällen, die hier behandelt wurden, wäre mit einer Behandlungsdauer von 500 bis 1000 Stunden und mehr zu rechnen, wenn sie einer konventionellen Psychoanalyse zugänglich gewesen wären. Die Inanspruchnahme des Therapeuten liegt also etwa bei einem Sechstel bis einem Zehntel, verglichen mit der konventionellen Methode. Verglichen mit der Dauer der beim Patienten wirksamen Therapie beträgt die Inanspruchnahme des Therapeuten nur ein Viertel davon. Mit anderen Worten: Die Psycholyse ist eine vergleichsweise ökonomische Behandlungsweise.

Diskussionen über die Ergebnisse der Psycholytischen Therapie führten immer wieder zu der Frage nach Kontrollgruppen. Eine exakte therapeutische Studie würde Doppelblindversuche erfordern. Abgesehen davon, dass Dahlberg (1964) und Pahnke (1966) jeweils Doppelblindversuche angestellt haben und dass die großen Untersuchungen von Kurland et al. (1971) einen weiteren qualifizierten Versuch der Doppelblinduntersuchungen darstellen, ist das Ergebnis dieser Untersuchungsmethode bei Halluzinogenen enttäuschend bzw. fragwürdig. Die Untersuchung von Kurland und Mitarbeitern hat erkennen lassen, dass weder der Doppel- noch der Einfachblindcharakter bei einer Untersuchung mit Halluzinogenen korrekt gewahrt werden kann. Wenn das für die Psychedelische Therapie mit ihrer singulären Sitzung gilt, gilt es in noch viel höherem Maße für die Psycholytische Therapie mit ihren Serien von Behandlungssitzungen. Das Problem liegt in der Schwierigkeit, durch ein Placebo die Halluzinogenwirkung so zu imitieren, dass weder der Patient noch der Therapeut den Leerversuch merkt. Die Anwendung eines niedrig dosierten Halluzinogens als einen aktiven Placebo (Kurland) hat gezeigt, dass das Placebo bereits seinerseits therapeutisch wirksam wird. Es mag sein, dass eines Tages neue methodische Ansätze eine Doppelblindstudie bei der Psychotherapie mit Halluzinogenen erlauben.

Darüber hinaus wäre zu prüfen, ob die die psycholytischen Sitzungen begleitenden psychotherapeutischen Maßnahmen wie Einzel- und Gruppenbehandlung allein eine ausreichende, zum gleichen Erfolg führende therapeutische Wirkung entfaltet hätten. Betrachtet man die Anzahl dieser Sitzungen und setzt sie in Relation zu den klinischen Erfahrungen mit der konventionellen Psychotherapie, ergibt sich folgende Gegenüberstellung: bei unserem Krankengut pro Patient durchschnittlich 33 Einzelsitzungen und 28 Gruppensitzungen, mit der konventionellen Methode zur Behandlung einer mittelschweren Neurose ca. 200 psychoanalytische Einzelsitzungen oder ca. 100 Gruppensitzungen. Wie erwähnt, wurden 77 Prozent der in Frage stehenden Fälle vom unabhängigen Rating-Team als »sehr schwer« oder »chronisch« bezeichnet. Der Einwand, die begleitende Psychotherapie könne die therapeutische Wirkung unserer Methode erklären, ist also nicht stichhaltig. [...]

Gefahren

Die Gefahren der Psycholytischen Therapie sind doch geringer, als der Außenstehende aufgrund der Diskreditierung halluzinogener Substanzen durch den Missbrauch annehmen mag. Sidney Cohen (1960) hat LSD aufgrund einer breiten Umfrage bei Therapeuten als eine »sichere« Droge bezeichnet. Todesfälle oder Gesundheitsschädigungen sind nie aufgetreten. In einer soeben erschienenen Arbeit untersucht Malleson (1971) erneut die Gefahren von LSD. 5.000 Personen mit insgesamt 25 000 Sitzungen wurden in England befragt. Die Suizidrate betrug 0,7 auf 1000 Patienten (0,007 Prozent), soweit sie in Verbindung mit der LSD-Problematik stand; länger als 48 Stunden dauernde psychotische Komplikationen wurden bei 9 von 1000 Patienten berichtet (0,9 Prozent), von denen zwei Drittel völlig wiederhergestellt wurden (0,3 Prozent psychotisch geschädigt). Die Provokation einer anhaltenden Psychose ist auch unter den therapeutischen Bedingungen bei entsprechender Auswahl der Patienten ungewöhnlich. In den extremen Fällen, die berichtet wurden, waren Fehler der therapeutischen Regie anzuschuldigen. Derartige Zwischenfälle können heute sowohl psychotherapeutisch als auch pharmakotherapeutisch beherrscht werden.

Die häufig diskutierte Gefahr der Sucht hat sich uns bei 120 behandelten Patienten bislang nicht ergeben. Das mag daran liegen, dass im Verlauf der Psycholytischen Therapie latente orale Suchttendenzen des Patienten aufgearbeitet werden. Primär Suchtgefährdete wurden wegen ihrer ungünstigen Prognose im Allgemeinen ausgeschlossen. [...] Darüber hinaus ist hervorzuheben, dass die psychische Einstellung (Art der Abwehrmechanismen) beim Missbrauchsverhalten anderer Art ist als bei der ärztlich geleiteten tiefenpsychologischen Anwendung der Halluzinogene. [...]

Literatur

Arendsen-Hein GW (1963) LSD in the Treatment of Criminal Psychopaths. In: Crocket R, Sandison RA, Walk A (eds.) Hallucinogenic Drugs and their Psychotherapeutic Use. London: H.K. Lewis, S. 101–106

Baer GA (1967b) Statistical Results on Reactions of Normal Subjects to the Psilocybin-Derivatives CEY-19 and CZ-74. In: Brill H (ed.) Neuro-Psycho-Pharmacology. Amsterdam, New York, London, Milan, Tokyo, Buenos Aires: Excerpta Medica 1967, S. 400–404

Baker EFW (1964) The Use of Lysergic Acid Diethylamide (LSD in Psychotherapy. Canadian Medical Association Journal 91: 1200–1202

Beck M (1968) Rehabilitation eines chronischen Trinkers mit der Methode des katathymen Bilderlebens. Praxis der Psychotherapie 13: 97ff.

Bender L (1965) LSD-23 in the Treatment of Autistic Children. Referat gehalten auf dem 2. International Congress LSD-25 in Psychotherapy and Alcoholism, Long Island 1965

Boehm F (1942) Erhebung und Beschreibung von Katamnesen. Zentralblatt für Psychotherapie 14: 17–32

Boor de C, Künzler E (1963) Die psychosomatische Klinik und ihre Patienten. Bern, Stuttgart: Huber

Busch AK, Johnson WC (1950) L.S.D. 25 as an Aid in Psychotherapy. Diseases of the Nervous System 11: 241–243

Chandler AL, Hartmann MA (1960) Lysergic Acid Diethylamide (LSD-25) as a Facilitating Agent in Psychotherapy. Archives of General Psychiatry 2: 286–299

Chwelos N, Blewett DB, Smith CM, Hoffer A (1959) Use of d-Lysergic Acid Diethylamide in the Treatment of Alcoholism. Quarterly Journal of Studies on Alcohol 20: 577–590

Cohen S, Eisner BG (1959) Use of Lysergic Acid Diethylamide in a Psychotherapeutic Setting. Archives of Neurology and Psychiatry 81: 615–619

Cohen S (1960) Lysergic Acid Diethylamide: Side Effects and Complications. Journal of Nervous and Mental Disease 130: 30–40

Dahlberg CC (1964) Effects of LSD-25 on Psychotherapeutic Communication. Psychopharmacology Bulletin 10: 64–65

David JM (1960) Accion de la Dietilamida del Acido D-Lysergico (LSD 25) en las neurosis obsesivas. La Semana Medica (Buenos Aires) 117: 1373–1384, 1399

Derbolowsky U (1966) Psycholytische Intervalltherapie mit LSD 25 oder ambulante analytische Psychotherapie? Zeitschrift für Psychotherapie und medizinische Psychologie 16: 33–38

Fontana AE (1961) El uso clinico de las drogas alucinogenas. Acta Neuropsiquiatrica Argentina 7: 94–98

Fox R (1967) Is LSD of Value in Treating Alcoholics? In: Abramson HA (ed.) The Use of LSD in Psychotherapy and Alcoholism. Indianapolis, New York, Kansas City: Bobbs Merrill, S. 477–495

Frederking W (1955) Intoxicant Drugs (Mescaline and Lysergic Acid Diethylamide) in Psychotherapy. Journal of Nervous and Mental Disease 121: 262–266

Geert-Jörgensen E (1964) Behandling med L.S.D. Nordisk psykiatrisk Tidsskrift 18: 25–32

Hausner M, Dolezal V (1966) Follow-Up Studies in Group and Individual LSD Psychotherapy. Activitas Nervosa Superior 8: 87–95 und Hausner M, Dolezal V (1968) Follow-Up Evaluation of LSD Psychotherapy of Inpatients. Activitas Nervosa Superior 10: 282–283

Heigl F (1968) Vorlesung über Psychoanalyse. Universität Göttingen 1968

Hoffer A, Osmond H (1967) The Hallucinogens. New York: Academic Press

Kurland AA, Savage C, Pahnke W, Grof S, Olssen JE (1971) LSD in the treatment of Alcoholics. Pharmakopsychiatry 4: 83–94

Leuner H (1962) Die experimentelle Psychose. Berlin, Göttingen, Heidelberg: Springer

Leuner H (1963) Die Psycholytische Therapie: Klinische Psychotherapie mit Hilfe von LSD-25 und verwandten Substanzen. Zeitschrift für Psychotherapie und Medizinische Psychologie 13: 57–64

Leuner H (1963) Psychotherapy with Hallucinogens: A Clinical Report with Special Reference to the Revival of Emotional Phases of Childhood. In: Crocket R, Sandison RA, Walk A (eds.) Hallucinogenic Drugs and their Psychotherapeutic Use. London: H.K. Lewis, S. 67–73

Leuner H (1971) Halluzinogene in der Psychotherapie. Pharmakopsychiatrie – Neuropsychopharmakologie 4: 333–351

Leuner H, Baer G (1965) Two New Short-Acting Hallucinogens of the Psilocybin Group. In Bente D, Bradley PB (eds.) Neuro-Psychopharmacology Vol. 4. Amsterdam, London, New York: Elsevier, S. 471–473

Leuner H (1965) Effects of Psychotomimetic Drugs. In: Kline NS, Lehmann HE (eds.) Psychopharmacology. International Psychiatric Clinics 2(4). Boston: Little, Brown & Company

Leuner H (1966) Psychotherapie mit Hilfe von Halluzinogenen. Arzneimittelforschung 16: 253–255

Leuner H (1967a) Las drogas alucinogenas como auxiliares en psicoterapia. Revista del Instituto Nacional de Neurologia 1: 13–20

Leuner H (1967b) Present State of Psycholytic Therapy and its Possibilities. In: Abramson, Harold A. (ed.) The Use of LSD in Psychotherapy and Alcoholism. Indianapolis, New York, Kansas City: Bobbs Merrill 1967, S. 101–116

Leuner H (1969) Über einige Grundprinzipien der Kurzpsychotherapie. Zeitschrift für Psychosomatik und medizinische Psychoanalyse 15

Leuner H (1970a) Indikationen zur Psychotherapie. Ringelheimer Biologische Umschau, Heft 3

Leuner H (1970b) Katathymes Bilderleben, Unterstufe. Stuttgart: Thieme

Leuner H, Holfeld H (1962) Ergebnisse und Probleme der Psychotherapie mit Hilfe von LSD-25 und verwandten Substanzen. Psychiatria et Neurologia 143: 379–391

Ling TM, Buckman J (1963) Lysergic Acid (LSD 25) and Ritalin in the Treatment of Neurosis. London: Lambarde Press

MacLean JR, MacDonald DC, Bryne UP, Hubbard AM (1961) Use of LSD 25 in the Treatment of Alcoholism and other Psychiatric Problems. Quarterly Journal of Studies on Alcohol 22: 34–45

Malan C (1965) Psychoanalytische Kurztherapie. Stuttgart

Malleson N (1971) Acute Adverse Reactions to LSD in Clinical and Experimental Use in the United Kingdom. British Journal of Psychiatry 118: 229–230

Martin JA (1962) The Treatment of Twelve Male Homosexuals with »L.S.D.« (Followed by a Detailed Account of One of them who was a Psychopathic Personality). Acta Psychotherapeutica et Psychosomatica 10: 394–402

Martin JA (1957) L.S.D. (Lysergic Acid Diethylamide) Treatment of Chronic Psychoneurotic Patients under Day-Hospital Conditions. International Journal of Social Psychiatry 3: 188–195

Martin JA (1967) LSD Analysis. In: Abramson, Harold A. (ed.): The Use of LSD in Psychotherapy and Alcoholism. Indianapolis, New York, Kansas City: Bobbs Merrill, S. 223–236

Mascher E (1966) Katamnestische Untersuchungen von Ergebnissen der Psycholytischen Therapie. Universität Göttingen: Diss. med.

Mascher E (1967) Psycholytic Therapy: Statistics and Indications. In: Brill, H. (ed.): Neuro-Psycho-Pharmacology. Amsterdam, New York, London, Milan, Tokyo, Buenos Aires: Excerpta Medica, S. 441–444

Perez Morales F (1963a) El LSD 25 en psicoterapia. Su fundamentacion historica y metodologica. Acta Psiquiatrica y Psicologica Argentina 9: 33–39

Perez Morales F (1963b) El LSD 25 en la psicoterapia. Psicoterapia individual. Acta Psiquiatrica y Psicologica Argentina 9: 136–143

Perez Morales F (1963c) Psicoterapia y LSD 25 (III). Acta Psiquiatrica y Psicologica Argentina 9: 226–232

Mutschler H (1970) Persönliche Mitteilung

Pahnke WN, Richards WA (1966) Implications of LSD and Experimental Mysticism. Journal of Religion and Health 5: 175–208

Sandison RA, Spencer AM (1954) The Therapeutic Value of Lysergic Acid Diethylamide in Mental Illness. Journal of Mental Science 100: 491–507

Sandison RA, Whitelaw JD (1957) Further Studies in the Therapeutic Value of Lysergic Acid Diethylamide in Mental Illness. Journal of Mental Science 103: 332–342

Savage C, Terill J, Jackson D (1962) LSD, Transcendence and a New Beginning. Journal of Nervous and Mental Disease 135: 425–39

Savage C, Hughes MA (1968) The Effectiveness of Psychedelic (LSD) Therapy: A Preliminary Report. British Journal of Social Psychiatry 2: 59–66

Savage C, Fadiman JR, Mogar RE, Allen MH (1967) Process and Outcome Variables in Psychedelic (LSD) Therapy. In: Abramson HA (ed.) The Use of LSD in Psychotherapy and Alcoholism. Indianapolis, New York, Kansas City: Bobbs Merrill, S. 511–532

Savage CC, Wolf S (1967) An Outline of Psychedelic Therapy. In: Brill H (ed.) Neuro-Psycho-Pharmacology. Amsterdam, New York, London, Milan, Tokyo, Buenos Aires: Excerpta Medica, S. 405–410

Schmiege GR (1963) LSD as a Therapeutic Tool. Journal of the Medical Society of New Jersey 60: 203–207

Schoen SM (1964) LSD in Psychotherapy. American Journal of Psychotherapy 18: 35–51

Schultz-Wittner T (1989) Mit psychoaktiven Substanzen unterstützte Psychotherapie bei negativ prognostizierten Patienten. Neue katamnestische Ergebnisse. Universität Göttingen: Diss. med.

Smith CM (1958) A New Adjunct to the Treatment of Alcoholism: The Hallucinogenic Drugs. Quarterly Journal of Studies on Alcohol 19: 406–417

Servadio E (1973) Der Gebrauch von LSD in der psychoanalytischen Behandlung eines Falles von Angsthysterie. Zeitschrift für Psychosomatik und medizinische Psychoanalyse 19: 77–87

Unger SM (1963) Mescaline, LSD, Psilocybin, and Personality Change. A Review. Psychiatry 26: 111–125

Unger S (1964) The Current Scientific Status of Psychedelic Drug Research. Paper delivered to the Conference on Methods in Philosophy and the Sciences, New York, May 3, 1964

Whitaker LH (1964a) Lysergic Acid Diethylamide in Psychotherapy. Part I: Clinical Aspects. The Medical Journal of Australia 51: 5–8
Whitaker LH (1964b) Lysergic Acid Diethylamide in Psychotherapy. Part II: Results. The Medical Journal of Australia 51: 36–41

Leuners Konzeption psycholytischer Erlebnisweisen und Wirkprinzipien

Torsten Passie

Hanscarl Leuner lernte und lehrte als Psychiater und Psychotherapeut an den Universitäten Marburg und Göttingen. Seit Mitte der 1950er Jahre befasste er sich mit der Charakteristik der durch LSD hervorgerufenen Erlebnisweisen. Seine Arbeiten basieren auf der systematischen Beobachtung und Auswertung von mehr als 2.000 LSD-Sitzungen. Die dabei gemachten Beobachtungen und ihre systematische Auswertung finden sich hauptsächlich in seiner Monografie »Die experimentelle Psychose« aus dem Jahre 1962. Diese enthält die bis heute subtilste und detaillierteste Beschreibung dieser Zustände bzw. Erlebnisweisen. Lediglich Grof (1978) hat ähnlich tiefdringende Analysen vorgelegt.

Eine Besonderheit von Leuners experimentellen Forschungen ist die Tatsache, dass er die Nutzung dieser Zustände für die Psychotherapie von Beginn an intendierte. Daher beziehen sich seine Beschreibungen und Analysen vielfach auf psychotherapeutische Aspekte.

In Bezug auf die angewandte Methode schreibt Leuner: »Wir betreiben Erlebnisanalyse, d. h. wir verfolgen genauestens, was der Patient in seinen Halluzinationen erlebt, was er fühlt, welche Gedanken sich ihm aufdrängen und welche Körpersensationen er beobachtet. Schließlich untersuchen wir die Erlebnisinhalte und kontinuierlichen Erlebnisketten nach den sie verursachenden Kräften, den herrschenden Funktionen und genetischen Bedingungen« (Leuner 1959). Ich werde im Folgenden auf seine Konzeption der LSD-induzierten Zustände und deren psychotherapeutische Implikationen, wie sie Leuner erarbeitet hat, eingehen.

Halluzinogene I. und II. Ordnung

Schon früh hat Leuner auf der Grundlage seiner klinischen Versuche eine Unterscheidung innerhalb der Substanzgruppe der Halluzinogene eingeführt. Er unterscheidet Halluzinogene I. und II. Ordnung. In seinen frühen Arbeiten, die sich mit einer Reihe verschiedener Halluzinogene (z.B. LSD, Psilocybin, Atropin, Butoxamin) befassten, hat Leuner wesentliche Unterschiede in den Wirkbildern beschrieben. Aufgrund dessen gelangte er zu einer Unterteilung in Halluzinogene I. und II. Ordnung. Die Unterschiede der beiden Gruppen liegen darin, dass die Halluzinogene II. Ordnung das Bewusstsein trüben, die Selbst- und Körperwahrnehmung verringern sowie stärkere Denk- und Gedächtnisstörungen verursachen. Schon Beringer (1927) hatte auf zwei sehr unterschiedlich charakterisierte Wirkbilder halluzinogener Substanzen, in diesem Fall Meskalin (ein Halluzinogen I.

Ordnung) und Scopolamin (ein Halluzinogen II. Ordnung) hingewiesen. Die psychometrischen Studien von Dittrich (1985) mit Halluzinogenen I. Ordnung (DMT) und II. Ordnung (Lachgas) konnten dies empirisch bestätigen.

Halluzinogene I. Ordnung	Halluzinogene II. Ordnung
Prototypen: LSD, Psilocybin, Meskalin	**Prototypen: Atropin, Lachgas, Ketamin**
Klares Bewusstsein	Getrübtes Bewusstsein
Überwachheit	Unterwachheit
Affektive Stimulation	Geringe/keine affektive Stimulation
Vielfältige Trugwahrnehmungen	Einförmige Trugwahrnehmungen
Synästhesien	Synästhesien
Verändertes Zeit- und Raumerleben	Verändertes Zeit- und Raumerleben
Bildhaftes, assoziatives Denken	Starke Denkstörungen
Erlebnisfluss kohärent, sinnverbunden	Erlebnisfluss inkohärent-fragmentiert
Vermehrte Selbstwahrnehmung	Verminderte Selbstwahrnehmung
Vermehrte Körperwahrnehmung	Verminderte Körperwahrnehmung

Tabelle 5: Halluzinogene I. und II. Ordnung nach Leuner (1961, 1973)

Das »psychotoxische Basissyndrom«

Aufgrund seiner Forschungen charakterisiert Leuner ein regelhaft feststellbares Grundsyndrom unter der Wirkung geringer bis mittlerer Dosen LSD. Dieses stellt die Grundlage für das Verständnis des durch Halluzinogene I. Ordnung (wie LSD oder Psilocybin) verursachte Syndrom psychophysischer Veränderungen dar. Demnach ereignet sich unter deren Wirkung ein umfassender Strukturwandel psychischen Erlebens, den er als »psychotoxisches Basissyndrom« bezeichnet. Dieses Syndrom basiert auf drei Hauptkomponenten:

1. Veränderungen des Bewusstseins
2. Veränderungen des Denkens
3. Beeinflussung der Affektivität

1. Veränderungen des Bewusstseins

Diese sind gekennzeichnet durch Passivitätsneigung und Abwendung von der Außenwelt. In traumartiger Versunkenheit kommt es zur Hinwendung zum Innenleben. Selbstverfügbarkeit und geordnete Ich-Aktivität sind vermindert. Die Bewusstseinsbreite schrumpft zugunsten eines eingeengten Bewusstseinsfeldes, dessen Inhalte eine außergewöhnliche

Eindringlichkeit gewinnen. Bei der Aufmerksamkeitszuwendung ist eine passive Hingabe vorwiegend, während eine ich-hafte Aktivierung der Aufmerksamkeit meist eine Störung des Erlebnisablaufs bewirkt. Das Erleben ist überwiegend um das Subjekt zentriert, unter Zurücktreten fast aller Objektbezüge. Die geordnete Ich-Aktivität lässt mit zunehmender Wirkung weiter nach.

Es besteht eine Überwachheit ohne Trübung des Bewusstseins oder des Sensoriums. Wahrnehmung und Gedächtnisfunktionen bleiben intakt. Psychische und kognitive Leistungen imponieren verändert. Denkvorgänge verlieren ihre Zielgerichtetheit und Leitlinie. Konzentration und intellektuelle Kontrolle sind gemindert, die integrative Zusammenschau ist ebenso wie die Entschlussfähigkeit erschwert. Es besteht eine gesteigerte Ablenkbarkeit und Suggestibilität.

Zugleich führt die gesteigerte innere Reizproduktion zur Stimulation der Sinnesfunktionen. Über das Vorstadium sensorischer Hypersensitivität kommt es zu einer Übersteigerung von Vorstellungen zu illusionären Verkennungen und Pseudohalluzinationen.

Es kommt zu einer Lockerung und Auflösung des im Normalbewusstsein festgefügten Erlebnisfeldes. Der Entstaltung des Erlebnisfeldes zu Beginn des Rausches folgt seine Neugestaltung.

Das Persönlichkeitsgefühl kann im Sinne von Entrücktheit, Beziehungslosigkeit, Depersonalisation oder Derealisation verändert sein. Zugleich kommt es zu einer »Intentionalitätsumkehr« (Beringer) im Sinne von »Nicht ich bewältige die Umwelt, sondern die Erlebnisinhalte bemächtigen sich meiner«.

Das Bewusstsein gegenüber dem Erlebten ist verändert. Es treten Spaltungsphänomene in unterschiedlichen Abstufungen auf: 1. Das einfache »Haben« der Vorgänge. 2. Die schlichte Beobachtung der Phänomene. 3. Die reflektierende Betrachtung des Erlebens. Diese Fähigkeit des teil-distanzierten Erlebens mit graduell erhaltener Selbststeuerungsfähigkeit beschreibt Leuner (1962) mit dem Begriff »reflektierender Ich-Rest«.

2. Veränderungen des Denkens

Es besteht eine Ähnlichkeit zum Denken bei Müdigkeit, beim Tagträumen oder in vorbewussten Gedankenketten (Varendonck 1922). Die Zielgerichtetheit des Denkens ist vermindert bzw. geht verloren. Gedankliche Gestalten zerfallen. Die übergreifende Antizipation der Denkinhalte, die »Logik« der Gedanken und deren »intentionaler Bogen« (Beringer) gehen oft verloren. Der Gedankenablauf kann träge und verarmt wirken, aber es kann auch Ideenflucht bis zum Gedankenentgleisen auftreten. Wortfindungsstörungen kommen vor. Das logisch-abstrakte Denken ist reduziert und die Assoziationen sind gelockert. Die Gedankenbildung verliert an Logik und kann fragmentiert wirken. Es kommt nicht selten zur »Überwucherung« mit einem der Fantasieproduktion nahestehenden alogisch-freien assoziativen Denken.

Die Intelligenzleistungen sind entdifferenziert. Umfangreiche Experimente von Lienert (1964) haben gezeigt, dass die Intelligenzstruktur etwa der eines 4–6-jährigen Kindes entspricht. Daher hat Lienert LSD auch als »primitivizing drug« bezeichnet.

3. Beeinflussung der Affektivität

Nach Leuner (1962) führt die aktivierende Wirkung des Halluzinogens zu einer »Steigerung der inneren Reizproduktion« mit Aktivierung der Affektivität. Bei höheren Dosen kann es zur Freisetzung tief im limbischen System verankerter triebhaft-instinktartiger Abläufe kommen, was Jaensch (1927) zutreffend als »Stimmungsexzitation« bezeichnet hat. Die Auslenkung hat keine spezifische Richtung. Fast alle Facetten affektiven Erlebens scheinen durch die innere Reizproduktion bzw. äußere Einflüsse anregbar. Es treten eine Fülle differenzierter emotionaler Qualitäten auf: Heiterkeit und Bedrückung, auch als Euphorie oder Depression erlebt. Es können sowohl Identifikationserlebnisse als auch Empfindungen von affektiver Leere auftreten. Negativismus, Ambivalenzen und affektive Erregungszustände kommen vor. Nicht selten kommt es zum Überwiegen emotionaler Erlebnisqualitäten mit willentlich nur vermindert steuerbaren Affektäußerungen, die im therapeutischen Setting regelmäßig in Gestalt von »Abreaktionen« in Erscheinung treten.

Die beschriebenen drei Komponenten sind nach Leuner stets miteinander integriert und naturgemäß nicht voneinander zu trennen.

Der »protopathische Bewusstseinswandel«

Das psychotoxische Basissyndrom ist durch eine funktionale Rückbildung der Hirnfunktionen und Veränderungen des Bewussstseinszustandes gekennzeichnet. Die Einheit beider beschreibt Leuner als »protopathischen Bewusstseinswandel«.

Dieser Begriff stammt von einem seiner Lehrer, dem Psychiater Klaus Conrad, mit dem er in Göttingen zusammenarbeitete. Conrad entwickelte ein Konzept zum Verständnis der im Zusammenhang mit körperlichen Erkrankungen auftretenden psychotischen Zustände, den sog. symptomatischen Psychosen. Darin stellt er dem normalpsychologischen epikritischen Wachbewusstsein ein »protopathisches Bewusstsein« gegenüber. Ein naheliegendes Beispiel für eine solchen Zustand ist das Einschlaferleben.

Conrads Auffassung zufolge ist der protopathische Bewusstseinswandel durch eine funktionale Rückbildung der Hirntätigkeit mit passiver Einengung des Bewusstseinsfeldes, einem Abbau des abstrahierenden und zielgerichteten Denkens, einer gelockerten Assoziationsstruktur sowie einer Verminderung der Ich-Aktivität und der Umgebungswahrnehmung gekennzeichnet (Conrad 1948, 1960). Die Durchlässigkeit gegenüber affektiven Regungen ist meist vermehrt. Das Ich-Erleben verschiebt sich in traumanaloger Weise auf affektive Erlebnisbezüge. Im Erleben treten emotional getönte Gestaltqualitäten hervor, während eine epikritische Differenzierung und rationale Scheidung der Einzelinhalte verlorengeht. So können sich Muster einer Tapete zu einer beängstigenden Fratze verwandeln. Bei geschlossenen Augen treten in traumartiger Weise Bilder aus dem Rand des Bewusstseinsfeldes in das Zentrum und können dieses – bei dessen Einengung – sogar völlig vereinnahmen. Die Selbststeuerung der Bewusstseinsinhalte ist vermindert.

Als empirisches Ergebnis seiner Untersuchungen hält Leuner fest, »dass die Erlebnis- und Reizgrundlage für die Manifestationen hypnagoger Visionen und ihrer autosymbolischen Inhalte die gleiche protopathische Bewusstseinslage darstellt, die wir mit Conrad als eine Folge des charakteristischen Bewusstseinswandels der experimentellen Psychose ermittelten« (Leuner 1962: 115). Es ist Leuner wichtig, zu betonen, dass sich »der Funktionswandel der Psyche unter Einfluss der Psychotica – also das psychotoxische Basissyndrom – in der Matrix ontologisch früher Funktionen vollzieht. In dieser Funktionsmatrix sind Regression, protopathisches Bewusstsein, Erhöhung der optischen Eigenproduktion und der Affektsteigerung eine funktionale Einheit« (Leuner 1962: 214).

Zwei Verlaufsformen des Erlebens

Die Psycholytische Therapie unterscheidet sich bekanntlich von der Psychedelischen Therapie. Während Letztere auf eine »Ich-Auflösung« und ein dadurch mögliches umfassendes »mystisches« Verbundenheitserleben als therapeutisches Agens abzielt, bleibt die psychoyltische Therapie näher am Normalerleben. Sie verändert temporär das Ich-Erleben und die Ich-Funktionen. Dies dient dazu, Zugang zu verdrängten Konflikten, Affekten, Fantasien und Erinnerungen zu gewinnen und deren therapeutisch förderliches Erleben, Durchleiden und Durcharbeiten zu ermöglichen.

Leuners Verwendung von Halluzinogenen als Hilfsmittel in der Psychotherapie geht auf seine Versuche zurück, die von ihm entwickelte psychotherapeutische Tagtraumtechnik mit niedrigen Dosierungen von LSD zu vertiefen (Leuner 1959). Dabei dürfte ihm schon früh aufgefallen sein, dass es Erlebensweisen gibt, die tagtraumartiges Erleben vermehren und vertiefen, bei höheren Dosierungen aber Erlebensweisen auftreten, die dem psychotischen Erleben näherstehen und therapeutisch weniger nützlich sind.

Leuner hat im Rahmen seiner klinischen Grundlagenforschung mit Halluzinogenen zwei typische Verlaufsformen des Erlebens unter Halluzinogenen wie LSD und Psilocybin definiert. Es handelt sich um zwei Verlaufsformen, in denen psycholytische Sitzungen (oder einzelne ihrer Passagen) ablaufen können: 1. die kontinuierlich-szenische Verlaufsform (auch als »quasi-normale« Verlaufsform bezeichnet) und 2. die stagnierend-fragmentarische Verlaufsform (auch als »extrem-psychotische« Verlaufsform bezeichnet).

Diese beiden Verlaufsformen sind klinisch gut voneinander abgrenzbar und werden in erster Linie durch die Höhe der Dosis bestimmt. Dies bedeutet, dass durch eine individuell angepasste Dosierung kontrollierbar ist, welche Verlaufsform auftritt. Allerdings kann unter dem erhöhten Affektdruck einer andrängenden Erlebnisformation auch ein zeitweiliger Wechsel von der quasi-normalen zur extrem-psychotischen Form auftreten.

1. Die kontinuierlich-szenische Verlaufsform

Diese ist charakterisiert durch szenische Imaginationen bei geschlossenen Augen, die sich in zusammenhängenden Vollzügen – gelegentlich wie die Szenen eines Filmes – entwickeln und eng mit einem adäquaten affekt- und sinnerfüllten emotionalen Erleben integriert sind und in einem kontinuierlichen Erlebnisstrom dahinfließen. Die Inhalte und Szenen sind seelische Projektionsvorgänge und zeigen individuelle biografische Sinnbezogenheit. Altersregressionen sind typisch, ebenso wie affektive Intensitäten und Abreaktionen. Das Erleben besitzt eine kontinuierliche Folge und regt die Person zu sinngemäßen Reaktionen und Reflexionen an.

Der reflektierende Ich-Rest bleibt erhalten und der Patient kann sich den Erlebnissen mit gewisser Distanz gegenüberstellen, diese schildern und reflektieren. In einem Teil der Fälle werden die Imaginationen bzw. die halluzinierten Objekte aus kühler, nüchterner Distanz ohne affektive Anteilnahme, wie »ich-fern« und fremd erlebt. Das Erleben kann aber auch eine übersteigerte gefühlsmäßige Beteiligung an den szenischen Inhalten beinhalten, so dass ein ganzheitliches Ergriffensein der Person resultiert. Ein Beispiel aus einem Sitzungsprotokoll mag das verdeutlichen: »Eine plötzliche Kampfreaktion meiner Muskeln lässt mich auffahren. Da sehe ich auch den Gegner: ein kräftiger, blonder Riese. Wir ringen gewaltig miteinander hin und her auf einer Waldklippe. Ich gewinne einen Vorteil. Da verwandelt sich der Riese in den Teufel. Ein schwarzes, glattes, großmächtiges Ungetüm mit Hörnern, Schweif und Klauen. Er kann auch fliegen. Unentschiedener Kampf. Als es schließlich von oben herabstößt und mir zu nahe kommt, stopfe ich ihm die Bibel ins Maul. Es gibt eine Explosion mit bläulicher Flamme. Es hat den Teufel zerrissen« (zit. n. Leuner 1962: 81).

2. Die stagnierend-fragmentarische Verlaufsform

Neben der kontinuierlich-szenischen Verlaufsform steht die von psychoseartigen Erlebensweisen dominierte Verlaufsform.

Mehrere Phänomene kennzeichnen die stagnierend-fragmentarische Verlaufsform:

a. Das Erleben alterniert zwischen kontinuierlich-szenischer und stagnierend-fragmentarischer Verlaufsform.
   Das Erleben ist dadurch gekennzeichnet, dass einerseits Züge des szenischen Ablaufes, etwa die Koordination des halluzinierten Inhaltes mit der Affektivität gewahrt

bleiben, während andererseits an Stelle des fluktuierenden Auseinanderhervorgehens der Inhalte eine Stagnation deutlich ist. Über längere Zeiträume kann die Person immer wieder von den gleichen halluzinatorischen Inhalten okkupiert sein. Der Fluss des Sinneserlebens scheint »festgefahren«, ein Zustand, der oft als quälend erlebt wird und fast immer mit affektiver Erregung und psychomotorischer Unruhe einhergeht.

b. Auftauchen und Verschwinden bruchstückhaft nebeneinanderstehender Trugwahrnehmungen.
Es zeigt sich eine Sprunghaftigkeit und Abgehacktheit innerer Erlebnisabläufe, ähnlich der schizophrenen Zerfahrenheit. Die Trugwahrnehmungen gestalten sich teils als Einzelelemente ganzheitlicher Gegenstände, teils als Bruchstücke von Gegenständen oder menschlich-tierischen Gestalten. Wie Einzelteile stehen sie beziehungslos nebeneinander oder folgen aufeinander als isolierte, ausgestanzte, unverbundene Einzelbilder.
c. Stagnierende Dissoziation der Bewusstseinsinhalte.
Die einzelnen Wahrnehmungsinhalte werden sukzessiv, träge und zähflüssig, durch Pausen getrennt, wirken zerstückelt. Ein integrativer Zusammenhang ist nicht mehr zu erkennen. Die Erlebnisfolge zeigt keine Entwicklung, kein organisches Auseinanderhervorgehen von Inhalten. Erlebnisinhalte und Affektivität fallen auseinander. Häufig kommt es zu Einsprengungen gegenstands- und inhaltsloser Emotionen in das Erleben. Charakteristisch ist das Fehlen einer verstehbaren Sinnbezogenheit zwischen Affekt und den vorausgehenden oder nachfolgenden Wahrnehmungsinhalten.
d. Der Patient kann nicht mehr Stellung nehmen, der Ich-Rest ist aufgehoben.
e. Es treten erregungsaufbrauchende regressive Symptome wie psychomotorische Phänomene, Unruhe, Motilitätsstörungen oder Instinkthandlungen (z.B. wiederholtes Ergreifen und Ansetzen einer Trinkflasche) auf.

Dieser von Leuner zitierte Ausschnitt aus einem Sitzungsprotokoll illustriert das Erleben bei dieser Verlaufsform: »Plötzlich steht eine Axt in der Luft. Das Bild klingt ab, und langsam kommt aus dem unteren Teil des Gesichtsfeldes ein häßliches Frauengesicht empor. (...) Ein Stück Stahl mit seitlichen Zacken, fast in Form eines Kammes, taucht auf, ein Tau ist herumgewickelt, dann erscheint in der Luft schwebend der Kopf eines Tigers, der sich drohend gegen die erschreckte Versuchsperson wendet. Die Erscheinung hält nur wenige Sekunden an. Die Bildfläche wird nun erfüllt von einer großen Zahl von Würfeln, die sich stereotyp zu einem Rastermuster ordnen. In helle Farben getaucht, weicht das Muster allmählich, und in der Luft erscheint ein nicht zu definierendes blitzendes Etwas, das sich langsam als ein verpacktes Stück Palmolive-Seife erkennen lässt. Die

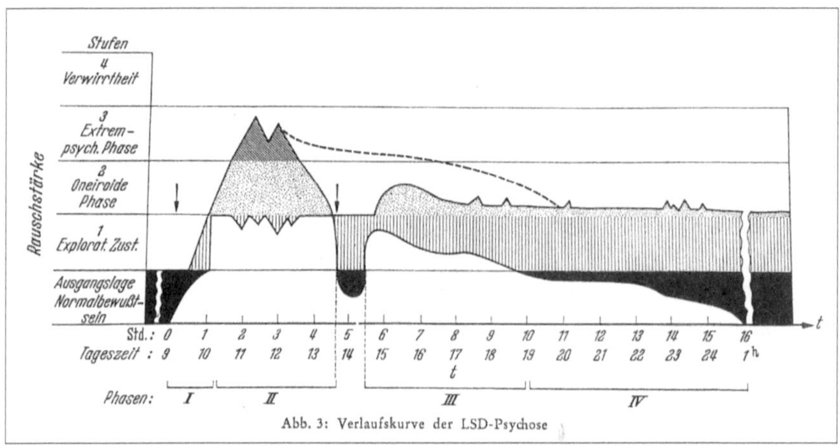

Abb. 3: Verlaufskurve der LSD-Psychose

Diagramm 1: Verlaufskurve der klinischen LSD-Wirkung.

milde grüne Farbe breitet sich über die ganze Wand aus und erinnert die Versuchsperson an Weihnachten« (Leuner 1962: 87).

Bei abklingender affektiver Erregung schließen sich die Fragmente des halluzinatorischen Erlebens wieder mehr und mehr zu einem kontinuierlichen Erlebnisganzen zusammen und okkupieren die Person nicht mehr in ihrer Totalität.

Vom Normalbewusstsein als Ausgangslage entsteht mit ansteigender Halluzinogenwirkung zunächst ein »explorativer« Zustand, in dem sich die Rauscherscheinungem erst andeuten. Dieser geht nach 30–60 Minuten über in die oneiroide Phase mit Passivität, Innenwendung, gesteigerter Affektivität, halluzinatorischem Erleben, Denkveränderungen und vermehrten Imaginationen. Auch wenn der Zustand für therapeutische Zwecke nach Möglichkeit im Bereich des Oneiroids, also der kontinuierlich-szenischen Verlaufsform, bleiben sollte, so kann es doch bei etwas zu hoch gewählter Dosis oder bei stark affektbesetztem Erlebnismaterial zu einem Übergang in die stagnierend-fragmentarische (bzw. »extrem-psychotische«) Erlebnisform kommen, wie es die beiden Spitzen im Diagramm andeuten. Bei sehr hohen Dosen kann es zu einer deliranten Verwirrtheit kommen.

Um Erlebnisveränderungen gleichen Ausprägungsgrades zu erzeugen, muss die Dosis je nach konstitutioneller und funktionaler Disposition des Individuums und dessen psychischer Ausgangslage angepasst werden. Leuner weist darauf hin, dass nur durch ein solches streng individuelles Vorgehen eine einheitliche Bewusstseinslage bzw. Verlaufsform zu erreichen ist. Durch die von einigen Forschern und Therapeuten bevorzugte starre Dosierung wird – so Leuner weiter – dem individuellen Faktor nicht Rechnung getragen und hat dadurch den Eindruck einer großen Uneinheitlichkeit der Verlaufsformen entstehen lassen (Leuner 1962: 75).

Beweisführung über den Symbolcharakter des Rauscherlebens

Leuner (1959) begann seine Forschungen mit LSD mit dem Ziel, die bei den (von ihm therapeutisch genutzten) »geleiteten Tagträumen« beobachteten Phänomene zu intensivieren. Aufgrund der Versuchsreihen stellte sich für ihn eine psychologisch nachvollziehbare Determination der Erlebnisinhalte dar. Von daher erarbeitete Leuner Belege bzw. eine Argumentationslinie, um die biografische Determination zu demonstrieren.

Leuner beginnt seine Argumentation mit Bezug auf die von dem Psychoanalytiker Heinrich Silberer (1909) durchgeführten Untersuchungen zum »Autosymbolismus« in hypnagogen Zuständen, die von Freud ausdrücklich anerkannt wurden. Silberer erkannte, dass Inhalte hypnagoger Visionen in der Regel als bildhafter Ausdruck psychischer Zuständlichkeiten auftreten. Als Beispiel beschreibt er ein Erlebnis, bei welchem ihm während des Einschlafens die Decke auf den Zehenspitzen nervös machte. Im hypnagogen Erleben erschien ihm ein dekorierter Baldachinwagen, der mit dem Dach an die Zweige der Alleebäume stieß. Kurz darauf erlebte er, wie eine Dame mit ihrem Hut an das Dach ihres Coupés stößt. Als Quelle ist ihm erinnerlich, dass er am selben Tag bei einem Blumenkorso gewesen war. Silberer interpretiert dies so: Ein in den hypnagogen Zustand überführter Spannungszustand gelangt in der hypnagogen Vision zur symbolischen Darstellung. Mit anderen Worten: Ein Zustand des Missbehagens verlangt nach Abstellung, und ein symbolhaftes Bild tritt stellvertretend als Bildprojektion des emotionalen Zustandes ins Bewusstsein. Für seine Argumentation hält Leuner fest:

1. Symbole drücken einen innerseelischen Zustand bildhaft-physiognomisch aus. Sie stellen emotionale Teilbefindlichkeiten dar.
2. Sie erwachsen aus dem Drang der Psyche, ihre Zuständlichkeiten auszudrücken, hier in bildhafter Form.
3. Seelische Spannungssysteme scheinen die Grundvoraussetzung autosymbolischer Darstellungen zu sein.

Bedingung für das »Bildern« oder das »Bildstreifendenken« (Kretschmer) in hypnagogen Bewusstseinszuständen ist ein Zustand, in welchem willentliche Leistungen und Zielvorstellungen zurücktreten. Es herrscht kontemplative Hingegebenheit mit traumartiger Versunkenheit. Das hypnagoge Erleben basiert, so Leuner, auf einer hypnagogen Funktionsmatrix, also einer spezifischen Konstellation von Hirnfunktionen (vgl. Passie 2005). Diese Funktionsmatrix zeigt eine große Ähnlichkeit mit der Grundstruktur der Erlebnisveränderungen im Halluzinogenrausch, gekennzeichnet durch Passivitätssyndrom, Einengung des Bewusstseinsfeldes, gelockerte Assoziationen, Denkzielverlust und Konzentrationsschwäche. Dies verweist auf enge funktionale Beziehungen von hypnagogem Zustand und Halluzinogenrausch. Der hauptsächliche Unterschied besteht – so Leuner – in der durch das Halluzinogen gesteigerten inneren Reizproduktion mit Aktivierung von Affektivität und Sinnesfunktionen; beides ist jedoch im hypnagogen Zustand vermindert. Gesteigerte Wachheit und Affektivität können die besondere Intensität des Halluzinogenrausches und die Okkupation des Erlebenden erklären. Da es sich letztlich um Unterschiede im zentralen Aktivierungsniveau handelt, könnte hier im Anschluss an Behn (1914) von einer unterwachen und einer überwachen Hypnagogie gesprochen werden. Leuner weist darauf hin, dass sich auch bei der von ihm entwickelten psychotherapeutischen Tagtraumtechnik (»katathymes Bilderleben«) dieselben Gesetzmäßigkeiten wie im hypnagogen Zustand nachweisen lassen. Als weiteren Beleg führt Leuner Flashbacks an, wie sie nach Traumatisierungen auftreten können. Für diese sei ein ganzheitliches Erleben sowie eine besondere Eindringlichkeit kennzeichnend. Der aufgrund der vorhergehenden Traumatisierung gesteigerte Affektdruck werde durch Hinweisreize getriggert und führe zur Aktivierung latenter innerer Bilder.

Für Leuner gibt es somit zwei Bedingungen für das Auftreten symbolischer Abbildungsvorgänge: 1. Verändertes Bewusstsein (Janet 1909: Abaissement du niveau mental, Conrad 1948: protopathisches Bewusstsein) und 2. die Aktivierung der Affektivität (reaktiv oder toxisch).

Die biografische Determination der Rauschinhalte

Als Kurt Beringer (1927) in den 1920er Jahren Meskalinversuche an Gesunden durchführte, kam er zu dem Schluss, dass die Erlebnisinhalte keine evident nachvollziehbaren biografischen Bezüge aufweisen. »Der Berauschte selbst ist meist überrascht über die Fremdartigkeit der Inhalte (und) deren Beziehungslosigkeit zu ihm selbst. Verhältnismäßig selten treten ›typische‹ Symbole auf. Gewiss lässt sich manches als Symbol ausdeuten, aber übersieht man das Gesamt des in der Selbstschilderung Niedergelegten, so kommt in den Inhalten doch unerwartet wenig typisches Verdrängungsmaterial zum Vorschein, obwohl man eigentlich bei der Passivität, der Verarmung an aktiven Vorstellungsabläufen und gedanklicher Leistung beim Zustand der Selbstüberlassenheit annehmen sollte, dass nun gerade die gestaute Masse des Verdrängten sich mit besonderer Macht des Bewusstseins bemächtigen würde. [...] Von einer sichtbar gewordenen Dynamik des Unbewussten kann hier schlecht gesprochen werden« (Beringer 1927: 105). Beringer führte allerdings keine Serienversuche (mehrfache Gabe der Substanz an die gleiche Person unter denselben Umständen) durch, bei welchen eine biografische Determination von Erlebnisinhalten leichter auftritt. Die Auffassung Beringers wurde durch die Versuche mit geringen Dosen LSD von Stoll (1947) in Zürich erschüttert, der sowohl eine biografische Determination des Erlebten als auch ein spontanes Aufkommen von affektgeladenen biografischen Remineszenzen und »Abreaktionen« beobachtete.

Aufgrund seiner Versuchsreihen kommt Leuner zu anderen Schlussfolgerungen als Beringer: »Das Ergebnis der erfolgreichen Psychotherapie und der (...) durchgeführten subtilen Einzelanalysen lassen keinen Zweifel offen, dass sämtliche subjektiven Erlebnisse unserer Patienten (...) unmittelbare Projektionen eigener affektiver Zuständlichkeiten im Sinne emotionaler Komplexe sind«. Die Wirkung der Psycholytika versteht Leuner dabei als »Aktivatoren der bis dahin schlummernden oder sich jedenfalls nur larviert und symptomatisch äußernden affektiven Komplexe«. Die vordergründig unverstehbaren Erlebnisformationen »erweisen sich als Ausdruck der durch das Rauschmittel überhöhten, formal umgeprägten und verzerrten Symptomatik der geläufigen neurotischen Affektreaktion oder psychosomatischen Symptome«. Die Aufhebung von Verdrängungen führe zur Abreaktion und damit zur Aufarbeitung der betreffenden traumatischen Erlebnisse (Leuner 1959). Vielfach komme es noch während des veränderten Erlebens zu einer lebhaften Auseinandersetzung mit dem Erlebten. Der Patient behalte dabei in der Regel die Fähigkeit, aus dem überhöhten Erleben für ihn bisher unzugängliche Einsichten zu gewinnen. Die Aufgabe des Therapeuten sieht Leuner in der sichernden Funktion bei der Rahmengebung, der helfenden Unterstützung bei subjektiv bedrängenden Situationen und der direkten Analyse zur Klärung von Zusammenhängen (im Sinne von Rosen 1952).

Was steuert die Erlebnisinhalte und deren Abfolge?

Nachdem im Rahmen von therapeutischen Sitzungsserien klargeworden war, dass (bei geringen bis mittleren Dosierungen) eine durchgehende biografische Determination bzw. Sinnbezogenheit der Erlebnisinhalte vorherrscht, machte sich Leuner daran zu verstehen, wie Inhalt und Abfolge der auftretenden Erlebnisse determiniert sind. Es war ihm klinisch augenscheinlich, dass nicht irgendwelche, sondern ganz spezifische emotionale Konstellationen im Rahmen von LSD-Sitzungen aktiviert werden.

Viele LSD-Phänomene, die sich im Rahmen einer Psycholytischen Therapie beobachten lassen, können verstanden (teils sogar voraussagt) werden, wenn man ein Konzept spezifischer Erinnerungskonstellationen, welche selektiv das Erfahrungsfeld bestimmen, zugrunde legt. Erstmalig wurden derartige, die Sequenz der Erlebnisinhalte steuernde Systeme von Leuner 1962 unter der Bezeichnung »transphänomenale dynamische Steuerungssysteme (tdyst)« beschrieben. Sie sind »transphänomenal« in dem Sinne, dass sie weder auf mentale Funktionen noch auf ein besonderes Lebensereignis beschränkt sind, vielmehr scheinen sie sich durch die Persönlichkeit in verschiedenen Funktionen des Denkens und des Verhaltens zu manifestieren. Sie sind »dynamisch« in dem Sinne, dass sie nicht einem linearen Ablaufschema folgen, sondern z.B. bei Abreaktionen der Erlebnisfluss in individuell unterschiedlicher Weise durch die Erlebnisinhalte moduliert wird.

Die Steuerungssysteme sind biografisch determinierte, schicksalhaft gewachsene dynamische Strukturen und haben offenbar charakterprägende Bedeutung. Zur Zeit ihrer Entstehung haben sie jene dynamische Restspannung behalten, die in der psycholytischen Sitzung wieder bewusst wird. »Als biografisch gewachsene dynamische Strukturen sind sie zwar hintergründig relativ festgefügt, aber im Sinne der unerledigten Handlungen erlebnismäßig und dynamisch noch nicht abgeschlossen« (LEUNER 1962: 206). Die »tdyst« sind definiert als »treibende emotionale Kräfte eines gespannten dynamischen Systems, eines unerledigten, auf Abschluss bzw. Erledigung drängenden Bedürfnisses« (LEUNER 1962: 119). Unter der Aktivierung des Halluzinogens treten sie – in mehr oder weniger verzerrter Form – symbolisch oder in Gestalt von Reminiszenzen erneut in das Erlebnisfeld. Die reaktivierte Spannung drängt auf Entspannung durch Rekapitulation des Erlebten im kathartischen Durchleben und Durchleiden. Leuner schlussfolgert, »dass das eigentliche Movens der optischen Selbstdarstellung und zugleich das Dargestellte etwas emotional-affektives, also eine gefühlsartige Teilbefindlichkeit der Person ist, die nach Art des gespannten, dynamischen Systems von LEWIN (1926) einen bedürfnisartigen Zustand oder eine Handlungsbereitschaft darstellt. Die Inhalte der szenischen Halluzinationen der experimentellen Psychose erweisen sich damit als Projektionsvorgänge« (LEUNER 1962: 215). Demnach werden ganz spezifische emotionale Konstellationen aktiviert bzw. übersteuert und strukturieren das Erlebnisfeld. Nicht Charaktereigenschaften werden aktiviert, sondern die »tdyst« kommen per Erinnerungskonstellationen in den wechselnden Symptomen und Inhalten zum Ausdruck. Isoliert stehende, bruchstückhafte Erlebnisinhalte und Affekte können sich im Verlauf der Behandlung als Anteile später im Vordergrund stehender dynamischer Systeme erweisen und werden erst somit retrospektiv verständlich.

Für seine Konzeption nimmt Leuner Bezug auf die Idee eines biografisch determinierten »affektiven Komplexes«, wie ihn Eugen BLEULER (1921) und Carl Gustav JUNG (1906) postuliert haben: »Ein durch einen Affekt zusammengehaltenes Vorstellungsbündel, das einen dauernden Einfluss auf die Psyche ausübt«. Die jeweils aktivierte emotionale Zuständlichkeit selektiert das freiwerdende Erlebnismaterial. Daher und über eine thematische Feldordnung ergibt sich eine erstaunlich differenzierte Ordnung. Leuner spricht auch vom »ordnenden Moment der Emotionalität«. So erscheinen unter einem ängstlichen Affekt primär angstbesetzte, unter einem euphorischen Affekt erheiternde Inhalte. Allerdings können Erlebnisinhalte auch die Gefühlslage verändern, so dass sich komplexe Wechselwirkungen ergeben.

Die Übertragung der gestalttheoretischen Wahrnehmungslehre auf das Problem der Themenbildung in den halluzinogen-induzierten Zuständen ist dem Phänomenologen Aron GURWITSCH (1929) zu verdanken, der die Grundlagen in seiner Monografie »Das Bewusstseinsfeld« ausgeführt hat (1975). Das thematische Feld ist nach Gurwitsch keine beliebige Anhäufung von Beständen, sondern ein Sinngefüge, in dem das jeweilige Thema kontextualisiert ist und eine ausgezeichnete Stellung besitzt. Das Thema macht ein Zentrum aus, nach dem sich die Bestände des thematischen Feldes orientieren und ordnen. Innerhalb des thematischen Feldes lassen sich nähere und entferntere Zonen abgrenzen, je nachdem, ob die Bereiche in engerer oder loserer Beziehung zum Thema stehen. Sie ordnen sich dabei nach dem Grad ihrer qualitativen Ähnlichkeit.

Durch die Auswertung hunderter empirischer Protokolle konnte Leuner zeigen, dass sich das im Halluzinogenrausch aktivierte Erlebnisfeld in Ober- und Unterthemata ordnet, also Feldcharakter besitzt. Als thematisches Feld bezeichnet Leuner (in Übereinstimmung mit Gurwitsch) alle phänomenologischen Gegebenheiten jenes Bereichs, der jene Einstellung bestimmt, in welcher die Person mit einem Thema befasst ist. Es stellt sich als eine Verflechtung von innerlich Verwandtem, von sachlich zusammengehörenden »Gegenständlichkeiten« dar (Leuner 1962: 196).

Die Inhalte einiger »tdyst« können auf einer verbalen Ebene, andere auf einer symbolischen Ebene und andere durch Aufdeckung und Wiedererleben eines traumatischen Ereignisses verarbeitet werden. Die therapeutische Auflösung von »tdyst« ist zu Beginn einer Therapie relativ milde und führt zum Ausdruck auf verbaler oder symbolischer Ebene. In späteren Sitzungen, wenn der therapeutische Prozess größere Tiefen erreicht, können sie symbolischen Ausdruck finden, etwa in Gestikulationen oder physiologischen Reaktionen. Falls verdrängte Emotionen oder Wünsche den Kerninhalt eines »tdyst« ausmachen, so werden diese durch Affektabfuhr in Gestalt von Abreaktionen, aber auch mittels Einsichten allmählich erträglicher. Stellt der Inhalt eines »tdyst« eine traumatische Erinnerung oder eine unerträgliche Vorstellung dar, die der Patient leugnen würde, so treten klarstellende Erinnerungen und Erkenntnisse meist plötzlich und stürmisch ein.

Durch das Durchleben und Durchleiden verliert das Steuerungssystem seine energetische Besetzung und determinierende Kraft, um anderen steuernden Systemen und damit anderen Inhalten Platz zu machen. Diese Vorgänge sind der kathartischen »Abreaktion eines eingeklemmten Affekts« im Sinne von Breuer und Freud (1895/1952) verwandt. Sieht man mit Lewin (1926) in der Erinnerung an das Trauma ein gespanntes dynamisches System, so wird dieses mittels der Katharsis entspannt und »gesättigt«.

Klinische Beobachtungen legen nahe, dass die »tdyst« in keiner festgefügten strukturellen oder historisch-linearen Ordnung auftreten. Daher ist es kaum möglich, den Inhalt des nächsten aufkommenden Systems zu manipulieren. Bei Sitzungsserien fällt jedoch auf, dass nicht selten im nachfolgenden Rausch die Inhalte unmittelbar an das Thema der vorangegangenen Sitzung anknüpfen. Das zentrale Thema des Feldes wandert sozusagen von einer Sitzung zur anderen, bis es nach energetischer Entladung seine Determinationskraft verliert.

Tdyst und die »Systeme verdichteter Erfahrung« nach Grof

Das von Leuner formulierte Konzept der »tdyst« weist große Ähnlichkeit auf mit den später von Grof (1968, 1978) beschriebenen Systeme verdichteter Erfahrung« (engl. Systems of Condensed Experience, COEX-Systems), die Grof aufgrund seiner Beobachtungen von psycholytischen Sitzungsserien bei 50 Patienten postulierte. Nach Grof ist ein COEX-System definiert als eine spezifische Konstellation von Erinnerungen (und/oder Fantasien) aus verschiedenen Lebensabschnitten. Die zu einem COEX-System gehörenden Erinnerungen besitzen alle ein ähnliches Grundthema oder gemeinsame Grundelemente. Diese sind mit starken Emotionen derselben Qualität besetzt.

Die tiefsten Schichten dieser Systeme beinhalten in der Regel lebhafte Erinnerungen an Erlebnisse der frühen Kindheit. In den oberflächlicheren Schichten sind Erinnerungen an ähnliche Erfahrungen aus späterer Lebenszeit bis hin zur gegenwärtigen Lebenssituation enthalten. Die starke emotionale Besetzung der COEX-Systeme (oft erkennbar an einer heftigen Abreaktion, welche die Aufdeckung dieser Systeme in den LSD-Sitzungen begleitet) scheint eine Summierung aller Emotionen zu sein, die zu Erinnerungen eines bestimmten Systems, mit anderen Worten eines thematischen Feldes, gehören. Einzelne COEX-Systeme verfügen über feste Bezüge zu bestimmten Abwehrmechanismen und sind mit spezifischen klinischen Symptomen assoziiert. Eine Persönlichkeitsstruktur enthält generell eine größere Anzahl COEX-Systeme. Obwohl gegenseitige Abhängigkeiten zwischen den verschiedenen COEX-Systemen bestehen, können sie relativ autonom funktionieren und selektiv das Denken, das Gefühl, das Verhalten und sogar körperliche Prozesse beeinflussen.

LSD-Sitzungen scheinen einen tiefen Eingriff in die Interaktion und die innere Dynamik der COEX-Systeme darzustellen. Sie können z.B. ein oder mehrere COEX-Systeme aktivieren und eine »COEX-Transmodulation«, d.h. einen Wechsel der Beeinflussung durch verschiedene COEX-Systeme, hervorrufen, so dass dann ein anderes COEX-System das Erfahrungsfeld dominiert.

In der Regel kommt es nach Aktivierung eines COEX-Systems unter LSD-Einfluss zum Wiederaufleben von damit zusammenhängenden Erinnerungen und zu deren Integration, oft verbunden mit kathartischen Abreaktionen. Danach verliert das betreffende COEX-System an energetischer Ladung und damit an Einfluss auf das Erfahrungsfeld.

Das Aufdecken und Durcharbeiten von COEX-Systemen ist ein kontinuierlicher Prozess. Der Einfluss der COEX-Systeme kann jedoch auch nach Beendigung der Sitzung anhalten, unter Umständen so lange, bis die Kernerfahrung des COEX-Systems wiedererlebt und integriert ist. Diese Vorstellung von Grof ähnelt wiederum Leuners Erkenntnissen, wenn er schreibt; dass »ein tdyst gelegentlich auch die exp. Psychosen als solche überdauern [kann]. Seine Determinationen reichen dann über Tage, gelegentlich sogar Monate, in das normalpsychologische Erleben und in die psychische Selektion des Alltages hinein« (LEUNER 1962: 203).

In Grofs Konzeption finden sich vielen Parallelen zu den »tydst« von Leuner. Dass Leuner durch Grof beeinflusst wurde, erscheint ausgeschlossen, da er sein Konzept zeitlich früher entwickelte. Es hat vielmehr den Anschein, dass beide Forscher ihre Konzepte auf unabhängig voneinander gemachten klinischen Beobachtungen aufgebaut haben. Durch das offenbar zentrale Feature der aktivierten Affektivität dürften beide, den damals gängigen psychoanalytischen Modellen folgend, ähnlichen Denklinien gefolgt sein.

Wirkprinzipien psycholytischer Erlebensweisen

Leuner hat auf der Grundlage seiner Untersuchungen zu Erlebnisinhalten und Verläufen psycholytischer Sitzungsserien einige Vorgänge herausgearbeitet, die er für therapeutische Wirkungen als grundlegend ansieht. Die folgenden Erörterungen beziehen sich, dies sei vorab angemerkt, auf Sitzungen im therapeutischen Setting mit niedrigen bis mittleren »psycholytischen« Dosierungen (50–150 µg LSD bzw. 8–15 mg Psilocybin per os).

1. Die dynamische Übersteuerung

Hierunter versteht Leuner die »toxische Überhöhung« bereitliegender neurotischer Komplexkonstellationen durch die gesteigerte innere Reizproduktion. Es handele sich um eine »Übersteuerung des psychischen Systems durch die gesteigerte innere Reizproduktion durch das Toxin«. Die gesteigerte innere Reizbildung könne nicht mehr über die normalen psychischen Kanäle aufgebraucht werden. Sie gleiche einem übersteuerten Appetenzverhalten der Tiere, welches auf einen abführenden, die Energien konsumierenden Akt hinstrebe. Dies finde auch Ausdruck in Synästhesien, die mit affektiv bedeutsamen Reminiszenzen zusammenfließen.

»Unter dynamischer Übersteuerung verstehen wir jenen Zustand, in dem die Stärke des Affektes über den […] normal-psychologischen Rahmen hinausgeht, in dem das ganze psychische System gewissermaßen mit affektiver Erregung überschwemmt wird, so dass neue, aus dem Affekt als solchem heraus nicht unmittelbar ableitbare Phänomene entstehen« (LEUNER 1962: 198). Bei hohen Dosierungen stünden Erregungsniveau und psychische Entdifferenzierung im direkten Verhältnis, mit anderen Worten steigt die Erregung, so entdifferenziert sich das psychische Erleben, kognitive Fähigkeiten werden reduziert und eine zielgerichtete Interaktion mit der Umwelt erschwert (LEUNER 1981; Diagramm 2).

Leuner hebt hervor, dass die Übersteuerung »[…] zum Teil eine Funktion der relativen Dosis des Toxins ist: bei niedriger Dosierung oder im ausklingenden Rausch tritt sie höchst selten auf. Unter der von uns bevorzugten mittleren Dosierung sieht man die

Übersteuerung nur bei Aktivierung eines stärkeren, individuellen, transphänomenalen dynamischen Systems (tdyst)« (LEUNER 1962: 199). Solange die dynamische Übersteuerung nur leicht ausgeprägt sei, bewege sich das Erleben im Rahmen des normalen Bewusstseinsstroms, verhalte sich quasi-normal, d.h. dem Tagtraum analog. Unter höherer Dosierung, oder wenn stark affektbeladene Inhalte hervortreten, könne das Ausmaß der Übersteuerung dazu führen, dass der Bewusstseinsstrom durch eine Desintegration von Affekt und Erlebnisinhalten, Fragmentierung, Stagnation und Inkohärenz zerfällt (Diagramm 3).

Dieses Phänomen ähnelt der kritischen Affektauslösung im Assoziationsversuch von Carl Gustav Jung (1906). Bei diesem werden den Probanden Wörter genannt, zu welchen sie assoziieren sollen. Kommt es durch die assoziierten Wörter (z.B. aufgrund der persönlichen Brisanz von Assoziationsinhalten) zur Provokation von Reaktionszeitveränderungen, Erinnerungsstörungen und Assoziationsstörungen, so lasse sich ein »stupor en miniature« beobachten, der sich in Hemmungen ausdrücke, das Wort auszusprechen oder die Assoziation überhaupt aufzubringen bzw. zu erinnern. Funktional gesehen seien sie homologe Ausdrucksformen der gleichen Dynamik: zum einen Ausdruck der Aktivierung individueller Affektkonstellationen durch äußere Reize, zum anderen im Halluzinogenrausch Ausdruck der toxischen Übersteuerung (LEUNER 1962).

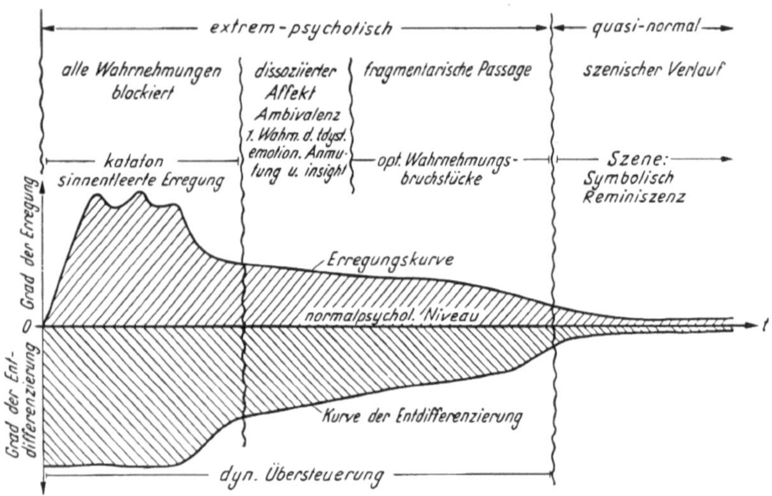

Diagramm 2: Schema des Verlaufs bei einer intensiven Erlebnispassage mit Übergang in die stagnierend-fragmentarische Form, im Extremfall mit einem Affektstupor, in welchem auch die Trugwahrnehmungen blockiert sind (nach Leuner 1962). Im Diagramm ist auch das Verhältnis von (Über)Erregung und psychischer Entdifferenzierung abgebildet. Nachdem die Übererregung abgebaut wurde, geht das Erleben wieder in die kontinuierlich-szenische Form über.

Zur dynamischen Übersteuerung gehört eine Art psychische Paralyse, wie sie entsteht, wenn zwei einander entgegengesetzte Affekte wie etwa Wut und Angst sich gegenseitig in Wahrnehmung und Ausdruck blockieren, d.h. der Erlebende in einem Zustand psychophysischer Übererregung fixiert ist. Die Instinktlehre bezeichnet dies als Emotionsstupor, Leuner nennt es »Simultanambivalenz«. Eine Simultanambivalenz tritt demnach auf, wenn sich zwei (gesteigerte) gegensätzliche Affekte einander im Ausdruck blockieren, z.B. Wut und Angst.

Löst sich eine solche Simultanambivalenz, so kommt es zunächst zu einem Alternieren beider Affektqualitäten, die abwechselnd nacheinander auftreten. Dieses Alternieren bezeichnet Leuner als »Sukzessivambivalenz«. Therapeutisch bedeutsam ist, dass eine Übersteuerung bis zur Simultanambivalenz und die darauffolgende Affektentfaltung in der Sukzessivambivalenz, in ihrer ganzen subjektiv-quälenden Stärke durcherlebt werden (Diagramm 3). »Das protopathische Durchleben und -leiden des übersteuernden Affektes, also seine ganzheitliche Erlebnismanifestation, ist Erfordernis, um seine Reduktion gemäß dem lytischen Verlauf zu ermöglichen« (Leuner 1962: 200).

Leuner schildert einen typischen Erlebnisverlauf, wenn er schreibt: »Während der allmählichen Minderung der Erregung tauchen zunächst bruchstückhafte Trugerlebnisse auf, die sich sukzessive zu einer ganzheitlichen, szenischen Erlebnispassage mit quasi-normaler Koordination von Inhalt und Emotionalität verdichten. In dieser letzten Phase des lytischen Verlaufs können die biografischen oder symbolischen Zusammenhänge mühelos verstanden werden« (Leuner 1962: 187).

Es ist wichtig, zu verstehen, dass eine Übersteuerung durch mehrere Faktoren hervorgerufen werden kann: Zum einen durch eine hohe Dosis, zum anderen durch

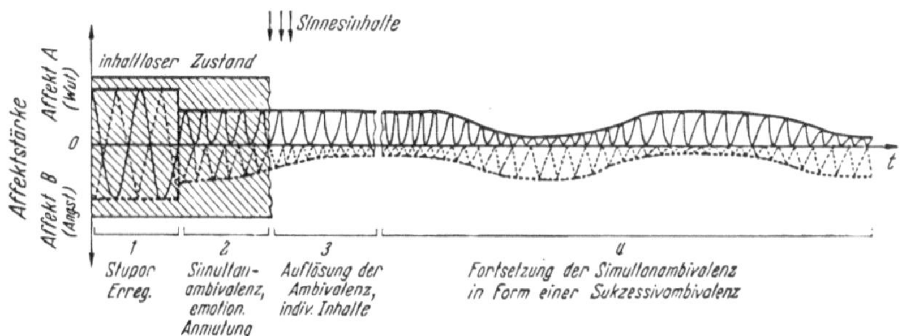

Diagramm 3: Schematische Darstellung der Auflösung einer bis zum Stupor gesteigerten Übererregung nach Leuner (1962). Zunächst besteht ein wahrnehmungsarmer Emotionsstupor, der primär durch eine Simultanambivalenz, d.h. das gleichzeitige Bestehen (und Sich-Ausblocken) von zwei entgegengesetzten Affektqualitäten verursacht ist. Sinkt das Erregungsniveau z.B. durch affektive oder motorische Entladung, so kommt es zum Auftreten einer Sukzessivambivalenz, in welcher beide Affektqualitäten nacheinander erlebt werden, was sukzessive zum weiteren Erregungsabbau führt.

affektgeladene Erlebnispassagen. Aber auch psychotherapeutische Interventionen können – bei Mobilisierung von erheblichen Affektenergien – eine Übersteuerung provozieren. »Die funktionale Identität zwischen psychotoxischer und psychogenetischer Übersteuerung leitete sich schließlich auch von der Erfahrung her, dass in beiden Fällen Übersteuerung und Formalsymptome nach psychotherapeutischen Eingriffen kommen und gehen können« (Leuner 1962: 200).

2. Die dynamische Reduktion

Als »dynamische Reduktion« bezeichnet Leuner den Vorgang einer Reduzierung der übersteuernden Erregung. Diese setzt ein, wenn das aktivierte psychische System in Gestalt von Erinnerungsmanifestationen, Imaginationen, Verbalisationen, Trugwahrnehmungen und Altersregressionen auf Ausdruck drängt. Neben einer Wiedererweckung frühkindlicher und anderer Reminiszenzen werden bevorzugt affektgeladene traumatische Erlebnisse rekapituliert. Affektive Abreaktionen sind die sichtbarsten Zeichen der dynamischen Reduktion. Die Fähigkeit zur Erregungsminderung durch Gefühlsfreisetzung und Abreaktion ist auch aus dem normalpsychologischen Bereich bekannt.

Als »dynamisch« wird diese Reduktion deshalb bezeichnet, weil die im Rahmen des Erregungsaufbrauchs auftretenden psychischen Phänomene individuell sehr unterschiedlich sind, d.h. sich aus der Dynamik der Person und ihrem individuellen therapeutischen Prozess ergeben.

Geringe bis mittlere Dosierungen sind therapeutisch vorteilhaft, denn auch auf einem geringeren Erregungsniveau kann das dynamische Potenzial in der szenischen Halluzinose, wenn auch unauffälliger, reduziert werden. Unter einer mäßigen Übersteuerung kann die Person in allen ihren Bereichen, d.h. sowohl in der regressiv-triebhaften Schicht als auch in der kognitiven Oberschicht, an der Entspannung des steuernden Systems teilhaben.

Die erlebnisbedingte Reduktion der Energie eines »tdyst« entspricht Leuner zufolge einer psychischen Sättigung, wie sie Kurt Lewin (1926) für psychische Systeme beschrieben hat. Das gespannte dynamische System wird gesättigt, indem das unter der Halluzinogenwirkung aktivierte Erlebnis- oder Tätigkeitsbedürfnis befriedigt wird. Vom subjektiven Erlebensaspekt her ist die Entladung die Erfahrung selbst.

Nach wiederholter dynamischer Reduktion verschiebt das vom betreffenden »tdyst« gesteuerte Erlebnisfeld seinen thematischen Schwerpunkt, bis sich schließlich das zentrale Thema selbst wandelt und ein konkurrierendes Kontrollsystem an seine Stelle tritt (Leuner 1962). Das proaktive Durchleben und Durchleiden des übersteuernden Affektes, also seine ganzheitliche Erlebnismanifestation, ist erforderlich für die Reduktion der Energie und den folgenden Themenwandel im Bewusstseinsfeld. »Das Wesen der Psychotherapie mit diesen Substanzen beruht gerade darauf, dass der emotional-affektiven Erlebnissteigerung durch die darauffolgende dynamische Reduktion – häufig mit nachfolgender kognitiver Verarbeitung – ein relativ schneller Wandel des thematischen Feldes folgt« (Leuner 1962: 204f).

3. Die dynamische Fixierung

Eine Umstrukturierung des Erlebnisfeldes kann auch ausbleiben oder sich länger hinziehen. Eine Hemmung der energetischen Entladung kann zu starken Missempfindungen führen und den Fluss des Erlebens unterbrechen, statt ihn zu entfalten. Beobachtungen solcher Verläufe führten Leuner zur Beschreibung der »dynamischen Fixierung«.

Wenn die psychische Übersteuerung auf Dauer hoch ist, besteht die Gefahr der dynamischen Fixierung. Diese entspricht einem Stillstand des Erlebnisflusses bei psychotischer Überhöhung von Erlebnisinhalten, mit fragmentiertem Erlebnisfluss und Kohärenzverlust. Somit stellt sie quasi das Gegenteil der dynamischen Reduktion dar. Tritt eine dynamische Fixierung auf, dann ist ein therapeutisch wirksames Durchleben der dazugehörigen Affekte, Reminiszenzen und Imaginationen nicht möglich.

Wenn die übersteuernde Erregung einer Simultanambivalenz lange Zeit unverändert fortbesteht, der lytische Verlauf also ausbleibt, beherrscht die dynamische Fixierung das Erlebnisfeld. Das regressive Erleben »tritt auf der Stelle«, das Thema bleibt fixiert, ein dissoziierter Affekt oder bestimmte Inhalte stehen unverrückbar im eingeengten Erlebnisfeld. Stagnation und Stereotypisierung des Erlebens und Verhaltens sind charakteristisch. Das damit verbundene subjektive Erleben wird meist als anstrengend und qualvoll empfunden. Bei einem individuellen Eingehen auf die jeweils herrschende Erlebnisthematik durch den Therapeuten gelingt es meist, diese Fixierung aufzulösen und den lytischen Prozess anzuregen (Leuner 1962).

Regression, Vertrauen und korrigierende Neuerfahrung

Eine besondere Position kommt in der Psycholyse der Regression zu, die ein typisches Merkmal psycholytischer Erlebensweisen ist. Daher hat Leuner der Regression eine eigene Übersichtsarbeit gewidmet (Leuner 1978). Nachdem der Begriff der Regression zuerst durch Kris (1952) mit dem Konzept einer »Regression im Dienste des Ichs« aus dem pathologischen Kontext herausgelöst wurde, kann »die Bereitschaft zur Regression heute als eine latent und ubiquitär bereitliegende Reaktionsmatrix aufgefasst werden, die in erweiterter Form im Dienste des Ich, der Adaptation und der Rekreation steht« (Leuner 1978: 301). Für Leuner und andere Psycholytiker ist evident, dass manche Affekte und Sperrungen nur in regressiven Zuständen erreichbar bzw. lösbar sind. In der therapeutischen Regression der Psycholyse könne etwa eine »neue Ausgangslage auf der regressiven Ebene« (Kohut) erreicht werden. Allerdings ist dies komplexer, als es klingt, denn »die therapeutische Regression lebt nicht alleine« (Leuner 1996). So ist es keineswegs stets produktiv oder therapeutisch, dass der Patient eine Regression als Baby erlebt, wenn er sich damit alleine fühlt. Das ist also nur bei empathischer Begleitung gut. Das Baby hat nur ein einziges Mittel zur Angstkompensation: Vertrauen. Kann dies im Rahmen der Sitzung mittels regressiver Erlebensweisen mobilisiert werden, so kann es zu einer positiven korrigierenden Neuerfahrung kommen. Mit anderen Worten: Wenn der Patient regressiv ein Trauma erneut erlebt, so kann durch das Wiedererleben, das Durchleben und Durchleiden die Energie des Traumas abgebaut und aufgelöst werden. Günstig ist es, wenn dies mit einer korrigierenden Neuerfahrung einhergeht.

Die *anaklitische LSD-Therapie* der Londoner Psychiaterin Joyce Martin knüpft daran an. Sie versuchte bei ihren Patienten frühkindliche Traumata dadurch zu beheben, dass sie ihren Patienten auf regressivem Niveau Bedürfnisse nach Nähe und Gehaltensein »korrigierend« erfüllte. Leuner stand einem solchen Ansatz positiv gegenüber. Er sagte mir, dass insbesondere Männer oft vergessen würden, dass zwecks Heilung auch eine korrigierende reale Erfahrung gemacht werden müsse, im Sinne einer »Ergänzung der Biografie«. Obgleich Probleme mit »Vertrauen« sehr oft im Zentrum neurotischen Erlebens und Verhaltens stünden, so Leuner, sei das Thema Vertrauen in der Psychopathologie bisher nicht dekliniert worden.

Exkurs 1: Wiedererleben der Geburt?

Obgleich schon der frühe Psychoanalytiker Otto Rank mit seinem Buch »Das Trauma der Geburt und seine Bedeutung für die Psychoanalyse« (1924) auf eine mögliche Bedeutung von insbesondere traumatischen Erfahrungen während des realen Geburtsvorganges aufmerksam gemacht hatte, fand dies keine weitere Beachtung in Psychologie und Psychoanalyse. Als dann im Jahre 1959 erstmals eine internationale Gruppe bei einer Konferenz »The Use of LSD in Psychotherapy« (Abramson 1960) zusammenkam, erwähnte einer der Teilnehmer einen »next level of experience«, der »birth experiences« enthalten würde. Im Anschluß daran äußerten auch andere der Teilnehmer, dass sie solche Geburtserlebnisse mit gewisser Regelmäßigkeit beobachtet hätten, sich über deren Realitätsgehalt aber unklar seien. Sandison (zit. nach Abramson 1960: 94) beschrieb gar »two kinds: either a re-experiencing of the patient's own birth, or the experience of giving birth« Letzteres könne auch bei Frauen auftreten, die noch keine Geburt erlebt hätten – und erstaunlicherweise auch bei Männern. Es schien sich um ein tatsächliches Wiedererleben der eigenen Geburt zu handeln; doch setzte Sandison hinzu: »I don't know wether or not it is recall. ... I am only saying that these patients experience something which appears to them to be like being physically born« (zit. nach Abramson 1960: 94). Dennoch waren nicht wenige der anwesenden Therapeuten der Ansicht, dass es sich um ein Wiedererleben der realen Geburt handeln könnte.

Es ist nicht bekannt, ob Leuner diese an abgelegener Stelle publizierten Äußerungen gekannt hat. Fest steht aber, dass er Anfang der 1960er Jahre einen Doktoranden damit beauftragte, zu eruieren, ob die bei seinen Patienten in der Psycholyse regelmäßig auftretenden »Mutterleibs- und Gebärmotive« (Leuner) auf realen Erinnerungen beruhen könnten. Aufgrund der damals noch recht spärlichen Erkenntnisse über das vorgeburtliche Leben wurde gängigerweise angenommen, dass das Nervensystem bei der Geburt noch so unausgereift sei, dass, selbst wenn schon gewisse Wahrnehmungen gemacht würden, diese mindestens nicht geordnet erinnert werden könnten. Sein Doktorand Schmeling (1963) ließ diese Frage – in Anbetracht der unvollständigen Kenntnislage – in seiner Synopsis letztlich offen. Auch wenn Leuner diese Erlebnisse durchaus ernst genommen hat und ihnen mit spezifischen Maßnahmen begegnet ist (Zurücknehmen verbaler Interaktion, Ausüben von »Gegendruck« an Händen und Füßen), waren sie für ihn eher marginal.

1970 publizierte der tschechische LSD-PsychiaterStanislav Grof erstmals über Geburtserlebnisse seiner Patienten in der Psycholytischen Therapie. Er verstand diese Erfahrungen als ein tatsächliches Wiedererleben der realen Geburt. Das schien ihm auch daher evident, da Patienten sich gelegentlich an Details des Geburtsvorganges erinnerten, die sich später durch Nachfragen bei den Müttern verifizieren ließen. Grof verstand in dieser Publikation die Geburtserlebnisse als ein typisches Stadium der Therapie, das praktisch jeder Patient zu durchlaufen habe. Später hat er seine Theorien zur Bedeutung des Geburtstraumas weiter ausformuliert und dem Geburtstrauma eine große Bedeutung für die psychosexuelle Entwicklung zugesprochen (Grof 1978).

Klinische Erfahrungen in der Schweiz und anderswo wie auch meine Erfahrungen in der Praxis Leuner zeigen jedoch, dass solche Erlebnisse weniger regelmäßiger Bestandteil psycholytischer Therapien, sondern eher seltene Ausnahmen sind. So habe ich während meiner Zeit in der Praxis Leuner (1994–1996) bei etwa 300 psycholytischen Sitzungen lediglich zweimal Erlebnisse in dieser Richtung beobachtet. Daher nehmen einige Psycholyse-Therapeuten die von Grof postulierten vier Stadien beim Erlebens des Geburtsvorganges heutzutage eher als Metaphern für bestimmte Erlebnisformationen (z.B. Sich-Allseits-Eingeschlossen-Fühlen, Oehen 2015).

Exkurs 2: Kosmisch-mystisches Erleben

Schon aus frühen Schilderungen von Selbstversuchen (z.B. Prinzhorn 1928) und frühen Versuchsreihen von Beringer (1927) und Friedrichs ([1940] 2009) war bekannt, dass Halluzinogene wie Meskalin religiöse oder mystische Erlebnisweisen hervorrufen können. Da diese Stoffe und Erfahrungen auch bei indigenen Völkern lange bekannt sind und von diesen in Zusammenhang mit einer Erreichung von Abstinenz bei Alkoholkranken gestellt wurden, kam man auf die Idee, Alkoholiker über

Psychedelika-induzierte mystische Erlebnisse von ihrer Sucht zu befreien. Eine solche Methode (»Psychedelic Peak Therapy«) wurde zuerst in Kanada entwickelt und später in den USA weiter beforscht (Oram 2018).

Während bei der Psychedelischen Therapie die Erzeugung eines mystischen Verbundenheitserlebens quasi im Zentrum der Behandlung steht, treten diese Erfahrungen bei niedriger dosierten psycholytischen Sitzungen nur selten auf. Allerdings wurden sie auch von den psycholytischen Therapeuten gelegentlich beobachtet und sie als »kraftspendende Erlebnisse« bei therapeutischen Veränderungsprozessen begrüßt.

Leuner hat diesen Erlebnissen bis in die 1980er Jahre hinein eine eher geringe Bedeutung beigemessen und sie in psychoanalytischer Weise interpretiert. An eine Arbeit der Psychoanalytikerin Helene Deutsch (1927) anschließend, beschreibt er mystische Erlebnisweisen als solche einer »Ich-Welt-Identität.« Das »beglückende Einheitsgefühl« resultiere – psychoanalytisch betrachtet – aus einer Verschmelzung mit dem Vater, dem »Gott-Vater.« Im ekstatischen Erleben würden Über-Ich-bedingte Spannungen aufgehoben und Triebansprüche des Es »mit eingeschmolzen«. Es handele sich letztlich um »regressive Phänomene«, um eine »Rückkehr zum Zustand des noch undifferenzierten frühkindlichen Ichs,« als dieses weder der Feindseligkeit der äußeren Welt, noch den inneren Instanzen ausgesetzt gewesen sei. Es komme zum Wiedererleben der »Ur-Einheits-Situation der undifferenzierten Säuglings-Mutterbrust-Beziehung«. Das Erleben der Verschmelzung der Grenzen zwischen dem Ich und der Umwelt geschehe teils im Sinne der Triebbefriedigung, teils der Sublimierung. »Dieses überwältigende Glücksgefühl, das als Einheit und zugleich Erweiterung des Ichs begriffen wird, ist psychoanalytisch ein durchwegs ›narzisstisches‹ Gefühl« (Leuner 1972: 116).

In seinen späteren Jahren hat Leuner wiederholt, auch mir gegenüber, darauf hingewiesen, dass er die Bedeutung mystisch-ekstatischer Erlebnisse für therapeutische Veränderungsprozesse »früher unterschätzt« habe.

Synopsis

Leuners Konzeption der psycholytischen Erlebensweisen basiert auf fünf Grundlagen:

1. dem psychotoxischen Basissyndrom;
2. den zwei Verlaufsformen des Erlebens;
3. den transphänomenalen dynamischen Steuerungssystemen;
4. den Vorgängen der dynamischen Übersteuerung und der dynamischen Reduktion;
5. dem biografischen Verständnis der Psychodynamik des Patienten.

Die von Leuner beschriebenen Wirkweisen der Psycholytischen Therapie können wie folgt zusammengefasst werden:

- Aktivierung von Affektivität und Sinnesfunktionen;
- Auflockerung und Hervortreten psychischer Abwehrmechanismen;
- autosymbolische Visualisierung von Affektkomplexen;
- therapeutische Ich-Spaltung mit erhaltenem »reflektierenden Ich-Rest«;
- ganzheitliches Durchleben unbewusster Konflikte und Erinnerungen;
- Altersregressionen mit großer Erlebnistiefe;
- ausgeprägte affektive Abreaktionen;
- Intensivierung der Übertragung;
- spontane introspektive Einsichten in psychodynamische Zusammenhänge, neurotische Abwehrmechanismen, Widerstände und Fehlhaltungen.

Die Psycholytische Therapie vereinigt somit alle geläufigen tiefenpsychologischen Behandlungsaspekte (vgl. Leuner 1959, 1962, 1981, Schlichting in diesem Band). Leuner versteht das Gros seiner Beobachtungen als Belege für die Gesetzmäßigkeiten der tiefenpsychologischen Affektdynamik, da symbolische Abbildungsvorgänge, Rekapitulationen affektbesetzter Erinnerungen sowie affekt-kathartische Abreaktionen auftreten und diese sich als ansprechbar auf psychotherapeutische Interpretationen erweisen.

Literatur

Abramson HA (ed.) (1960) The Use of LSD in Psychotherapy. New York: Josiah Macy Foundation

Barolin GS (1960) Erstes Europäisches Symposion für Psychotherapie unter LSD-25, Göttingen, November 1960. Wiener Medizinische Wochenschrift 111: 266–268

Behn S (1914) Über das religiöse Genie. Archiv für Religionspsychologie 1: 45–67

Beringer (1927) Der Meskalinrausch. Berlin, Göttingen, Heidelberg: Springer

Bleuler E (1906) Über die Bedeutung von Assoziationsversuchen. In: Jung CG. Diagnostische Assoziationsstudien. Beiträge zur experimentellen Psychopathologie. Leipzig: Barth, S. 1–6

Bleuler E (1912) Verkürzung der Assoziationszeiten als Komplexmerkmal. Neurologisches Zentralblatt 21: 1406–1408

Breuer J, Freud S (1895/1952) Studien über Hysterie. In: Freud S. Gesammelte Werke Bd. 1: Werke aus den Jahren 1892–1899. London: Imago, S. 75–312

Caldwell WV (1968) LSD Psychotherapy. New York: Grove Press

Conrad K (1948) Über differentiale und integrale Gestaltfunktion und den Begriff der Protopathie. Nervenarzt 19: 315–319

Conrad C (1960) Die symptomatischen Psychosen. In: Psychiatrie der Gegenwart Bd. 2. Berlin, Göttingen, Heidelberg: Springer, S. 369–436

Deutsch H (1927) Über Zufriedenheit, Glück und Ekstase. Internationale Zeitschrift für Psychoanalyse 13: 410–419

Dittrich A (1985) Ätiologie-unabhängige Strukturen veränderter Wachbewusstseinszustände. Stuttgart: Enke

Friedrichs H ([1940] 2009) Die Psychologie des Meskalinrausches. Berlin: VWB

Grof S (1968) Tentative Theoretical Framework for Understanding Dynamics of LSD Psychotherapy. In: Shlien JM (ed.) Research in Psychotherapy III. Washington, D.C.: American Psychological Association, p. 449–465

Grof S (1970) The Use of LSD in Psychotherapy. Journal of Psychedelic Drugs 3: 52–62

Grof (1978) Topographie des Unbewussten. Stuttgart: Klett-Cotta

Gurwitsch A (1929) Phänomenologie der Thematik und des reinen Ich. Psychologische Forschung 12: 277–381

Gurwitsch A (1975) Das Bewusstseinsfeld. Berlin: Walter de Gruyter

Jaensch ER (1927) Die Eidetik. Leipzig: Quelle & Meyer

Janet P (1909) Les Nevroses. Paris: Flammarion

Jung CG (1906) Diagnostische Assoziationsstudien. Beiträge zur experimentellen Psychopathologie. Leipzig: Johann Ambrosius Barth

Josuttis M, Leuner H (1972) Religion und die Droge. Stuttgart, Berlin, Köln, Mainz: Kohlhammer

Kris E (1952) Psychoanalytic Explorations in Art. New York: International University Press

Leuner H (1959) Psychotherapie in Modellpsychosen. In: Speer E (Hrsg.) Kritische Psychotherapie. München: J.F. Lehmanns, S. 94-102

Leuner H (1961) Über die Ursachen von Bewusstseinsstörungen bei experimentellen Psychosen. Medicina Experimentalis 5: 224–232

Leuner H (1962) Die experimentelle Psychose. Berlin, Göttingen, Heidelberg: Springer

Leuner H (1971) Halluzinogene in der Psychotherapie. Pharmakopsychiatrie Neuropsychopharmakologie 4: 333–351

Leuner H (1972) Versuch einer tiefenpsychologischen Interpretation. In: Josuttis M, Leuner H (Hrsg.) Religion und die Droge. Stuttgart: Kohlhammer, S. 109–125

Leuner H (1973) Halluzinogene. In: Müller C (Hrsg.) Lexikon der Psychiatrie. Berlin, Heidelberg, New York: Springer, S. 232–238

Leuner H (1978) Regression: Die Entwicklung eines Begriffes und ihre Bedeutung für therapeutische Konzepte. Zeitschrift für Psychosomatische Medizin und Psychoanalyse 24: 301–318

Leuner H (1981) Halluzinogene. Bern, Stuttgart, Wien: Huber

Leuner H (1996) Persönliche Mitteilung

Lewin L (1926) Wille, Vorsatz, Bedürfnis. Zeitschrift für psychologische Forschung 7: 330–386

Lienert, GA (1964). Belastung und Regression. Versuch einer Theorie der systematischen Beeinträchtigung der intellektuellen Leistungsfähigkeit. Meisenheim am Glan: Verlag Anton Hain.

Lienert GA (1966) MentalAge Regression Induced by Lysergic Acid Diethylamide. J Psychol 63: 3–11

Ludwig AM (1966) Altered States of Consciousness. Archives of General Psychiatry 15: 225–234

Oehen P (2015) Persönliche Mitteilung

Oram M (2018) The Psychdelic Trials. Baltimore: Johns Hopkins University Press

Passie T (2008) Imaginationserleben und halluzinogene Substanzen: Die Entwicklungsbeziehungen von Katathymem Bilderleben (KB) und Psycholytischer Therapie. In: Kottje-Birnbacher L, Wilke E, Krippner K, Dieter W (Hrsg.) Mit Imaginationen therapieren. Lengerich, Berlin, Bremen: Pabst Science Publishers 2005, S. 51–66

Prinzhorn H (1928) Entrückung durch Rauschgift. Zeitschrift für Parapsychologie 55: 24–34

Rank O (1924) Das Trauma der Geburt und seine Bedeutung für die Psychoanalyse. Internationaler Psychoanalytischer Verlag. Leipzig, Wien, Zürich (Neuausgabe im Psychosozial-Verlag, Gießen 1998)

Rosen JN (1952) Direct Analysis. New York: Grune & Stratton

Sandison R (1960) [Contribution to Discussion]. In: Abramson HA (ed.) Th Use of LSD in Psychotherapy. New York: Josiah Macy Foundation, S. 94

Schmeling W (1963) Das Mutterleibs- und Geburtsmotiv in der experimentellen Psychose. Universität Göttingen: Diss. med.

Silberer H (1909) Bericht über die Methode gewisse optische Halluzinationserscheinungen hervorzurufen und zu beobachten. Jahrbuch für psychoanalytische und psychopathologische Forschung 1: 513–525

Stoll A (1947) Lysergsäure-diäthylamid, ein Phantastikum aus der Mutterkorngruppe. Schweizer Archiv für Neurologie und Psychiatrie 60: 279–323

Tart CT (1975) States of consciousness. New York: Dutton

Tinbergen N (1952) Instinktlehre. Berlin, Hamburg: Paul Parey

Varendonck J (1922) Über das vorbewusste, phantasierende Denken. Leipzig, Wien, Zürich: Internationaler Psychoanalytischer Verlag

Transphänomenale dynamische Steuerungssysteme

Hanscarl Leuner

Vorbemerkung der Herausgeber: Es handelt sich um den Nachdruck eines Kapitels aus Leuners grundlegender Monografie *Die experimentelle Psychose* aus dem Jahre 1962 (Seiten 202–208). Basierend auf mehr als 1000 Humanversuchen, einschließlich eine Reihe von Serienversuchen mit Psychotherapiepatienten, hat Leuner die bis heute detaillierteste Beschreibung der im Laufe eines LSD-Rausches auftretenden psychischen Phänomene geliefert.
Von besonderer Bedeutung für die Psychotherapie sind die biografische Bezogenheit und das je spezifische Auftreten von Erlebnisinhalten im Prozess der Psycholytischen Therapie. Das psychophysische und feldthematisch gebundene regelhafte Auftreten (und Abarbeiten) von Erlebnisinhalten in der »experimentellen Psychose« unter LSD machte Leuner mit dem Konzept der transphänomenalen dynamischen Steuerungssysteme erklärbar und verständlich. Unabhängig von Leuner wurde von dem bekannten LSD-Therapeuten Stanislav Grof (1978) ein weitgehend ähnliches Konzept entwickelt. Dieser postuliert »Systeme verdichteter Erfahrung« (COEX-Systeme) als Determinationsstrukturen für das Auftreten von Erlebnisinhalten in psycholytischen Sitzungsserien. Da uns Leuners Beobachtungen und Überlegungen wie auch das Grundkonzept heute noch gültig und relevant erscheinen, haben wir uns entschlossen, dieses Kapitel (mit geringfügigen Kürzungen) hier abzudrucken. Die Kursivsetzungen stammen aus dem Original.

Das transphänomenale dynamische System (tdyst) stellt eine determinierende Ordnungsstruktur des psychotischen Erlebnisfeldes dar. [Im Folgenden sollen] die steuernden Eigenschaften dieser Systeme besprochen werden.

Das tdyst besitzt eine dynamische Potenz, die über die bisher herausgearbeitete reine Ordnungsfunktion als Strukturprinzip des thematischen Feldes hinausgeht. Das transphänomenale dynamische System ***wirkt*** vielmehr ***in das Erlebnisfeld*** der experimentellen Psychose ***unmittelbar hinein und steuert es in all seinen Teilen*** […]

Zunächst betrachten wir noch einmal kurz die methodische Entwicklung des transphänomenalen dynamischen Systems unter Außerachtlassung der später zu untersuchenden steuernden Eigenschaft.

Wir gingen von dem bei unerledigten Handlungen als Quasi-Bedürfnis ermittelten *gespannten dynamischen System* im Sinne von Kurt Lewin (1926) aus. Es konnte auf die emotional affektiven Teilzuständlichkeiten der Person als das eigentlich wirksame Moment bei Assoziationen und bei der Entstehung der optischen Phänomene des

Autosymbolismus übertragen werden (gleichgültig ob in Form hypnagoger Visionen oder psychotoxischer Halluzinationen). Dabei wurde die Doppelrolle dieses dynamischen Systems deutlich. Einerseits ist es *Bewirkendes,* andererseits ein ***Sich-Selbst-Darstellendes.*** Dem dynamischen System musste eine jeweils spezifische Qualität, eine ***Eigenstruktur*** zugeschrieben werden, die in dieser autosymbolischen, d.h. ***projektiven Darstellung*** im Erlebnisfeld ihre Repräsentanz an vielfältigen, wechselnden optischen und anderen Erlebnisformen findet. Die qualitative Übereinstimmung der inneren psychischen Zuständlichkeit mit einem optischen oder andersartigen seelischen Abbildungsvorgang beruht auf der ihnen beiden *gemeinsamen Struktur* (Wesenseigentümlichkeit, Gestaltqualität). Diese Strukturidentität wird phänomenologisch als Evidenz erlebt. Auch die sinnlosen, bruchstückhaften Inhalte (dereistisches Denken), der dissoziierte Affekt und die katatonen Symptome des extrem-psychotischen Verlaufes ordnen sich der Struktur des tdyst unter: ***Das ganze thematische Feld erfährt seine Determination von diesem System her.*** [...]

[In seiner] ausgezeichneten Monografie *Emotions and Memory* (1951) zeigt Rapaport in Übereinstimmung mit unseren Ergebnissen von der steuernden Funktion emotional-affektiver Konstellationen, dass die gesamte Organisation des Gedächtnisses stets in irgendeiner Weise von der Emotionalität (»emotional organization«) als selektierender Kraft, bzw. den Strebungen (»the organization of memories by strivings«) determiniert ist.

Wir konnten die steuernde Potenz des dynamischen Systems in der 4. Analyse des vorhergehenden Kapitels nachweisen. Das Beweismaterial zur endgültigen Begründung der Steuerungsfunktion des tdyst soll im Folgenden noch einmal übersichtlich zusammengestellt werden:

1. Durch die Übersteuerung im extrem-psychotischen Erleben wurden ***wesentliche Merkmale des sonst transphänomenalen dynamischen Steuerungssystems selbst zum Phänomen,*** z.B. in Form der emotionalen Anmutungsqualitäten und der emotional insight, z.T. auch in der thematischen Verdichtung einer Kindheitsreminiszenz.
2. Unter der Struktur dieser einleitenden emotional-affektiven Qualitäten konnten wesentliche Teile des *thematischen Erlebnisfeldes* der vielstündigen experimentellen Psychose subsumiert werden.
3. Dafür spricht auch der Umstand, dass *äußere Reize* in ihrer Sinngebung sofort der herrschenden dynamischen Struktur *untergeordnet* werden (Affektillusion).
4. Obgleich das tdyst im Allgemeinen am Ende der psychotoxischen Wirkungen in die Latenz zurücktritt und im normal-psychologischen Zustand seine steuernde Funktion weitgehend verliert, kann es – zumindest über längere Zeit hin – in

den folgenden (in wöchentlichen Abständen durchgeführten) experimentellen Psychosen wiederum als Phänomen manifest werden. Die *determinierende Rolle* bleibt also voll erhalten, und das tdyst erweist seine *Stabilität* durch Fortsetzung der gleichen oder einer nur leicht abgewandelten Struktur.

5. Schließlich kann ein tdyst gelegentlich auch die experimentelle Psychose als solche überdauern. Seine *Determinationen reichen* dann über Tage, gelegentlich sogar Monate in das *normalpsychologische Erleben* und die psychische Selektion des Alltags hinein.

   Beispiel 1: Die Versuchsperson 11 erlebte sich in einer Altersregression als Kind von etwa 4 Jahren. Sie befand sich in einem Krankenhaus, bekam plötzlich einen Erstickungsanfall, musste im Rausch viele Stunden krampfhaft husten und erlebte dabei, dass sie von den Schwestern und Ärzten in ihrem Krankenhausbett hastig über Flure in einen anderen Raum gebracht wurde, in dem ein Eingriff vorgenommen worden sein muss; Einzelheiten dazu fehlen. Am Tag der experimentellen Psychose und am darauffolgenden brach die Betreffende aus nichtigem äußerem Anlass, z.B. wenn eine Schwester auf Station eilig zu einem Kranken lief, zwanghaft in einen trockenen, oft über Viertelstunden anhaltenden, quälenden Husten aus.

   Beispiel 2: Die Versuchsperson 30 erlebte während der experimentellen Psychose die Überlegenheit der eigenen Mutter in allen Dingen der Lebensführung und der Führung der elterlichen Gast- und Landwirtschaft; aus dem vermeintlichen Ungenügen seiner selbst im Vergleich zur Mutter entwickelte der Patient eine schwere depressive Verstimmung während des Rausches mit dem Gefühl völliger Unfähigkeit und Minderwertigkeit. In den darauffolgenden 4 Tagen blieb diese Verstimmung auch während des klinischen Alltags bestehen, so dass er stark gehemmt und passiv-verquält erschien. Wiederholt gab er dem Gefühl der Hoffnungslosigkeit seines Daseins Ausdruck und äußerte Suizidideen. Die depressive Verstimmung lichtete sich in den nächsten Tagen und fand nach nochmaliger LSD-Sitzung ihr Ende.

6. Die *steuernde Rolle* des tdyst beschränkt sich nicht nur auf psychische Momente, sondern dehnt sich auch auf korrelierte *funktionale Körpersymptome* aus.

   Beispiel 1: In der jungen Ehe der Versuchsperson 23 entstanden schnell heftige Spannungen, weil die junge Frau ihren starken Vaterprotest auf den jungen Ehemann übertrug. Sie entwickelte folgende psychosomatische Symptome: In der Phase der LSD-Serie, in der Reminiszenzen die kindliche Liebe zum Vater und dessen aggressive Ablehnung zum Inhalt hatten, bekam die Patientin heftige Unterleibsschmerzen mit einer Dauerblutung. Der Gynäkologe erkannte sie als funktionell. Nachdem die Rekapitulation der puberalen Auseinandersetzung mit dem Vater in mehreren LSD-Sitzungen zum Abschluss gebracht und durch eine andere Phase des therapeutischen Themas abgelöst worden war, sistierten die Blutungen spontan.

Beispiel 2: Ein 39-jähriger Akademiker, der trotz gewisser Sensibilität einen guten vitalen Turgor und eine recht ausgeprägte Vita sexualis besaß, entwickelte über Wochen anhaltende Impotentia coeundi, nachdem im Rausch ein Kastrationsmotiv mit dem Bild eines kräftigen Hengstes aufgetaucht war. In ihm stellte sich das herunterhängende Membrum einmal als verdorrt, einmal als geschrumpft und dann wieder als mit einem Korken verschlossen dar.

Die Beispiele zeigen, dass der *steuernde Einfluss des tdyst weit über die jeweilige experimentelle Psychose hinausreichen und selbst Körperfunktionen zu pathologischen Entgleisungen führen kann.* Diese vorwiegend vegetativen Fehlsteuerungen scheinen in ihrer subjektiven Sinngebung der Struktur des thematischen Feldes, als eines seiner Teile mit somatischer Repräsentanz, untergeordnet.

Außer dieser steuernden Potenz des tdyst ist einer weiteren wesentlichen Eigenschaft zu gedenken. Wie schon erwähnt, spielt die bereits charakterisierte *dynamische Reduktion* im Rahmen des lytischen Verlaufs eine entscheidende Rolle als die Minderung der übersteuernden Affektivität auf das Erregungsniveau der quasi-normalen Erlebnisweise zufolge längeren Durchlebens und Durchleidens der oft quälenden Erregung und der extrempsychotischen Inhalte. In längeren Verläufen der experimentellen Psychose lässt sich nun zeigen, dass nach wiederholter dynamischer Reduktion dieser Art ***das gesamte, von dem tdyst gesteuerte Erlebnisfeld langsam seinen thematischen Schwerpunkt verschiebt, und sich schließlich das zentrale Thema selbst wandelt.*** Einige Beispiele sahen wir in den Analysen in Kapitel IV, zum Beispiel das Zurücktreten des schweren Angstaffektes, so dass der Wutaffekt das Feld allmählich über längere Strecken beherrschte. In den darauffolgenden LSD-Sitzungen dominierte dann der Wutaffekt vollständig und steigerte sich zu gelebten Aggressionen. Diese thematische Verschiebung des Erlebnisfeldes war noch ausgeprägter in dem Beispiel des depressiv verstimmten Patienten [...] mit seinen hintergründigen Aggressionen. Das Durchleben und Durchleiden des depressiven Affektes reduzierte diesen und die Erlebnisinhalte des Bewusstseinsfeldes wandelten ihr Thema. Auch psychotherapeutische Einflüsse können das aktuelle Erlebnisfeld grundlegend umstrukturieren, wie etwa bei der endogen wirkenden depressiven Verstimmung der Versuchsperson 11 (Leuner 1962: 142), nachdem das frühkindliche Wurzelerlebnis vom Status asthmaticus unter starkem Nacherleben rekapituliert und kognitiv geklärt werden konnte.

In den Analysen der Kapitel IV und V, Absatz 2, hatten wir auch bereits die dynamische Reduktion des übersteuernden Potenzials mit der ***Katharsis*** von Breuer in

Beziehung gesetzt. Im Hinblick auf die früher nachgewiesene ***funktionale Einheit zwischen dem thematischen Erlebnisfeld und dem transphänomenalen dynamischen Steuerungssystem muss mit dem Wandel des thematischen Feldes nach der dynamischen Reduktion auch ein Wandel des Steuerungssystems selbst verbunden sein.*** Die dynamische Reduktion – am deutlichsten im lytischen Verlauf – bedeutet eine Entspannung des bipolar angelegten tdyst. Sie trat phänomenal bei der Umwandlung der Simultanambivalenz zur Sukzessivambivalenz mit nachfolgender Lockerung des ganzen Feldes am deutlichsten in Erscheinung. Bei der Minderung der steuernden Dynamik des Systems nimmt notwendig auch die aktuelle Beherrschung des Feldes ab, der »Determinationsdruck« eines gegenwärtig beherrschenden tdyst lässt allmählich nach. Die Folge ist eine ***Lockerung des thematischen Feldes,*** in das sich dann allmählich neue, wenn qualitativ auch mehr oder weniger verwandte ***Themata einschieben.*** Die dynamische Reduktion des tdyst ist also eine wichtige Voraussetzung für die ***fortschreitende Umstrukturierung des Erlebnisfeldes*** von einer experimentellen Psychose zur anderen. Sie kann freilich zunächst über längere Passagen ausbleiben. Dann liegt die Situation der ***dynamischen Fixierung*** vor. Die Umstrukturierung ist besonders deutlich, wenn der durch Psychotica geförderte psychotherapeutische Prozess voranschreitet, was auf Strecken auch ohne unmittelbare Beeinflussung des Arztes möglich ist. Das Wesen der Psychotherapie mit diesen Substanzen beruht gerade darauf, dass der emotional affektiven Erlebnissteigerung durch die darauffolgende dynamische Reduktion – häufig mit nachfolgender kognitiver Verarbeitung – ein relativ schneller Wandel des thematischen Feldes folgt. Das Ausmaß des klinischen Wandels der Persönlichkeit, etwa bei Charakterneurosen, ist bei konsequent fortgesetzter Psychotherapie unter LSD sehr beeindruckend.

Wegen der großen Bedeutung dieser Verknüpfungen seien die konstituierenden Merkmale des transphänomenalen dynamischen Steuerungssystems zusammenfassend formuliert:

1. Das psychophysische Feld der Personen ***steuernde*** tdyst wird ***phänomenal in den thematischen Verdichtungen des Feldes,*** in der emotionalen Anmutung und Insight, als Wurzelform erkennbar.
2. ***Das System selbst kann die Dynamik des steuernden Potenzials durch erlebnisbedingte Aufzehrung weitgehend verlieren.*** Notwendig scheint dabei, dass das System zunächst nach Art der dynamischen Übersteuerung eine relativ hohe Erlebnisintensität erhält, um dann durch ein unmittelbares abreagierendes Durchleben und Durchleiden seine Entspannung zu erfahren. Mit anderen Worten, die Fluktuation und die Entwicklung im Seelenleben, auch im psychotischen, scheint auf der erlebnisbedingten Minderung der Dynamik steuernder Systeme zu beruhen. Gerade hier liegt der Schlüssel für jegliche psychotherapeutische Wandlung der Person im Gegensatz zu den Verhältnissen bei der später beschriebenen

dynamischen Fixierung. Eine ausgezeichnete Form der Reduktion des Determinationsdruckes des tdyst ist der lytische Verlauf.

Freilich ist die Übersteuerung der Psyche nicht grundsätzlich Voraussetzung für die Entspannung des Systems und des damit verbundenen Wandels des thematischen Feldes. Auch auf einem reduzierten Erregungsniveau ***quasi-normaler*** Art, also im szenischen Erleben der Halluzinose, ***kann das dynamische Potenzial*** – wenn auch viel unauffälliger – ***reduziert werden.*** Wir sehen dann den langsamen Wandel des thematischen Feldes von einer Szene zur anderen. Der angestrebte psychotherapeutische Persönlichkeitswandel vollzieht sich auch auf diesem Niveau, freilich wohl oberflächlicher. Betrachtet man den Einfluss der experimentellen Psychose vom Aspekt dieses *Wandlungsprozesses* her, so ist eine mittlere toxische Dosierung besonders vorteilhaft. Unter einer mäßigen Übersteuerung kann die ***Person in all ihren Bereichen,*** d.h. sowohl in der regressiv-triebdynamischen Schicht als auch der kognitiven Oberschicht, ***an der Entspannung des steuernden Systems teilhaben.*** Wenn die dynamische Übersteuerung, wie in den extrem psychotischen Passagen, auf die Dauer zu hoch ist, besteht eher die Gefahr der dynamischen Fixierung. Der Psyche ist dann die Reduktion der Erregung auf dem Wege echten Durchlebens und Durchleidens nicht mehr in ausreichendem Maße möglich.

Schließlich soll noch kurz des ***theoretischen Aspektes*** erlebnisbedingter Reduktion des dynamischen Steuerungssystems gedacht werden. Dieser Vorgang entspricht funktional dem der von Karsten (1928) und Lewin (1926) sog. ***psychischen Sättigung.*** Das gespannte dynamische System – als solches musste bekanntlich das tdyst betrachtet werden – erfährt mit dem Erleben und Durchleiden der zugehörigen Erlebnisinhalte jene Entspannung, die das gespannte dynamische System der Quasibedürfnisse und Bedürfnisse bei Lewin durch die Sättigung erhält, indem das Erlebnis- oder Tätigkeitsbedürfnis befriedigt wird. Das Nachlassen der steuernden Potenz des tdyst entspricht dabei dem ***Verlust des Aufforderungscharakters der Quasibedürfnisse*** durch eben diese Sättigung. Psychische Leistungen erschöpfen sich, wenn die den Inhalten entsprechenden Erregungen immer den gleichen Spurenbereich treffen (Ploog 1958). Auf spezielle Probleme der Psychologie der Sättigung, etwa die Mitsättigung von Nachbarsystemen usw., kann hier nicht eingegangen werden.

Die erlebnisbedingte Sättigung des dynamischen Steuerungssystems ist für die Psychopathologie von Belang. Einerseits ist sie das Gegenteil der dynamischen Fixierung und verhindert den für die Psychosen typischen inneren Stillstand seelischen Flusses. Auf der anderen Seite hat es prinzipielle Bedeutung, dass die dynamischen Systeme trotz der toxischen Aktivierung mit allen ihren übersteuernden Verzerrungen ihre Reduktion erfahren. Die Fähigkeit der abreagierenden Erregungsminderung ist schon normalpsychologisch bekannt und ermöglicht der Psyche, sich im Erlebnisvollzug zu wandeln und zu entwickeln. Dass die psychotoxische Übersteuerung einerseits und die

Fähigkeit zum abreagierenden Abbau bzw. zur Sättigung dieser Übersteuerung andererseits nebeneinander bestehen bzw. die letztere Fähigkeit unter dem toxischen Einfluss nicht verloren geht, muss man sich besonders vor Augen führen. Dieser Umstand erklärt einmal, warum Psychotherapie unter dem Einfluß der Psychotica überhaupt wirksam und in erhöhtem Maße effektiv ist. Zum anderen wird für die theoretische Erfüllung der Zusammenhänge deutlich, dass die *dynamische Reduktion sich nicht eigentlich gegen die* toxische Übersteuerung im Sinne einer Bewältigung der *Toxinwirkung als solche richtet, sondern dass die dynamische Reduktion die* zwar vom Toxin aktivierten, aber seit je her schon *latent bereitliegenden dynamischen Systeme der Person entspannt.* Diese bleiben nämlich auch nach Abklingen der experimentellen Psychose reduziert. Anders formuliert: Die tdyst, die unter Einfluss der Übersteuerung des Toxins Erlebnischarakter gewinnen, werden durch die toxisch geförderte Abreaktion auf die Dauer abgebaut. Konsequent weitergedacht muss daraus gefolgert werden, dass der im psychotoxischen Basis-Syndrom als Aktivierung herausgestellte Vorgang im Grunde mit großer Wahrscheinlichkeit eine ***Deliberation vorhandener dynamischer psychophysischer Systeme*** darstellt, nicht aber ein aktivierender Vorgang im eigentlichen Sinne sein kann! […]

Um das Bild vom tdyst zu vervollständigen, sei schließlich noch einmal daran erinnert, dass die Phänomene und Inhalte des thematischen Erlebnisfeldes ***überwiegend biografisch verwurzelt*** sind. Damit müssen auch die steuernden Systeme auf früher individuelle Prägungen der Person zurückgeführt werden. Als biografisch gewachsene dynamische Strukturen sind sie zwar hintergründig relativ festgefügt, aber im Sinne der unerledigten Handlungen erlebnismäßig und dynamisch doch nicht abgeschlossen. Von der Ganzheit der Person her gesehen muss daran gedacht werden, dass die Vielzahl der vorhandenen transphänomenalen dynamischen Steuerungssysteme wiederum in einer Feldstruktur angeordnet ist. Man kann vielleicht sogar soweit gehen, die ***dynamischen Steuerungssysteme*** der experimentellen Psychose überhaupt als die ***einzig näher definierbare Radikale der Person*** anzusehen und ***ihnen wesentliche konstituierende Bedeutung im Strukturaufbau der Person*** zuzuerkennen. Die konsequente Durcharbeitung würde die Entwicklung eines ***Persönlichkeitsmodells auf dem Boden dynamischer Ordnungsprinzipien*** erlauben, die theoretisch Anlehnung an die gestalt- und feldpsychologischen Arbeiten von Lewin und seiner Schüler in der Berliner Zeit finden. […]

Anhang: Zur Bearbeitung des transphänomenalen dynamischen Steuerungssystems seien schließlich kurz die ***homologen Verhältnisse im Instinktverhalten der Tiere und im normalpsychologischen Bereich*** skizziert. Die psycho-physische Verankerung des tdyst wird damit nur noch deutlicher.

Die Instinktlehre hat gezeigt, dass Tiere unter einer langsam kulminierenden Instinktenergie ein »Appetenzverhalten« entwickeln, d.h. sie legen ein Verhalten an den Tag, aus dem deutlich wird, dass sie von einem Instinkt her stimuliert, wir würden sagen gesteuert sind, bis sie zwanghaft einen äußeren Reiz suchen, um die dem Instinkt adäquate Abschlusshandlung (»Endhandlung« n. Lorenz) zum Aufbrauch der Instinktenergie, zur Sättigung zu finden. Auch das Umgekehrte ist möglich. Nachdem das System durch eine Entladung entspannt ist, ist auch das Erlebnisfeld – wenn man beim Tier davon sprechen darf – völlig umstrukturiert.

Während ein hungriger Fisch alles frisst, was man ihm ins Aquarium gibt, beachtet der gesättigte Fisch keinerlei Futter. Zwischen Hunger und Vollsättigung liegt ein Stadium, in dem sich der Fisch nur noch um Leckerbissen kümmert, gewöhnliches Futter dagegen liegenlässt.

Das Feld strukturiert sich ebenfalls um, wenn der Instinkt seine Entspannung nicht findet. Die innere Reizproduktion wird dann so groß, dass das Appetenzverhalten auch ohne äußeren Anreiz derart überhand nimmt, dass die Tiere offenbar den auslösenden Reiz »halluzinieren«: der im Zimmer gehaltene Star, der nicht mehr Insekten zu jagen braucht, befriedigt diesen Trieb, indem er »im Leerlauf« Insekten fängt.

Die Homologie dieser Beispiele mit der experimentellen Psychose liegt also in der Steuerung des Tätigkeitsfeldes durch die transphänomenale Dynamik, hier das Instinktsystem. Im letzten Beispiel liegt funktional eine dynamische Übersteuerung vor, und im vorletzten erfolgt die Umstrukturierung des Feldes durch sättigende Entspannung des steuernden Systems.

Unter normalpsychologischen und neurotischen Bedingungen können Steuerungssysteme lange Zeit latent bleiben. In typischen Komplexreaktionen erhalten sie ihre mehr oder weniger ausgeprägte erlebnismäßige Repräsentanz.

Häfner (1953) hat in einer für uns interessanten Weise die Relationen emotionaler Einstellung – also der normalpsychologischen dynamischen Steuerung – zur Selektion der Wahrnehmungen, der Entstehung von Trugwahrnehmungen und Bedeutungserlebnisse beim »Geistesgesunden« untersucht. Die ***Emotion*** spielt danach sowohl als ***Träger der Dynamik*** als auch als Faktor der ***vorbewussten Auswahlfunktion*** eine bedeutsame Rolle, woraus sich die normale psychologische Homologie zum tdyst ergibt.

Die Emotion selektiert neben anderem aus der Fülle des Wahrzunehmenden das Wahrgenommene. Die Wahrnehmungsstrukturen werden immer enger, je stärker die herrschende Emotionalität oder der Affekt sind. Aber nicht nur die Selektion aus der Wahrnehmungsfülle des Möglichen wird auf diese Weise gesteuert, sondern die Emotionalität färbt darüber hinaus noch das Wahrnehmungsbild, d.h. das Bild dessen, was nach der Selektion nun wirklich wahrgenommen worden ist. Auch die vom Subjekt abhängigen Bedeutungen von Gegenständen können durch emotional bedingte Handlungstendenzen bestimmt werden. Die Gestimmtheit und emotionale Lage entscheidet beispielsweise, ob ein Messer etwa als Waffe, Besteck oder Brieföffner benutzt wird.

Die Färbung der Wahrnehmungswelt durch die Gestimmtheit des Betrachters wies ferner Katz (1935) nach. Eine Farbe wird bei kritischer Betrachtung blasser als beim unmittelbaren Anschauen.

Für die emotional gesteuerte Auswahlfunktion stehe ein weiteres Beispiel von Häfner (1953): Ein Mensch, den das Leibgefühl des Hungers plagt, wenn er durch eine Großstadt eilt, sieht die Straßen voller Metzger-, Bäcker- und Lebensmittelläden. Ein von ästhetischen Gefühlen ergriffener Mensch dagegen wird zahlreiche Baudenkmäler und Kunsthandlungen bewundern, aber vielleicht nicht einen einzigen Lebensmittelladen erblicken.

Bei Steigerung der inneren Reizproduktion entstehen auch normalpsychologisch Verfälschungen des Wahrnehmungsgegenstandes wie bei einem 22-jährigen, von Häfner beschriebenen Philologiestudenten:

»Ich sehe auf die Brust einer weiblichen Person, und in diesem Augenblick ist es mir, als sehe ich unter den Kleidern ihren Busen, als würden die Kleider gleichsam durchsichtig [...] Das subjektive Bild ist dann für einen Augenblick so stark, dass es das objektive Bild zurückdrängt.«

Je stärker also der determinierende Druck der inneren emotionalen Reizproduktion, umso unähnlicher erscheinen die Sinnesobjekte, die noch zu einem Wahrnehmungserlebnis dieses Bildes Anlass geben können. Auch wirkt die innere Reizbildung auf den Grad der Leibhaftigkeit der Wahrnehmungsfälschungen bis hin zur Entstehung der früher zitierten spontan-optischen Erscheinungen (Ziolko 1953). Selbst ***im normalpsychologischen und affektiv-abnormen Erleben also wird der Einfluss dynamischer Steuerungssysteme deutlich.*** Sie können in seltenen, krisenhaften Ausnahmezuständen (abnormen Erlebnisreaktionen) derart imperativ und voller Affektdynamik sein, dass sie – wie in der experimentellen Psychose – selbst zum Phänomen werden.

Literatur

Grof S (1978) Topographie des Unbewußten. Stuttgart: Klett-Cotta

Häfner H (1953) Über Wahrnehmungs- und Bedeutungsstrukturen und ihre Beziehungen zur emotionalen Einstellung. Zeitschrift für experimentelle Psychologie 1: 568–604

Katz D (1935) The World of Colour. London

Leuner H (1962) Das transphänomenale dynamische Steuerungssystem (tdyst). In: Leuner H. Die experimentelle Psychose. Berlin, Göttingen, Heidelberg: Springer, S. 201–208

Leuner H (1962) Die experimentelle Psychose. Berlin, Göttingen, Heidelberg: Springer

Lewin K (1926) Vorsatz, Wille und Bedürfnis. Untersuchungen zur Handlungs- und Affektpsychologie I. Zeitschrift für psychologische Forschung 7: 330–386

Ploog D (1955) Über den Aufbau des Gedächtnisses und seine Beziehungen zum Unbewußten. Archiv für Neurologie und Psychiatrie 76: 259–297

Rapaport (1951) Emotions and Memory. New York: International University Press

Ziolko HU (1953) Zur Bedeutung spontan-eidetischer Erscheinungen in der Psychiatrie. Zeitschrift für Psychotherapie 3: 171–178

Hanscarl Leuners Praxis der Psycholytischen Therapie

Torsten Passie

Wir fördern an der Wurzel der Existenz!
HANSCARL LEUNER 1996

Leuner begann seine LSD-Versuche 1955 im Zusammenhang mit Arbeiten zum »experimentellen katathymen Bilderleben«, einer von ihm damals entwickelten Psychotherapiemethode mit dem Tagtraum, um ein tagtraumartiges Erleben zu verstärken (LEUNER 1959). Somit hat Leuner, der bis 1960 mehr als 1000 Sitzungen mit verschiedenen Halluzinogenen durchführte, von Anfang an therapeutisch gearbeitet und fast alle seiner Versuche, insbesondere die Seriensitzungen bei denselben Patienten, im Rahmen von Psychotherapien durchgeführt. Nachdem er 1960 von Marburg nach Göttingen wechselte, hat er dort an der psychiatrischen Universitätsklinik eine Psychotherapie-Station aufgebaut und dort die Psycholyse weiterentwickelt. Das geschah damals noch völlig unbeeinflusst von der »Rauschmittelwelle« Ende der 1960er Jahre. In den 1960er Jahren hat er eine psychosomatische Abteilung an der Universität Göttingen aufgebaut und dort die Psycholyse weiter optimiert.

Im Folgenden gebe ich einen Überblick zur Praxis der Psycholytischen Therapie, wie sie Leuner verstand und an seiner Klinik bzw. später ambulant durchführte. An vielen Stellen habe ich auf Leuners Publikationen verwiesen. Zur Vertiefung meiner Kenntnis und Erfahrung hat meine Zeit als Assistenzarzt in Leuners Praxis 1994–1996 beigetragen.

Theoretische Orientierung

Nach Leuners Verständnis ist die Psycholyse eine analytische Psychotherapie unter psychodynamischen Gesichtspunkten. Sie ist an die Psychoanalyse angelehnt, »weil diese bekannt, nobel und nicht-ausschließend ist« (LEUNER & PASSIE 1995).

Dies bedeutet, dass der Psycholytischen Therapie tiefenpsychologische bzw. psychoanalytische Konzepte zugrunde liegen: unbewusste Psychodynamik, tiefenpsychologischer Symbolismus, therapeutische Regression, Narzissmus-Konzept (Kohut), Ich-Psychologie mit der Lehre von den Abwehrmechanismen und den Introjekten sowie die Übertragung und Gegenübertragung. Die Orientierung an der Psychoanalyse ermöglicht es, dynamische intrapsychische Prozesse zu erfassen und einzuordnen, therapeutisch zu deuten und zu bearbeiten. Zudem scheint es, dass die psycholytischen Phänomene bzw. Erfahrungen eine gute »Passung« zum psychoanalytischen Verständnis besitzen: »Wir haben ein psychoanalytisches Konzept der LSD-Therapie zugrunde gelegt, weil Sie hierin alle psychoanalytischen Phänomene wiederfinden könne […]« (LEUNER & NISCHK 1976: 176). Dementsprechend wurde die Psycholyse damals praktisch nur von psychoanalytisch orientierten Psychotherapeuten ausgeübt. Neben dieser »Passung« ist es gut möglich, dass sich psychoanalytische Therapeuten aufgrund ihrer ausgiebigen Selbsterfahrung (»Lehranalyse«) weniger scheuten, solche Tiefenerfahrungen an sich selbst und bei Patienten zu erleben. Auffällig ist, dass Therapeuten Jungscher Prägung, die eine erheblich positivere Sicht auf das »Unbewusste« (und dessen potentiell heilende, zur Ganzheit strebende Potenz) haben, offenbar eine besondere Affinität zur pycholytischen Therapie hatten. Auch Leuner hat, obgleich er der Analyse Freudscher Prägung zuneigte, seine Lehranalyse bei einem Jungianer absolviert. Andere Beispiele sind Pioniere der Psycholytischen Therapie in Amerika wie CHANDLER & HARTMANN (1960) sowie der Engländer Ronald A. SANDISON (1954), der die Bezeichnung »Psycholyse« prägte.

Die Patienten: Indikationen und Kontraindikationen

Obgleich die Psycholytische Therapie ein recht weites Indikationsspektrum besitzt, haben Leuner und einige andere Autoren sich von Beginn an vor allem der schweren chronifizierten neurotischen Patienten angenommen. Diese wurden meist schon jahrelang vergeblich mit anderen Psychotherapien behandelt (LEUNER 1958). Sollte man diese Patienten mittels einer zusätzlichen pharmakologischen Stimulation doch für eine Psychotherapie aufschließen können, so wäre das ein großer Fortschritt (LEUNER 1969).

Es sind mehrere Gruppen von Patienten, die als Psychotherapie-Nonresponder zu dieser Gruppe gehören. Im Anschluss an ARENDSEN-HEIN (1963) und LEUNER (1981: 220) können sechs Gruppen therapieresistenter Patienten beschrieben werden:

1. Patienten, die in der Psychoanalyse nur mangelhafte Fortschritte bzw. unüberwindbare Widerstände zeigen.
2. Die emotionalen Analphabeten. Diese hätten keine Wahrnehmung der Beziehung ihrer Symptome zu ihren Gefühlen, einen sehr reduzierten Kontakt zu sich selbst und eine mangelnde Introspektionsfähigkeit (Persönlichkeitsstörungen, psychosomatische Patienten).
3. Die rationalisierenden Intellektuellen. Diese neigten zur Verbalisierung, aber generierten ihre Einsichten ohne angemessene Gefühle und zeigten dadurch keine innere Teilnahme am psychotherapeutischen Prozess.
4. Patienten mit schweren Charakterstörungen schizoider oder narzisstischer Art mit frühen Ich-Defekten und Charakterpanzerung, oft begleitet von Phobien, Zwangssymptomen, psychogener Impotenz und depressiven Neurosen.

5. Patienten im mittleren Lebensalter (30 bis 45 Jahre), die neben phobischen und anderen Störungen an beträchtlichen Charakterdeformierungen und Einengungen leiden und trotzdem eine große Ich-Stärke aufweisen.
6. Die stillen, kontaktgehemmten und verschlossenen Patienten. Diese hätten eine so starke und undurchdringliche Abwehr, dass jeder fruchtbare therapeutische Kontakt behindert würde, weil sie ihren Gefühlen keinen Ausdruck verleihen könnten.

Patienten dieser Gruppen haben meist lange Patientenkarrieren hinter sich, im Durchschnitt etwa sieben Jahre. Nicht selten werden sie in Deutschland danach in Rente geschickt, was viel Geld kostet und somit auch ein sozioökonomisches Problem darstellt. Für diese Patienten hat Leuner schon in den 1970er Jahren ein Forschungsprogramm aufgelegt. Er behandelte damals 127 Patienten, davon 80 Prozent Non-Responder, die auf konventionelle Psychotherapie nicht angesprochen hatten. Von diesen erfuhren mehr als zwei Drittel eine erhebliche Besserung (Leuner 1994). Leuner weist darauf hin, dass bei diesen Patienten psycholytische Sitzungen die Evidenz der Psychodynamik und ihre Verbindung mit der Symptomatik günstig verstärken. Die Psycholyse sei daher ein starkes Instrument, um bei alexithymen und psychosomatischen Patienten das Konfliktbewusstsein und die Fantasie zu wecken (Leuner 1987).

Indikationen

Als besonders geeignet für die psycholytische Behandlung sah Leuner – im Anschluss an die Ergebnisse internationaler klinischer Studien – Angststörungen, neurotische und reaktive Depressionen, psychosomatische Patienten, Charakterneurosen (heute als Persönlichkeitsstörungen bezeichnet) und Sexualneurosen. In Frage kämen psycholytische Sitzungen auch am Ende einer konventionellen Psychoanalyse oder zur Überwindung von Widerständen bei konventionellen Psychotherapien.

1971 hat Leuner eine »Indikationsliste der Europäischen Gesellschaft für Psycholytische Therapie (EPT)« publiziert (Tabelle 6).

Leuner weist darauf hin, dass die Indikationsstellung für die Psycholytische Therapie – wie stets in der Psychotherapie – » [...] nicht allein von der Diagnose eines Falles ab[hängt]. Viel ausschlaggebender sind Prognosegesichtspunkte, die sich aus der Eigenart der Person des Patienten, seiner soziologischen Situation, der Dauer der Symptome und anderen Faktoren ergibt« (Leuner 1971: 343). Die beste Prognose haben, so Leuner, Patienten im mittleren Lebensalter, deren Symptomatik auf einer ausgeprägten Charakterdeformierung und -einengung beruht, die aber über eine – an ihrer Lebensbewältigung erkennbare – gute Ich-Stärke verfügen, unter echtem Leidensdruck stehen und für eine Therapie von sich aus motiviert sind.

Psychopathologische Zustände	Sexualstörungen
Charakterneurosen (alle Autoren)	Chronische Impotenz und Frigidität
Persönlichkeitsstörungen	Päderastie
Adoleszente kriminelle Psychopathen	Exhibitionismus
Zwangsneurosen	
Neurotische Depressionen	
Endo-reaktive Depressionen	Psychosomatische Zustände
Angstneurosen	Migräne
Herzphobien bzw. Herzneurose	Psoriasis
Phobien	Colitis ulcerosa (nicht im akuten Stadium)
Borderline-Störungen (Einzelfälle)	Pubertäre Anorexie (versuchsweise)
Schizophrene Restwahnzustände	Hysterische Konversion
Pathologisches Streunen	
Transvestismus	

Tabelle 6: Indikationsliste der EPT für die Psycholytische Therapie.

Kontraindikationen

Absolute Kontraindikationen stellen hirnorganische Zustände, Schwangerschaft, gravierende Leber- und Nierenerkrankungen, endogene Depression und Manie, Schizophrenie, »Schwachsinn« (sic!) sowie Suizidversuche (egal welcher Ursache) in der Anamnese dar.

Relative Kontraindikationen sind mangelnde Motivation zur Psychotherapie, histrionische Störungen, ich-strukturell beeinträchtigte Patienten mit der Neigung zum Ausagieren, »Psychopathen« mit mangelndem Leidensdruck, das Vorliegen von Verwahrlosungstendenzen mit Bequemlichkeitshaltung sowie infantile Persönlichkeiten (Leuner 1971, 1992).

Vorbehandlung

Im Falle der Eignung eines Patienten für das Verfahren müssen die Möglichkeiten und das Vorgehen von Psychotherapie, die Eigenarten der psycholytischen Behandlung und mögliche Gefahren besprochen werden. Die Substanzen und deren Wirkungen bedürfen einer besonderen Besprechung und Aufklärung. Dann erfolgt eine schriftliche Einverständniserklärung und der Patient wird gebeten, einen detaillierten Bericht über seine Lebensgeschichte zu verfassen, was der Vertiefung seines biografischen Verstehens dienen soll.

Die eigentliche Vorbereitung beginnt mit einer tiefenpsychologischen Anamnese, bei deren Erhebung der Patient lernt, worauf der Therapeut Wert legt. Danach werden die Patienten in einer mehrstündigen Psychotherapie auf die psycholytischen Sitzungen vorbereitet. Dabei geht es um die Etablierung eines stabilen und vertrauensvollen Arbeitsbündnisses, das von großer Bedeutung für die Sicherheit der psycholytischen Behandlung ist.

Leuner betrachtet die Einführung des Patienten durch einige Sitzungen mit der psychotherapeutischen Tagtraumtechnik (katathym-imaginäre Psychotherapie) als besonders geeignete Hinführung. Die dabei freigesetzten konfliktzentrierten Imaginationen und begleitenden Gefühle bereiten den Patienten für die ähnlich ablaufende Psycholytische Therapie vor. Gleichzeitig nimmt der Patient an einer analytischen Gruppentherapie teil. Dabei hat er Kontakte zu Mitpatienten, die bereits in psycholytischer Therapie stehen. Ihre Schilderungen können ihn von der Wirksamkeit der Behandlung überzeugen (Leuner 1971).

Vorbereitung

Präparation für die gesamte Therapie
Konfliktzentrierte Einstellung mit biografischen Bezügen
Tiefenpsychologische Anamanese (5 Sitzungen)
Psychoanalytische Vorbehandlung
Einzelsitzungen mit Fokusbildung
Eventuell Einsatz des KB als Vorbehandlung
Das KB ermöglicht das Erfahren einer veränderten Bewusstseinslage mittels Bildern und Symbolen sowie eine emotionale Auflockerung, was eine Überleitung in die Psycholyse erleichtert.

Vorbereitung für die psycholytische Einzelsitzung
1. Set: Seelische Einstimmung
   Konfliktlage, Übertragung, Verhalten des Teams, Vorbereitung/Vorgespräch
2. Setting: Äußere Umgebung/Krankenhaus/Klinik, Krankenzimmer (Teppich, Tapeten, Möbel, Dekoration, Blumen, Obst, Bücher)
3. Vorbesprechung in der Einzelsitzung (mit Fokusbildung)

Nachbereitung
Nachbesprechung in der Gruppe mit anderen Patienten und Betreuern
Gewöhnliche Gruppenpsychotherapiesitzungen
Begegnung mit anderen Patienten, was die Motivation erhöhen kann

Abb. 2: Übersicht zur Vor-/Nachbereitung einer Psycholytischen Therapie.

Die eigentliche Psycholytische Therapie beginnt mit einem Klinikaufenthalt von einigen Wochen bis zu vier Monaten. Nach dem stationären Aufenthalt wird die Behandlung in eine »Intervallbehandlung« überführt. Bei dieser sucht der Patient alle zwei bis vier Wochen die Klinik für zwei Tage auf, um dort eine psychotherapeutische Einzelsitzung, eine psycholytische Sitzung und eine Gruppensitzung zu durchlaufen. Am nächsten Tag verlässt er die Klinik und geht seinem gewohnten Alltag nach. Bis zur nächsten Intervallbehandlung erfolgen wöchentliche Einzel- und Gruppensitzungen.

Substanzen und Dosierungen

Im Rahmen von Studien zur Erzeugung »experimenteller Psychosen« hat Leuner mit einer ganzen Reihe von psychoaktiven Substanzen gearbeitet (Leuner 1962). Doch hat er für die therapeutische Anwendung diejenigen Halluzinogene bevorzugt, die keine Bewusstseinstrübung und keine Gedächtnisstörungen hervorrufen. Zu dieser Gruppe der »Halluzinogene 1. Ordnung« gehören als Prototypen LSD, Meskalin, Psilocybin und dessen Derivate CZ-74 und CEY-19 (Leuner & Baer 1965). Meskalin war damals schwerer zu bekommen und hat eine sehr lange Wirkdauer von etwa 10 Stunden, so dass es kaum für therapeutische Zwecke verwendet wurde.

Leuner ist der Auffassung, dass CZ-74 besonders sicher und geeignet ist für psycholytische Behandlungen, auch für die Anwendung in der ambulanten Praxis. Psilocybin steht (nach Leuner) »in der Mitte« zwischen CZ-74 und LSD, wobei er LSD für die stärkste und herausfordernste Substanz hält, die manchmal ungünstig sei wegen der langen Wirkdauer und der nachfolgenden Ermüdung, die es nicht selten verunmögliche, den Patienten am Sitzungstag noch weiter psychotherapeutisch zu behandeln. Die kurze, aber überwältigende, manchmal ekstatische Wirkung der kurzwirkenden Psilocybin-Derivate habe sich insbesondere bei der Behandlung von übermäßig rationalisierenden und zwanghaften Patienten bewährt (Leuner 1967c). CEY-19 und CZ-74 haben weniger somatische Effekte (z.B. solche auf Pulsfrequenz und Blutdruck) als LSD oder Psilocybin (Baer 1967). Therapeuten in den USA, die gleichermaßen nach kürzerwirkenden Substanzen forschten, favorisierten das nahe verwandte N,N-Dipropyltryptamin (DPT) (Soskin et al. 1973, Grof et al. 1973).

Seit den 1980er Jahren hat Leuner auch das »dissoziative Kurzzeitanästhetikum« Ketamin (Bolle 1985, 1988) und das halluzinogene Phenethylamin DMM-PEA (Schlichting 1989) für den Einsatz in Psycholytischen Therapien getestet.

Die Dosierung

Die Dosierung der verwendeten psychoaktiven Substanz kann nicht wie bei der gewöhnlichen Pharmakotherapie per Durchschnitt oder Kilogramm Körpergewicht angegeben werden, da es in jedem Fall einer individuell gestalteten »elastischen« Eingrenzung der Dosis bedarf (Leuner & Passie 1995). Es ist wichtig, die richtige Dosis für den individuellen Patienten zu finden. Eine zu geringe Dosis reicht nicht aus, um Imaginationen und Abreaktionen zu produzieren und den Patienten über die Barrieren seiner Abwehr hinweg in tiefere Bereiche des Unbewussten zu verhelfen. Eine zu hoch gewählte Dosis lässt zu viel unbewusstes Material auftreten, kann den Patienten überfluten, so dass er dies nicht mehr auf konstruktive Weise kognitiv verarbeiten, analysieren und integrieren kann, sondern im ungünstigen Fall gar wieder verdrängen muss.

Typischerweise erfolgt die Dosierung nach klinischem Urteil und wird in einleitenden Sitzungen langsam aufgebaut. Sie erfolgt in Abhängigkeit vom Körpergewicht und der emotionalen Reagibilität des jeweiligen Patienten bzw. der Struktur seiner Abwehr. Männliche Personen sowie schizoid oder zwanghaft strukturierte, stark intellektualisierende, rational orientierte und beherrschte Personen bedürfen höherer Dosen als depressiv strukturierte. Bei psychisch labilen und hysterisch strukturierten, emotional orientierten und musisch veranlagten Personen bewirken schon vergleichsweise kleine Dosierungen starke Wirkungen. Bei einem Mittel von 1 µg/kg reicht bei Frauen meist die Hälfte der Dosis (Leuner 1962). Bei den meisten Patienten liegt die optimale psycholytische LSD-Dosis im Bereich von 50–100 µg, selten bei 150 µg oder mehr; bei Psilocybin liegt sie bei etwa 10–20 mg per os.

Die Wahl der Dosis richtet sich letztlich *allein nach der jeweiligen Gradausprägung des Rausches.* Bei der Dosisfindung geht es darum, den Patienten nicht durch ein psychoseartiges Erleben zu überfordern, sondern ihm eine gute Einlassung auf das veränderte Erleben zu ermöglichen. Hierfür ist entscheidend, dass der Patient nicht in die stagnierend-fragmentarische Verlaufsform gerät, sondern die Dosis so gewählt wird, dass sein Erleben in den »quasi-normalen« (Leuner 1962) Bahnen der kontinuierlich-szenischen Verlaufsform bleibt. Um dies sicherzustellen, ist die Dosis so zu wählen, dass die Person vollständig orientiert und sich über die therapeutische Situation bewusst bleibt und die Kommunikation mit dem Therapeuten erhalten bleibt. Der Patient soll in einen Zustand erweiterten Bewusstseins eintreten, in dem er noch weitgehende Kontrolle hat und in der Lage ist, das Erlebte zu berichten, es reflektieren und integrieren kann. Bei zu hohen Dosen kann der »reflektierende Ich-Rest« aufgehoben sein und das Erleben kann in psychotischer Weise verformt und fragmentiert sein, so dass die Person nicht mehr zusammenhängend berichten kann. Bei hohen Dosierungen können Patienten vom psychotisch veränderten Erleben derart okkupiert sein, dass sie annehmen, sie seien tatsächlich an einer Geisteskrankheit erkrankt, müssten sterben. Leuner hat wiederholt darauf hingewiesen, dass das maßgebliche Kriterium zur Bestimmung der richtigen Dosis die Erhaltung des »reflektierenden Ich-Rests« darstellt. Dann gelingt auch das Durchhalten schwieriger Erlebnispassagen und die Erinnerung bleibt erhalten (Leuner 1962).

Leuner zieht es vor, Dosierungsentscheidungen mit dem Patienten offen zu diskutieren. Es ist ihm wichtig, dass der Patient die Dosierung mitbestimmt: »Er muss ja nachher darunter leiden – deshalb können wir sie ihm nicht aufoktroyieren« (Leuner & Nischk 1976: 181).

Im Verlauf der Therapie kann sich die optimale Dosis verändern, z.B. wenn die Abwehr vermindert ist und es dem Patienten besser gelingt, sich auf die Wirkung der Substanz einzulassen.

Man sollte sich jedoch nicht verführen lassen, zu meinen, die Reaktion sei allein von der Dosishöhe abhängig. Dafür möchte ich ein von mir erlebtes Beispiel aus Leuners Behandlungspraxis geben. Wir behandelten einen Patienten, der in der psycholytischen Erlebnissitzung nur sehr schwache Reaktionen zeigte. Ich war sein Begleiter und sprach Leuner nach der zweiten psycholytischen Sitzung an: »Der Patient spürt nur wenig. Wir sollten die Dosis erhöhen.. Leuner antwortete: »Das ist eine gute Idee, aber das machen nur Anfänger so. Wir werden die Dosis etwas senken, so dass der Patient bessere Kontrolle hat, weniger in Abwehr gehen muss und sich besser hingeben kann, da er weniger Überwältigung fürchten muss.« Bei der nächsten Sitzung bekam der Patient eine geringere Dosis und konnte sich tatsächlich besser hingeben und zu einer tieferen Erfahrung gelangen.

Es sollte über die Dosierungen und die Reaktionen des Patienten genau Buch geführt werden, so dass klar wird, bei welcher Dosierung ein optimales therapeutisches Arbeiten möglich ist.

Modus der Verabreichung

Die psychoaktive Substanz wird oral oder intramuskulär verabreicht. Die intramuskuläre Injektion hat den Vorteil, dass Erwartungsspannungen verkürzt werden. Statt der bei oraler Gabe üblichen 30–40 Minuten verkürzt sich die Zeit bis zum Wirkungseintritt bei Psilocybin auf 5–10 Minuten, bei LSD auf 10–20 Minuten. Die intramuskuläre Injektion ist dann zu bevorzugen, wenn es gilt, ausgeprägte Widerstände und Abwehrhaltungen bei stark intellektualisierenden, schizoiden oder zwangsstrukturierten Patienten zu überwinden. Die orale Gabe ist aufgrund des langsameren Einstiegs günstig bei stark emotional reagiblen Patienten (Leuner 1971).

Während es bei der intravenösen Injektion von LSD lediglich zu einem etwas früheren Wirkungseintritt kommt (nach ca. 15 Minuten) und der Wirkungsanstieg – äquivalent zur oralen Gabe – nur langsam erfolgt, kommt es bei Psilocybin nach intravenöser Injektion zu einem drastischen, steilen Wirkungseintritt und einer angst-induzierenden Anflutung, so dass von einer intravenösen Injektion von Psilocybin abzuraten ist (Hasler et al. 1997, Carhart-Harris et al. 2010).

Vorzeitige Ausbremsung der Wirkung

Um die zeitliche und psychische Belastung von Patienten und Therapeuten in Grenzen zu halten und die Integration der psycholytischen Sitzungen in ein klinisches Behandlungssetting zu verbessern, wurde von vielen Therapeuten die LSD-Wirkung 4–5 Stunden nach Wirkungsbeginn durch die Injektion eines Tranquilizers unterbrochen. Leuner fand bei seinen frühen Experimenten an Gesunden, dass nach 4–5 Stunden eine plötzliche Nüchternheit einsetze, die nach etwa 10–30 Minuten wieder nachlasse (vgl. Diagramm 1, Seite 54). Dies stellte für ihn eine Art natürliche »Sollbruchstelle« für die Unterbrechung der LSD-Wirkung dar. Psilocybin wurde damals wegen seiner kürzeren Wirkdauer von 4–5 Stunden bevorzugt. Später brachte die Firma Sandoz die Psilocybin-Derivate CZ-74 und CEY-19 heraus, um die Wirkdauer weiter zu verkürzen und damit die praktische Anwendung zu erleichtern.

Medikamente bei überstarken oder pathologischen Reaktionen

Im Fall überstarker Reaktionen bevorzugte Leuner, wo immer möglich, die psychische Beruhigung des Patienten. Dabei vermittelt der Therapeut dem Patienten Ruhe und Schutz in der Begegnung mit dem Schwererträglichen und Bedrohlichen, kann ihn eventuell auch einmal »an die Hand nehmen«, um ihn zu beruhigen. Meist geht es darum, den Patienten zu stabilisieren und zu ermutigen, um einen in der Regel nur kurz anhaltenden psychotisch überhöhten Erlebniszustand »durchzuhalten«.

Bei starken Angstreaktionen, Aggressionen oder nicht mehr herstellbarem Realitätskontakt kann die halluzinogene Wirkung vorzeitig unterbrochen werden. Eine schnelle Unterbrechung (die auch dem internationelen Literaturkonsens zum Abbruch »pathologischer Halluzinogenwirkungen« entspricht) gelingt durch die intravenöse Injektion von 4–8 mg Diazepam (Valium®). Nach der intravenösen Gabe von Diazepam verschwinden die Rauscherscheinungen quasi vollständig. Der Patient wird innerhalb von einer Minute abrupt nüchtern, ohne jedoch einzuschlafen. Eine langsame Ausbremsung kann durch die orale Gabe eines Benzodiazepins (Diazepam, Lorazepam) erreicht werden. Bei oraler Verabreichung ist allerdings daran zu denken, dass der Organismus unter dem »Druck« einer Angstreaktion (Aktivierung des Sympathikus) nicht auf die Resorption und Verstoffechselung von Nahrung eingestellt ist, und die Resorption dadurch erst erheblich verzögert eintritt; wodurch der Patient über einen langen Zeitraum in einer pathologischen Erfahrung verbleibt, was nicht wünschenswert ist. Die damals gelegentlich angewandte intramuskuläre Injektion eines Phenothiazin-Neuroleptikums ist heute obsolet.

Die sehr wenigen Fälle, bei denen eine pharmakologische Unterbrechung des Rauscherlebens angezeigt war, waren Personen, mit denen vorher keine ausreichend tragende und sichernde Beziehung hergestellt worden war.

Zusatzmedikamente: Ritalin, Amphetamin, Methamphetamin

In den 1960er Jahren wurden neben den Halluzinogenen noch andere Substanzen eingesetzt, um bestimmte Aspekte der psycholytischen Behandlung zu verstärken. Es ging dabei primär um die Förderung einer emotionalen Abreaktion (Katharsis) und – in ausgewählten Einzelfällen – die Überwindung starker Widerstände im psychoanalytischen Sinne.

Die zusätzliche intravenöse Injektion von Ritalin (20–40 mg) oder Amphetamin während der LSD-Sitzung wurde von Sandison (1954) eingeführt und von Ling und Buckman (1963) propagiert und verfeinert. Diese Mittel provozierten, wenn sie auf dem Höhepunkt der LSD-Wirkung intravenös gegeben würden, Abreaktionen in tiefen regressiven Zuständen und seien geeignet, eine starke Abwehr zu »durchbrechen«. Ling und Buckman wie auch Chandler & Hartmann (1960) oder Cohen & Eisner (1959) empfahlen die regelmäßige Verwendung von Ritalin, während viele psycholytische Autoren diese Substanzen nicht einmal erwähnen.

Leuner hat Ritalin und Amphetamin über zwei Jahre in der Behandlung getestet. Er gelangte zu dem Schluss, die Substanzen seien nützlich, empfahl ihre regelmäßige Anwendung aber nicht. Bei den 420 von ihm vorgenommenen Injektionen beobachtete er sehr unterschiedliche Reaktionen. Zwei anscheinend paradoxe Wirkungen traten jedoch konsistent und regelmäßig auf:

1. Es kommt zu einer plötzlichen Intensivierung einer ohnehin präsenten symbolischen oder frustrierenden Erfahrung oder Kindheitserinnerung mit starken Abreaktionen.
2. Ein vorher präsenter intensiver Widerstand, der sich in allgemeiner Passivität oder schlechter Laune manifestiert, kann manchmal umschwingen und statt der Aktivierung des dahinterliegenden Materials kann ein neuer Widerstand in Form einer euphorischen, komfortablen Befindlichkeit auftreten. Bei regelmäßiger Anwendung warten einige Patienten regelrecht auf diesen positiven Stimmungsumschwung, um sich nicht mit schwierigen inneren Befindlichkeiten und Konflikten konfrontieren und auseinandersetzen zu müssen.

Leuner kam letztlich zu dem Schluss, dass ein auf Einzelfälle begrenzter Gebrauch von Ritalin durchaus vorteilhaft sein kann, z.B. bei Fällen mit überstarker intrapsychischen Abwehrformation, wenn diese mit psychotherapeutischen Mitteln nicht abgebaut werden kann.

Einflussfaktoren auf die Sitzung und den Rauschverlauf

Es ist bekannt, dass der Verlauf und die Erlebnisinhalte einer psycholytischen Sitzung durch eine Vielfalt von Faktoren beeinflusst werden. Um Wiederholungen von Bekanntem zu vermeiden, folgt hier lediglich eine schematische Übersicht.

Leuners Schüler Wieser weist darauf hin, dass bei den in der Psycholyse verwendeten niedrigen Dosierungen die Spezifität der Substanzwirkungen weitgehend zurücktritt. »Hier dominieren nicht einmal die temperamentsmäßigen Faktoren, wie Intro- und Extraversion oder sonstige mehr konstitutionell verankerte Bereitschaften, sondern viel eher das Akzessorische, Situative aus der Topologie des gegenwärtigen Spannungsfeldes, aus dem Aktualkonflikt und vom Therapeuten ausgehende Faktoren« (Wieser 1960: 720 .

Das Set

Unter dem Begriff »Set« wird die innere psychische Verfassung des Patienten verstanden. Diese wird auch durch die Einstimmung vor der Therapiesitzung mitbestimmt, z.B. durch konfliktzentrierte Gespräche oder imaginative Techniken. Diese fördern das Erleben neurotischer und situativer Konflikte wie auch Einsichten in psychodynamische Zusammenhänge. Vor Beginn der Sitzung wird das vorherrschende Set durch ein ruhiges Vorgespräch geklärt. Es kann versucht werden, darauf Einfluss zu nehmen, durch Herabsetzen von Erwartungsängsten oder auch durch das Besprechen belastender Alltagsprobleme, von Erlebnisinhalten der letzten Therapiesitzung oder der aufgetauchten Übertragungsgefühle (Leuner 1987).

Das Setting

Unter dem Begriff »Setting« wird das »Bühnenbild«, die äußere Umgebung, der Raum, das Ambiente einschließlich der Art und Anzahl der anwesenden Personen verstanden. Auch das Verhalten und die Ausstrahlung des Therapeuten spielen eine Rolle. Für die Sitzung werden die Patienten auf eine entspannte Ruhelage verwiesen und zur introspektiven Aufmerksamkeitszuwendung angehalten.

Der Therapeut

Die Haltung und das Verhalten des Therapeuten sollen Ruhe, Sicherheit und menschliches Verständnis vermitteln, insbesondere bei angstbesetzten Erlebnispassagen und reaktivierten Traumata. Die dauernde Gegenwart eines Begleiters oder Therapeuten ist erforderlich. Er muss über genügend Selbsterfahrung in der Methode der Psycholytischen Therapie verfügen, um den Patienten kompetent begleiten zu können.

Die Übertragung

Ein wesentlicher therapeutischer Wirkfaktor der Psycholyse ist die Aktivierung der Übertragung auf den Therapeuten. Der Therapeut muss geübt darin sein, die emotionale Übertragung des Patienten und seine eigenen Gegenübertragungsgefühle wahrzunehmen, zu kontrollieren und therapeutisch zu bearbeiten. Durch die unter dem Einfluss der psychoaktiven Substanz geförderte, mitunter stark emotional gefärbte Übertragungsbeziehung wird dem Therapeuten diese Aufgabe wesentlich erleichtert.

Der Psychotherapeut und die Begleiter übernehmen in der Behandlung partielle Ich-Funktionen des Patienten. Während des Rausches überwiegt meist eine anlehnende (anaklitische), meist positiv gefärbte Übertragung vom Hingabetypus. Für Leuner ist zentral, dass der Patient das Wohlwollen des Therapeuten wahrnimmt: »Der Patient muss realisieren, dass man es gut mit ihm meint« (Leuner 1996). Es können aber auch typische Übertragungsneurosen entstehen. Sie müssen zugelassen und analysiert werden (Leuner 1987, Cutner 1959, Bolle 1994).

Man kann sich von der drastischen Zunahme des Übertragungserlebens während einer LSD-Sitzung sehr leicht dadurch überzeugen, dass man sich vom Patienten in die Augen schauen lässt. In der Regel nehmen – im Erleben des Patienten – die Augen des Therapeuten den Ausdruck und die Beschaffenheit einer kindlichen Beziehungsfigur des Patienten an und können je nach emotionaler Gestimmtheit des Patienten böse, bedrohlich oder auch gütig erscheinen. Das Gesicht oder die Gestalt des Arztes werden in dieser Art oft auch pseudohalluzinatorisch oder illusionär verkannt. Dem Patienten wird dadurch mit aller Deutlichkeit der projektive Charakter seiner infantilen Übertragungsgefühle und ihr störender Einfluss auf die Bildung echter partnerschaftlicher Beziehungen demonstriert (Leuner & Holfeld 1962).

Phasen des Rauschverlaufs

Ich möchte hier nicht weiter auf die im Kapitel »Leuners Konzeption psycholytischer Erlebnisweisen und Wirkprinzipien« (S. 47 ff.) ausführlich dargestellten psychophysiologischen Aspekte psycholytischer Erlebensweisen eingehen. Aus praktischer Sicht ist hier jedoch Leuners Typologie der Rauschphasen relevant (die Zeitangaben beziehen sich auf LSD).

1. Phase, 1. Stunde.
Es entsteht ein tagtraumartiger Zustand mit Gefühls- und Stimmungselementen, aber wenig Kommunikation. Es werden halluzinatorische Umweltveränderungen, auch solche des Therapeuten erlebt, die mit biografischen Erlebniselementen in Beziehung treten. Mit starker emotionaler Beteiligung erlebte bildhaft-symbolische Darstellungen eigener Probleme absorbieren den Patienten stark. Es kommen tiefe Regressionen in non-verbale Zustände vor. Die therapeutischen Hinweise beschränken sich auf die Förderung einer Haltung zur kontemplativen »Innenschau«.

2. Phase, 2.–4. Stunde.
In dieser Phase tritt eine stärkere Zuwendung zum Therapeuten mit intensivierten Übertragungsphänomenen auf. Es besteht eine vermehrte Bereitschaft zur Kommunikation und es gibt erste Ansätze zur Reflexion des Erlebten.

3. Phase, 5.–8. Stunde.
In dieser Phase besteht ein ausgeprägtes Mitteilungsbedürfnis. Die Erlebnisse werden in Einzelheiten beschrieben und diskutiert. Es kommt zu verfeinerten Einsichten in eigene Fehleinstellungen und in Zusammenhänge mit prägenden biografischen Erfahrungen. Es sei hier nochmals auf die zwei Verlaufsformen hingewiesen. Diese zeigen wesentliche Unterschiede. Nur die kontinuierlich-szenische Verlaufsform ist therapeutisch zuträglich und gut verwertbar. Demgegenüber ist die stagnierend-fragmentarische Verlaufsform oft mit psychotisch verzerrten Erlebnisweisen, Angst, gedanklichen Stereotypien und negativ erlebtem Kontrollverlust verbunden. Anzustreben ist daher eine individuell angepasste Dosierung, bei welcher die Selbstkontrolle und der reflektierende Ich-Rest erhalten bleiben, sich die Angst regulieren lässt, Einsicht in das therapeutische Potenzial der Psycholyse entsteht und die Motivation des Patienten zur Fortführung der Behandlung gefördert wird.

Diagramm 4 zeigt den klinischen Wirkungsverlauf bei den drei bedeutendsten Halluzinogenen.

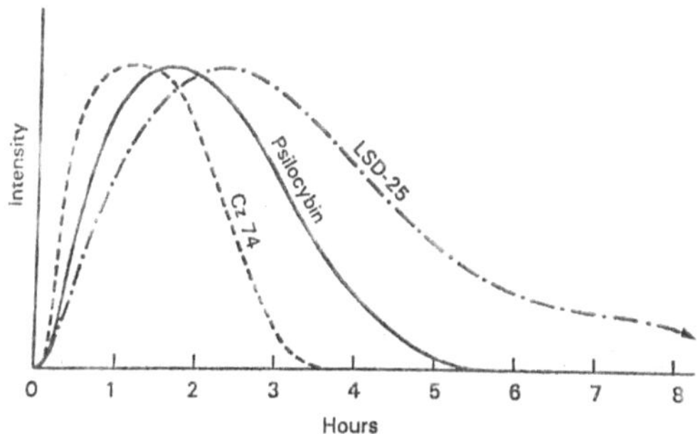

Diagramm 4: Verlauf der klinischen Wirkungen bei drei Halluzinogenen.

Entwicklung des Settings

Schnell wurde Leuner deutlich, dass der Behandlungsaufwand für den Arzt/Psychotherapeuten bei 1:1 betreuten Einzelsitzungen zu groß sein würde. Daher begann er schon früh damit, zunächst zwei Patienten, später meist fünf Patienten gleichzeitig zu betreuen (Leuner 1962). Zuerst nahm er an, dass die Patienten über längere Zeiträume alleine im Einzelzimmer liegen könnten. Doch er erkannte schnell, dass es nicht vertretbar ist, den Patienten selbst für kurze Zeiträume alleinzulassen, da dieser von belastenden Erlebnispassagen, paranoiden Gedanken oder eskalierenden Ängsten absorbiert werden könnte; sogar Retraumatisierungen können auftreten. Auch ist an Übertragungsphänomene zu denken, wenn der Patient etwa nicht in der Lage ist, nach Hilfe zu verlangen, vielleicht weil er dies in der Kindheit auch nie getan hat.

Um den Arbeitsaufwand für den Arzt möglichst gering zu halten, führte Leuner das Prinzip des »Begleiters« ein, d.h. dass während der gesamten Sitzung eine erfahrene Begleitperson im Behandlungsraum beim Patienten sitzt. Der Begleiter hat weniger eigentlich therapeutische Aufgaben. Er soll vor allem Sicherheit und Geborgenheit vermitteln, so dass sich der Patient seinen Erlebnissen unbefangen hingeben kann und einen Ansprechpartner hat, wenn er ein Bedürfnis danach haben sollte.

Schon früh erkannte Leuner, dass es möglich ist, dass die Patienten lediglich für die psycholytischen Sitzungen die Klinik aufsuchen, dazwischen zuhause bleiben und ambulant behandelt werden. Dieses Vorgehen baute er in Göttingen aus und nannte es »stationäre Intervallbehandlung«. Diese hat den Vorteil, dass die Patienten sich nur kurze Zeit im Krankenhaus aufhalten und weiter in ihrer Alltagsrealität leben und funktionieren können.

Seit den 1970er Jahren begann Leuner damit, die Psycholyse bei den überwiegend behandelten Fällen von schweren chronischen Zuständen als eine Art Rehabilitationsbehandlung auszulegen. Diese beinhaltete drei Behandlungsphasen: 1. eine stationäre Anbehandlung; 2. eine anschließende Intervallbehandlung, während der die Patienten weiter ihren Alltagstätigkeiten nachgehen, und 3. eine ambulante Nachbehandlung. Die Phasen sollten je nach Eigenart des Einzelfalls »elastisch kombiniert« werden (Leuner 1967a, b).

Vorbehandlung
Screening
Aufnahme in die Behandlung
Tiefenpsychologische Anamnese und Einzelpsychotherapie (5–25 Stunden)

Stationäre Behandlung
Stationäre Psychotherapie (6–12 Wochen)
Psycholytische Sitzungen (4–10)
Einzeltherapie Gruppentherapie Gestaltungstherapie

Nachstationäre ambulante Behandlung
Einzeltherapie Gruppentherapie
Stationäre Intervalltherapie
Erneute stationäre Aufnahme für 3 Tage
Tag 1: Vorbereitende Psychotherapie (Einzel + und Gruppe)
Tag 2: Psycholytische Sitzung Gruppentherapie Gestaltungstherapie
Tag 3: Einzeltherapie

Abb. 3: Schematische Übersicht des Vorgehens bei der von Leuner etablierten Methode der Psycholytischen Behandlung.

Therapeutische Rahmenbedingungen

Idealerweise sollte die Psycholytische Therapie auf einer eigens dafür eingerichteten Abteilung durchgeführt werden. Das Personal der Station soll auf die Eigenart und die menschliche Atmosphäre der Abteilung eingestimmt sein. Neben den Betten für die Patienten, die in mehrwöchigen Abständen zur stationären Intervallbehandlung kommen, stehen auch Betten für stationäre psycholytische Behandlungen zur Verfügung (LEUNER & HOLFELD 1962).

Die Gruppentherapie als Leitstruktur

Es gibt demnach zwei Gruppen von Patienten auf einer solchen Station: 1. die Gruppe der für einen längeren Zeitraum stationär behandelten Patienten und 2. die Gruppe der Patienten in psycholytischer Intervallbehandlung, die ansonsten ambulant behandelt werden.

Die stationär behandelten Patienten treffen sich jeden Tag für 60 bis 90 Minuten zu einer ärztlich geleiteten Gruppenbehandlung. Ein anderer Arzt befasst sich mit einer Gruppe von 5–6 Patienten, die eine Intervalltherapie durchlaufen. Die Intervall-Patienten nehmen während ihrer zwei Behandlungstage an ein bis zwei Gruppensitzungen teil (LEUNER & HOLFELD 1962). Das folgende Schema vermittelt einen Überblick über den Ablauf an einem typischen Behandlungstag.

07.30	**Leichtes Frühstück**
08.00	**Vorgespräch** Besprechen der Inhalte der letzten psycholytischen Sitzung Besprechen von Begleitperson und Dosierung ggf. Fokusbildung
08.30	**Verabreichung der Substanz** **Mit der Begleitperson ins Behandlungszimmer** Abgedimmtes Licht Aufnahmegerät in Betrieb nehmen Augenklappen Abspielen leiser Hintergrundmusik Ständige Präsenz der Begleitperson Hinzutreten des leitenden Therapeuten in etwa einstündigen Abständen Patienten: berichten über Empfindungen, Eindrücke, Schwierigkeiten Therapeuten: Support, Beruhigung, Ansätze von Deutungen Bei LSD: Abbruch der Wirkung nach 4–5 Stunden mit Tranquilantium
13.00–14.00	**Einnahme eines Mittagessens**
14.00–16.00	**Gruppentherapiesitzung mit 4–6 Psycholyse-Patienten vom gleichen Tag**
16.00–18.00	**Gestaltungstherapie in der Gruppe**
Abends	**Freie Zeit der Patienten für sich oder mit anderen Patienten**
20.30	**Anbieten eines leichten Schlafmittels**
21.30	**Patienten gehen zu Bett**

Die psychotherapeutischen Gruppen dienen primär dazu, die psycholytischen Erlebnisse miteinander zu besprechen, durchzuarbeiten und auf das Alltagsleben der Patienten zu beziehen. Leuner schlägt für diese Gruppen die Bezeichnung »Rahmengruppen« vor, da die Patienten in diesen Gruppen über den gesamten Verlauf der Therapie zusammenbleiben. Die Rahmengruppen bestehen aus 4 bis 5 Patienten, die eine Art therapeutische Gemeinschaft bilden. Ein oder zwei solche Gruppen bilden die größeren Stationsgruppen von bis zu 12 Patienten, die für 2 bis 4 Monate stationär behandelt werden. Eine weitere Gruppe von 5–6 Patienten bilden die stationären Intervall-Patienten. Neuaufnahmen werden in eine passende Gruppe erfahrener Patienten integriert.

Die analytische Gruppentherapie bietet verschiedene Vorteile für die psycholytische Behandlung. Die analytische Untersuchung fehlerhafter neurotischer Erwartungen, wie sie im psycholytischen Material sichtbar werden, treten in der Gruppe als sozialem Feld erneut auf und können im Hier und Jetzt aufdeckend bearbeitet werden. Diese Art von Realitätsbezug ist therapeutisch hilfreich, lässt sich aber während den psycholytischen Sitzungen selbst nicht realisieren. Überdies haben die Gruppensitzungen der parallel behandelten Patienten den Vorteil, dass die Patienten Informationen über die psycholytischen Erfahrungen anderer Teilnehmer erhalten. »Die institutionalisierte Handhabung der Therapie in Zusammenhang mit der Gruppensituation auf der Abteilung gibt den Patienten einen nicht zu übersehenden Schutz. Sie betreuen sich gegenseitig bei Nachreaktionen und tragen ihrem Aussprachebedürfnis häufig in recht humorvoller Weise Rechnung« (Leuner & Holfeld 1962: 389).

Äußere Umgebung während der psycholytischen Sitzung

Für die psycholytische Sitzung wird dem Patienten ein schallgedämmtes abgedunkeltes Einzelzimmer mit wohnlicher Atmosphäre bereitgestellt. Der Ausschluss von Lärm und

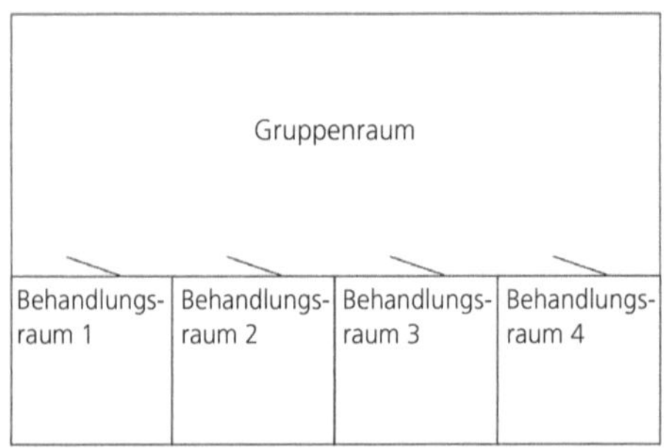

Abb.4: Typische Räumlichkeiten für die Durchführung psycholytischer Sitzungen mit vier Einzelzimmern und einem vorgelagerten Gruppenraum, wie sie von Sandison (1954) und Leuner et al. (1983) favorisiert wurden.

Störgeräuschen ist nicht zuletzt auch im Hinblick auf die unter dem Einfluss psychoaktiver Substanzen erhöhte Sensibilität und Suggestibilität erforderlich.

Nach dem Frühstück erhalten die Patienten gegen 8 Uhr ihre individuelle Dosis. Die Sitzung erfolgt in Gegenwart eines geschulten Betreuers in einem betont freundlichen, jede klinische Atmosphäre vermeidenden Setting. Die Patienten verbringen den Rausch überwiegend liegend oder sitzend auf einer Couch. Sie sollten nicht gehindert werden, sich im Zimmer oder auf dem Korridor zu bewegen oder sich anderweitig wunschgemäß zu betätigen. Der therapeutische Leiter (der bereits das Gruppengespräch geleitet hat) besucht in etwa stündlichen Abständen den Patienten und bearbeitet ggf. auftretende stärkere Abwehrformationen oder gibt interpretierende Hilfen usw. (Leuner 1992).

Am Nachmittag nach der psycholytischen Erlebnissitzung sowie am Morgen des Folgetages gibt es jeweils eine gruppentherapeutische und kunsttherapeutische Sitzung sowie individuelle Nachgespräche mit dem Therapeuten. Abends ist dann Raum für informelle Nachgespräche der Patienten untereinander, auch zur Vermeidung übermäßiger Introversion.

Zur Rekapitulation der Sitzungen bearbeiten die Patienten ihre Tonbandprotokolle von den psycholytischen Sitzungen und fertigen ein schriftliches Protokoll an. Zum Durcharbeiten dieses Materials werden bei den Intervallpatienten bis zu 10 ambulante einzeltherapeutische Sitzungen – unter Einbeziehung aktueller Konfliktlagen – durchgeführt (Leuner 1992).

Personal

Die medizinischen Pflegepersonen (und andere Begleiter) werden in regelmäßigen Abständen vom Therapeuten unterwiesen und zu Fallbesprechungen hinzugezogen. Zum größten Teil verfügen sie über eigene Erfahrungen durch kontrollierte Selbstversuche. Sie müssen in der Lage sein, einen Patienten, falls dieser in akute Bedrängnis geraten sollte, während des Rausches gut und sicher zu begleiten. Nur dann kann das Pflegepersonal die Ärzte entlasten. Von den Ärzten ist zu fordern, dass sie über eine fundierte psychotherapeutische Ausbildung verfügen und durch genügend Selbsterfahrung mit den Substanzwirkungen und der speziellen Methode der Psycholytischen Therapie vertraut sind (Leuner & Holfeld 1962).

Es war Leuner klar, »dass die LSD-Therapie natürlich zeitaufwändig ist, das strengt den Therapeuten enorm an! Es ist ein persönlich sehr kräftezehrender, starker Einsatz! Sie müssen auch gelernt haben, auf der nonverbalen Ebene zu kommunizieren. Der Nur-analytisch-Ausgebildete kann das nicht! Deshalb braucht der LSD-Therapeut eine Zusatzausbildung, um mit dieser Therapie richtig arbeiten zu können. [...] Dazu kommt, dass er auch Eigenerfahrung gemacht haben muss. […] Man muss sehr genau wissen, wie man da psychopathologisch ausgleiten kann – und auf welche Weise sich die Droge jedesmal neu manifestiert« (Leuner & Nischk 1976: 179).

Ende der 1980er Jahre hat Leuner eine dezidierte Ausbildungsrichtlinie erarbeitet, die ab Seite 277 in diesem Band abgedruckt ist.

Ablauf am Behandlungstag

In Bezug auf die stationäre Behandlung sind die vollstationäre und die Intervallbehandlung zu unterscheiden. Die Modalitäten der ambulanten Behandlung werden weiter unten behandelt.

Vor der ersten Sitzung werden Fragen der Technik und der Erwartungen an die Therapie diskutiert. Bei der ***vollstationären Behandlung*** wird dem Patienten nach einem etwa halbstündigen Vorgespräch am Morgen der psycholytischen Sitzung gegen 8.30 Uhr die Substanz verabreicht. Bei der ***stationären Intervallbehandlung*** trifft der Patient gegen 8 Uhr in der Klinik ein. Um 8.30 Uhr trifft er sich mit einer Gruppe von 4 bis 6 weiteren Patienten, die zur Therapie anstehen. Es folgt ein Vorgespräch im Einzelsetting zum Befinden und zur aktuellen Problemlage, mit Bezug zur Biografie und zu aktuellen Lebensereignissen. Wenn möglich, soll ein Fokus gebildet werden, der sich aus den individuellen Schwierigkeiten und subjektiven Problemlagen des Patienten, aus deren Dynamik und aus Hinweisen auf Lösungsmöglichkeiten zusammensetzt.

Dann wird die Dosierung für den Behandlungstag bestimmt und jedem Patienten wird eine Begleitperson zugeordnet, sofern dies noch nicht geschehen ist. Der Patient begibt sich dann mit seiner Begleitperson in den Behandlungsraum. Dort wird das Aufnahmegerät angestellt und man stimmt sich bezüglich der abzuspielenden Musik ab; vielleicht ergibt sich noch ein kurzes Gespräch. Dann werden die Augenklappen aufgesetzt, das Licht abgedimmt und die Aufmerksamkeit auf die inneren Erlebnisse gerichtet. In etwa einstündigen Abständen werden die Patienten durch den die Behandlungen leitenden Arzt aufgesucht. Die Patienten berichten ihm ihre Erfahrungen, so dass diese, wenn notwendig, unmittelbar therapeutisch angegangen werden können. Dies meist weniger in Form verbaler Deutungen oder Interpretationen, sondern z.B. durch sanfte Unterstützung, Handhalten, Klärung, manchmal auch durch das Ansprechen von Übertragungsphänomenen. Es ist darauf hinzuweisen, dass sich therapeutische Interventionen in engen Grenzen halten und primär den nachbereitenden Psychotherapiesitzungen vorbehalten sind. Leuner brachte diese vorwiegend passiv-rezeptive Haltung des Therapeuten während der Erlebnissitzung auf den Punkt, als er mir sagte: »Wir fischen in einem trüben Teich und wissen nicht, ob und was wir da fangen werden.«

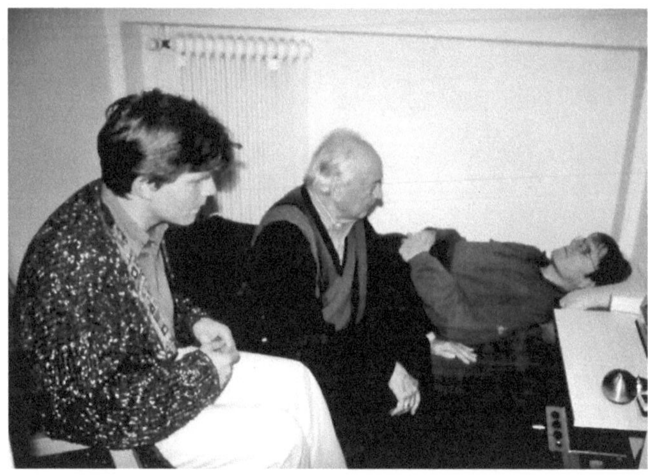

Abb. 5: Hanscarl Leuner (Mitte) mit einem Patienten und dem Autor Torsten Passie im Behandlungsraum während einer psycholytischen Sitzung im März 1996. Man beachte das Sitzen des leitenden Therapeuten auf der Liege des Patienten, der den Behandlungsraum in stündlichen Abständen aufsucht. Die Haltung des Therapeuten signalisiert Nähe und Unmittelbarkeit der Ansprache. Die linke Hand kann ggf. leicht die Hand des Patienten erreichen, um direkt wahrzunehmen, wie dieser sich gesamthaft fühlt, ihn ggf. zu trösten und etwaig wahrzunehmen, wie eine therapeutische Intervention dessen Befinden verändert.

Sobald Leuner den Behandlungsraum betrat, setzte er sich stets auf den Rand des Patientenbettes, wirkte beruhigend auf den Patienten ein, hörte ihm zu, gab wohlmeinende Hinweise (Abb. 5).

Vor allem zeigte er Anteilnahme durch aufmerksames Zuhören. Oft fasste er die linke Hand (Leuner: »Die kommt direkt von Herzen«). Dadurch konnte er unmittelbar spüren, ob der Patient geängstigt oder angespannt war. Er sorgte stets dafür, dass die Patienten sich wieder entängstigen und entspannen konnten, was er an der Hand unmittelbar spürte. Der Journalist Caldwell hat Leuner so beschrieben: «The instant he closed the door he became the father and friend to his patient in a way so intimate and apparently sincere […] Each was comforted by the same fatherly solicitude and respectful attention, the same tentative analysis and hesitant suggestions. […] I realized that this man was a master of human emotions, not only in his capacity of communicating and sharing them, but also in a knowledge of which ones to use and when to use them« (Caldwell 1968: 107). Nach diesen 5- bis 15-minütigen Besuchen beim Patienten zog er sich wieder zurück. Dabei hatte er die besondere Gabe, den Eindruck zu erwecken, dass stets mehr als genug Zeit zur Verfügung stand. Sollte der Begleiter es einmal für nötig halten, den Leiter hinzuzuziehen, so konnte er dies tun.

Die psycholytischen Erlebnisinhalte wurden manchmal schon im Rausch vom Arzt hinweisend geordnet und – wenn angebracht – ansatzweise interpretiert noch besser

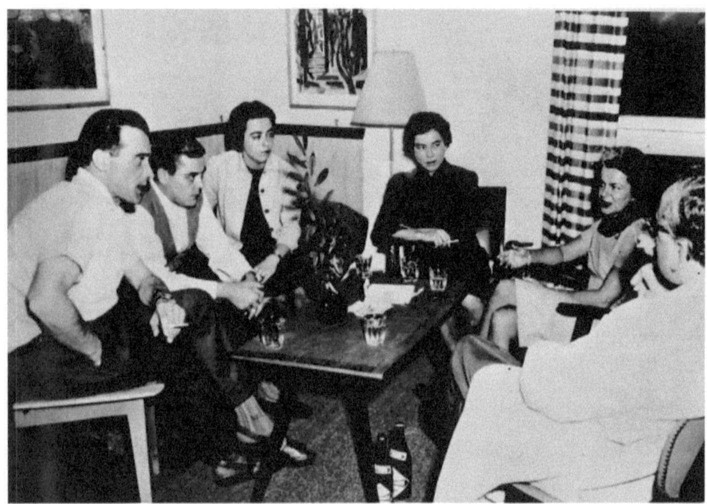

Abb. 6: Gruppentherapiesitzung im Anschluss an die psycholytischen Einzelsitzungen, Prof. Leuner sitzt rechts (mit Brille). (Originalaufnahme aus der Abteilung von Leuner an der Göttinger Universitätsklinik 1965)

aber durch die Patientin selbst im ausklingenden Rausch mit Hilfe eigener Assoziationen erkannt.

Aufgrund der langen Wirkdauer haben Leuner und andere Therapeuten die LSD-Wirkung nach 4–5 Stunden durch Injektion eines Tranquilizers unterbrochen. Dies ist bei den kürzer wirkenden Substanzen wie Psilocybin (4–5 Std.), CZ-74 und CEY-19 (2–4 Std.) oder auch DMM-PEA (2–3 Std.) nicht erforderlich.

Von 13 bis 14 Uhr nehmen die Patienten ein Mittagessen ein. Von 14 bis 16 Uhr findet eine Gruppentherapiesitzung mit dem leitenden Arzt statt. Die Patienten berichten über ihre Erlebnisse während der psycholytischen Sitzung und die gesamte Gruppe diskutiert und analysiert diese. Zu diesem Zeitpunkt seien die Patienten noch unter einem leichten Einfluss der Substanzen. Die gesteigerte Emotionalität und Durchlässigkeit führt zu einer dynamischen Gruppenaktivität, die es dem Arzt erleichtert, die multilateralen Übertragungs- und Projektionserscheinungen zu erkennen und – wenn angebracht – zu deuten. Zum konkreten Ablauf berichtet eine Betreuerin im Interview (Anonymous 1996): »Bei den nachmittäglichen Gruppensitzungen mit 5–6 Patienten waren auch die Betreuer dabei. Diese Sitzungen haben sehr dazu beigetragen, sich entlasten zu können, insbesondere bei Patienten, die etwas Schlimmes erlebt hatten. Ich bin da immer gerne hin gegangen zu den Gruppensitzungen. Es war gelöst, es war heiter, ausgesprochen heiter, es wurde viel gelacht, vieles Schwierige wurde übersteigert erlebt, dann geschildert und hat oft zu erheblichem

Lachen geführt; was auch nicht peinlich war vor den anderen. Das war halt der aufgelockerten Atmosphäre geschuldet. Die Stimmung und Atmosphäre waren immer heiter, nicht gedrückt. Wenn jemand was Negatives erlebt hatte, wurde der getragen und aufgefangen. Das war nicht so, dass er etwa die ganze Gruppe da hineingezogen hat. Das war halt eben aufgeheitert. Ich glaube diese Gruppensitzungen waren sehr, sehr wichtig.«

Für die Gruppentherapie ist es besonders fruchtbar, dass die Patienten ihr eigenes Erlebnismaterial der kritischen Betrachtung durch andere Gruppenmitglieder aussetzen. Dadurch lernen sie, Ängste und Widerstände zu überwinden und kein Geheimnis aus ihren in der Psycholyse gemachten Erfahrungen und Einsichten zu machen. Bei der Interpretation werden die subjektiven Erfahrungen der Patienten, aber auch eventuelle Widerstände, Abwehr- und Fehlhaltungen diskutiert. »Die Gruppe diskutiert freimütig mit und stellt Fragen und ist neugierig – und wir beantworten die Fragen in dieser Phase besonders intensiv, weil die [Patienten] hier Dinge annehmen, die man ihnen in der Einzeltherapie nie sagen könnte, ohne ihre ärgsten Widerstände zu provozieren« (Leuner & Nischk 1976:182). Die Handhabung der Gruppendynamik erfolgt nach bewährten Regeln der Gruppenpsychotherapie, wie sie von Grinberg et al. (1972) und Foulkes (1964) beschrieben wurden.

Die Zeit von 16 bis 18 Uhr wird zur Gestaltungstherapie unter Anleitung von Gestaltungstherapeuten genutzt. In einem speziell dafür ausgestatteten Raum verleihen die Patienten ihren Empfindungen durch Malen und Modellieren Ausdruck; dies während sie noch leicht unter dem Einfluss des Psycholytikums stehen. Die Kunsttherapie gibt den emotionalen Erfahrungen konkrete Formen, so dass sie einer tieferen Analyse zugänglich werden. Die entstandenen Arbeiten werden in der Gruppe mit dem Arzt diskutiert und analysiert.

Die Abendstunden sind dem gemeinsamen Gespräch der Patienten untereinander und dem Spielen gewidmet. »Da die Patienten sich durch die Gruppengespräche untereinander und ihre Problematik gut kennen, herrscht (wie auf der Station überhaupt) eine aufgelockerte und diskussionsfreudige Atmosphäre« (Leuner & Holfeld 1962: 381). Gegen 20.30 Uhr wird ein leichtes Schlafmittel angeboten und die Patienten gehen gegen 21 Uhr zu Bett.

Am Morgen des Folgetages findet eine weitere Gruppensitzung statt. In diese werden auch die von den Patienten am Vortag gemalten Bilder oder gestalteten Objekte einbezogen.

Die in vollstationärer Behandlung befindlichen Patienten haben während der folgenden Tage eine oder mehrere Einzelsitzungen bei ihrem jeweiligen Therapeuten. Hier wird das Material, das nach einer Abschrift des in der Therapiesitzung besprochenen Tonbands festgehalten wird, im Einzelnen durchgearbeitet. Dies erfolgt mit einer Technik, die der Bearbeitung von Träumen in der Psychoanalyse entspricht (Rosen 1964, Fromm-Reichmann 1950). Außerdem laufen die Gruppensitzungen mit zwei bis drei 90-minütigen Sitzungen pro Woche weiter.

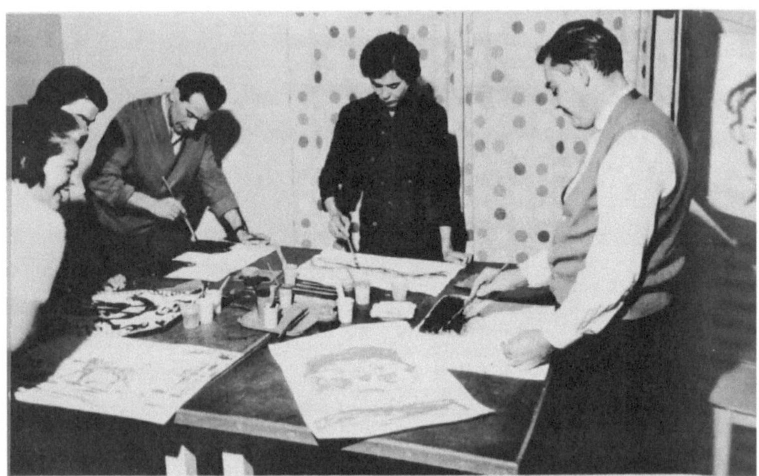

Abb. 7: Patienten geben bei der Gestaltungstherapie ihren Erfahrungen während der psycholytischen Sitzungen kreativen Ausdruck.
(Originalaufnahme aus der Abteilung von Leuner an der Göttinger Universitätsklinik 1965)

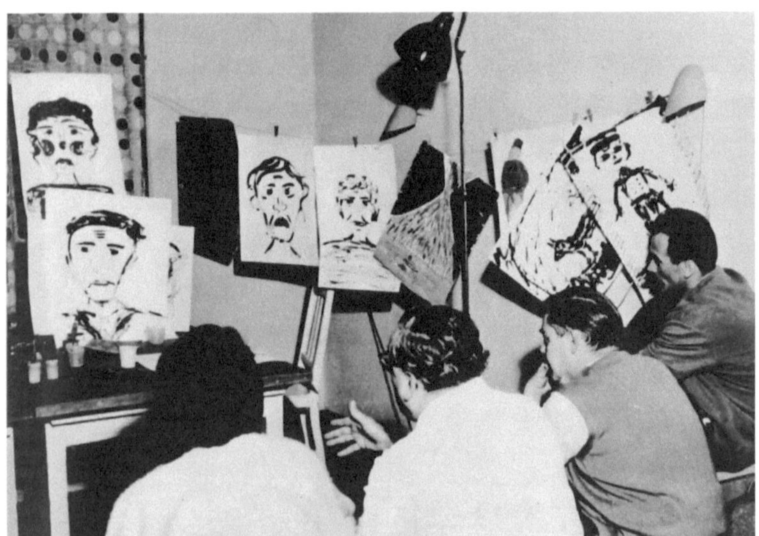

Abb. 8: Die Patientenrunde im Gespräch mit Hanscarl Leuner über die Produktionen aus der Gestaltungstherapie. Leuner in der Mitte (mit Brille).
(Originalaufnahme aus der Abteilung von Leuner an der Göttinger Universitätsklinik 1965)

Die Patienten in *Intervalltherapie* haben am Morgen nach der psycholytischen Sitzung eine Gruppentherapiesitzung. Im anschließenden Einzelgespräch werden noch offene Fragen besprochen und die psychische Verfassung durch den Arzt eingeschätzt. Stellen sich keine besonderen Probleme dar, so wird der Patient gegen 14 Uhr nach Hause entlassen. Jeder Intervallpatient erhält ambulant weitere psychotherapeutische Einzel- und Gruppensitzungen, in denen die Sitzungsprotokolle aufgearbeitet werden. Bei etwaig aufkommenden Schwierigkeiten im Anschluss an die psycholytischen Sitzungen können die Patienten – telefonisch oder persönlich – mit ihrem Therapeuten Kontakt aufnehmen.

Ablauf bei ambulanter Behandlung

Schon während der mehrstündigen Erhebung der tiefenpsychologischen Anamnese wird beim Patienten eine konfliktzentrierte Einstellung mit Bezug auf biografische Zusammenhänge inspiriert. Nachdem in den folgenden Stunden ein stabiles Arbeitsbündnis etabliert wurde, werden am Behandlungstag die seelische Einstimmung, die aktuelle Konfliktlage und die Übertragungssituation besprochen. Auf Grundlage des Besprochenen kann eine Fokusbildung erfolgen, die es dem Patienten ermöglicht, relevante Themen gezielt anzugehen.

Grundsätzlich gelten für eine ambulante psycholytische Behandlung besondere Vorsichtsmaßnahmen und es kommen nur kurzwirkende Substanzen wie CZ-74, CEY-19 und DMM-PEA in Betracht.

In dem hier gewählten Beispiel bestanden die äußeren Rahmenbedingungen aus einer Praxis mit drei kleinen Räumen für die Einzelsitzungen, einem größeren Raum für die Nachbesprechungen in der Gruppe und einer schönen Diele. Außerdem stand eine Sekretärin zur Verfügung. Vor Beginn der Vorgespräche gab es eine »geplante Wartezeit« für die Patienten, die etwa 30 Minuten betrug. Zur Unterhaltung waren schöne Zeitschriften ausgelegt und es wurde Tee gereicht. Leuner betrachtete dies als Möglichkeit, den Patienten »etwas freie Zeit zu schenken«, was der Entspannung und damit auch der Behandlung zuträglich sei. Nach der Wartezeit wurden die Substanzen eingenommen und es folgte das etwa 30-minütige individuelle Vorgespräch mit Begleiter und Psychotherapeut. Im Anschluss gingen die Patienten mit ihrer Begleitperson in den Behandlungsraum. Wenn die Wirkung nach etwa 3 Stunden abzuklingen begann, blieb der Patient noch etwas liegen, trat dann aus dem Zimmer, um etwas zu essen und zu trinken. Danach traf er sich mit den anderen Patienten, dem leitenden Psychotherapeuten und den anderen Begleitern zu einem etwa 60-minütigen Gruppengespräch. Zwischen 14 und 15 Uhr wurden die Patienten entlassen. Den Patienten war es möglich, jederzeit mit dem behandelnden Psychotherapeuten Kontakt aufzunehmen, wenn Schwierigkeiten zwischen den Behandlungssitzungen auftraten.

Frequenz und Anzahl psycholytischer Sitzungen

In einer seiner letzten Publikationen fasst Leuner (1987) seine Erfahrungen dahingehend zusammen, dass einleitend meist zwei bis vier Sitzungen in wöchentlichen Abständen angebracht seien; danach sollten die Abstände zwei bis drei Wochen betragen. Bei einer in Intervalltherapie überführten Behandlung seien Abstände von 5–8 Wochen angezeigt. In einigen Fällen sei es angebracht, die Behandlung an geeigneter Stelle zu unterbrechen und nach einigen Monaten erneut mit der Behandlung einzusetzen, um noch vorhandene Probleme durchzuarbeiten und Rückfällen vorzubeugen (Leuner 1967c).

Bezüglich der Sitzungsfrequenz weist Leuner darauf hin, dass jede psycholytische Sitzung mit einer vorübergehenden Ich-Schwächung verbunden sein kann. Zu kurz gewählte Intervalle können die Stabilität von Ich und Abwehrmechanismen beeinträchtigen. Allerdings empfiehlt Leuner bei rigiden, stark von Abwehr geprägten Patienten bis zu zwei Sitzungen pro Woche; dies aber mit den kürzer wirkenden Substanzen wie CZ-74 oder CEY-19.

Anfangs führte Leuner pro Patient insgesamt 10–20 psycholytische Sitzungen durch (Leuner 1958). Die gesamte Behandlungsdauer betrug je nach Schwere des Falles 3 bis 12 Monate. Generell sah Leuner bei den therapieresistenten Patienten die besten Ergebnisse bei 31–45 psycholytischen Sitzungen. Nach seiner Erfahrung würde eine Verlängerung der Therapie selten zu besseren Ergebnissen führen.

Haltung und Verhalten von Begleitern und Therapeuten

Im Unterschied zu der Annahme von unkundigen Therapeuten ist es nicht so, dass sich die Therapie in den psycholytischen Erlebnissitzungen »wie von selbst« vollzieht. Nach Leuner sei vielmehr davon auszugehen, dass » […] bei dieser Form der Psychotherapie die höchsten Anforderungen an tiefenpsychologische Kenntnis und klinische Erfahrung gestellt [werden]. So entscheidet z.B. die Gestaltung des Übertragungsverhältnisses grundsätzlich über das Gelingen der Behandlung. Die Fähigkeit der direkten Analyse, überhaupt das Vermögen, in die Psychose [d.h. das psycholytisch veränderte Erleben] des Patienten miterlebend einzusteigen und in ihrer Symbolik wie in einem offenen Buch zu lesen, muss der Arzt besitzen« (Leuner 1959). Für die gesamte psychotherapeutische Behandlung einschließlich der psycholytischen Sitzungen sind profunde Kenntnisse von psychotherapeutischer Diagnostik, Psychodynamik, analytischer Gruppentherapie und klinischer Patientenführung erforderlich. Dies setzt eine langjährige Erfahrung des leitenden Therapeuten voraus.

Aufgrund der sehr langen Wirkdauer von LSD ist die Belastung sowohl für den Patienten als auch für den Therapeuten erheblich. Hinzu kommt, dass die Teilnahme des Therapeuten am gefühlsintensiven, teils dramatischen Erleben des Patienten zu einer – im

Vergleich zu konventionellen Verfahren – recht hohen Beanspruchung des Therapeuten führt. »Da die typischen psycholytischen Erlebnisweisen eine starke Regression und große Absorption des Erlebenden bedingen, erfordert die Durchführung der Behandlung vom Therapeuten die Fähigkeit, empathisch auf verschiedene Ebenen zu regredieren, d.h. er muss über profunde Kenntnisse der Entwicklungspsychologie verfügen und die eigenartige Erlebniswelt des Kleinstkindes durch kontrollierte Selbstversuche kennengelernt haben. Er muss ferner geübt sein, die emotionale Übertragung des Patienten und seine eigene Gegenübertragung auf diesen wahrzunehmen und zu kontrollieren« (LEUNER 1987: 155). Hierbei stellt es eine Herausforderung dar, die notwendige therapeutische Distanz mit flexibler, therapeutisch förderlicher Nähe zu kombinieren.

Verhalten der Begleitperson

Ich beschreibe hier, was ich in meinen Jahren als Assistent von Leuner über das Verhalten des Begleiters gelernt habe.

Grundsätzlich versuchen die Begleiter sich einer freischwebenden Aufmerksamkeit zu befleißigen, d.h. nicht auf bestimmte Phänomene zu »warten« oder Ähnliches. Sie sollen vor allem Ruhe, Geborgenheit, Gelassenheit und Schutz vor Ängsten vermitteln. Grundsätzlich sollen die Begleiter nicht von sich aus in das Geschehen eingreifen, sondern sich zurückhalten. Die Suggestibilität des Patienten ist unter der Wirkung einer psychoaktiven Substanz erhöht, so dass Einflüsse von Seiten des Begleiters sensitiv wahrgenommen werden und – sei es »unbewusst« – in die Behandlungssituation einfließen. Doch sollte der Begleiter den Patienten dann aktiv ansprechen, wenn dieser sich offenbar in einer schwierigen inneren Situation befindet – und vielleicht Hemmungen oder Vorbehalte hat, ihn anzusprechen. So etwas kann sich etwa durch eine lange Sprechpause oder größere körperliche Unruhe (z.B. Hin- und Herwälzen) bemerkbar machen. Ein Versinken in den Tiefen der inneren Erfahrung kann zuträglich sein, aber auch Isolation und Verlassenheits- oder Einsamkeitsgefühle, Absorption, Bedrohung oder Kommunikationsunfähigkeit anzeigen. Sollte die Begleitperson so etwas wahrnehmen oder erahnen, so kann sie den Patienten vorsichtig ansprechen, etwa mit den Worten »Wo sind Sie denn gerade?« Meist reicht dies aus, um ihn zum Sprechen zu veranlassen. In den seltenen Fällen, in denen dies nicht ausreicht, kann etwas später nochmal angefragt werden, dann ggf. auch mit der Anschlussfrage »Oder möchten Sie gerade nicht sprechen?« Fast immer wird der Patient dadurch in die Kommunikation gebracht und die Situation lässt sich lösen bzw. entspannen. In den wenigen Fällen, in denen dies nicht gelingt, kann man sich dem Patienten auch etwas nähern, um vernehmbarer auf ihn einwirken können und die Vertraulichkeit des Kontaktes zu betonen. Gelegentlich können auch vorsichtige, respektvolle Berührungen an Hand oder Schulter infrage kommen, um Kontakt herzustellen oder den Patienten zu beruhigen. Jegliche Berührung sollte aber vorher angekündigt werden und nur im Konsens erfolgen.

Um die konkrete Praxis zu illustrieren, möchte ich hier wiedergeben, was eine von mir dazu interviewte ehemalige Betreuerin von psycholytischen Sitzungen in Leuners Klinik, mir geschildert hat. Demnach gab es auf der Station vorwiegend Frauen als Betreuerinnen, die eine mütterliche Sphäre verbreiteten und eher freundschaftlich agierten. Doch gab es auch Krankenschwestern, die als »fordernde Mutter« auftraten, z.B. eine pingelige Stationsschwester, die stets für Ruhe und Ordnung sorgte und durch ihre Starrheit für viele Patienten eine Provokation darstellte. Demnach waren die Patienten mit drei Typen von Begleitpersonen konfrontiert: 1. der wärmende und Geborgenheit vermittelnde Typ, 2. der etwas starre, kontrollierende, wenig warme Typ und 3. der (bei männlichen Betreuern vorwiegende) Typ des etwas distanziert wirkenden »Beobachters«. Aufgrund dieser Unterschiede kam es gelegentlich dazu, dass Patienten bestimmte Betreuungspersonen abgelehnt haben. »Insbesondere gab es Zuspitzungen bei dieser etwas starr agierenden Stationsschwester, die vielfach abgelehnt wurde, vor allem von Männern, die Probleme mit diesem Typ hatten. Einige Patienten haben sich diese Betreuerin aber auch gewünscht, da sie diesbezüglich etwas aufzuarbeiten hatten« (Anonymous 1996). Der Umgang ist je nach Patient, dessen Biografie, Persönlichkeit und Bedürfnislage ganz unterschiedlich: »So gab es einen Juristen, der sich ohnehin nicht viel äußerte, der immer auf seinem Bett rumprokelte im Zimmer und wenig sprach. Der ging dann manchmal im Zimmer auf und ab, nahm kaum einmal Kontakt auf. Andere, die eher introvertiert waren, die kuschelten, die sich ganz wohl fühlten dabei. […] Für die Begleiter waren die Introvertierten meist recht mühsam, da sie sich in ihrem Inneren verkrochen und nur kuscheln und sich nicht mit Problemen konfrontieren wollten, nicht viel sagen wollten, lieber nur die Hand halten und gestreichelt werden. Das kann für den Betreuer sehr einschläfernd sein. Hysterische haben häufig etwas Remmidemmi gemacht, manche auch eine regelrechte Show abgezogen, wovon die aber durchaus profitierten; auch was das Lachen der anderen über sie anging. Das waren oft lustige Sitzungen« (Anonymous 1996).

Gelegentlich kann es Phasen größerer Beanspruchung und Aktivität des Therapeuten bzw. des Begleiters geben, beispielsweise bei kritischen, besonders belastenden Phasen für den Patienten, aber auch bei körperlichen Bedürfnissen wie beim Toilettengang oder falls es zu Übelkeit kommen sollte.

Selbsterfahrung von Begleitern und Therapeuten

Für Leuner war es eine Selbstverständlichkeit, dass Begleiter und behandelnde Therapeuten eine Reihe von kontrollierten Selbsterfahrungen durchlaufen sollten. Dies sei wichtig, um die abnormen Erlebnisweisen selber »von innen« erlebt zu haben und notwendig, um

Patienten empathisch und kompetent begleiten zu können. Die ***Europäische Ärztegesellschaft für Psycholytische Therapie (EPT)*** hat fünf Selbsterfahrungen als Voraussetzung für Therapeuten angesehen, die mit der Psycholyse behandeln wollen.

»Acting out« und aktive Abreaktionen

Leuner zufolge haben viele Patienten Erlebnisse während psycholytischer Sitzungen, die sich gut aus der Perspektive der Kinderpsychotherapie bzw. der Spieltherapie verstehen lassen. Bekanntlich wird die psychotherapeutische Behandlung von unter zehn Jahre alten Kindern mittels des freien Spiels mit Puppen, Tieren und anderen Objekten durchgeführt (Melanie Klein, Hans Zullinger; vgl. Axline 1972). Dabei scheint das Kind im Spiel verschiedene Phasen seiner vorhergehenden Entwicklung zu durchlaufen (»revival of emotional phases«). Das Kind gelangt dadurch zu einem unmittelbaren Ausdruck seiner Konflikte durch das Spiel. Dafür wird dem Kind ein maximaler Freiraum für das »Acting out« gewährt. Durch das Acting out im Spiel kommt es bekanntlich oft zur Auflösung der Symptome. Im regressiven Zustand unter der Halluzinogenwirkung reagieren Erwachsene ganz ähnlich wie Kinder. Lienert (1964) hat empirisch unter der Wirkung von LSD eine Rückbildung von Intelligenzfunktionen und ein zur Abstraktion weitgehend unfähiges Denken nachgewiesen. Dies bedeutet, dass nicht nur subjektiv eine Regression erlebt wird, sondern sich die mentalen Fähigkeiten tatsächlich auf eine ontogentisch frühere Stufe, nämlich die des Kindes, zurückbilden. Daher zeigen auch Erwachsene unter LSD häufig motorische Reaktionsmuster und Imaginationen, wie sie für Kinder bei der Spieltherapie typisch sind. Nicht selten erleben sich Patienten als an der Brust saugende Babys und meinen, eine große Mutterbrust über sich zu sehen. Das ist meist begleitet von starken Impulsen zu saugen und dem nachzugehen, z.B. indem am Finger der Begleitperson oder des Arztes gesaugt wird; oft verbunden mit dem Gefühl eines enormen emotionalen (oralen) Hungers. Themen aus der analen Phase, die oft mit Aggression zu tun haben, sind von besonderer therapeutischer Bedeutung. Wenn die beschriebenen Erfahrungen der psychischen Entwicklungsphasen von der imaginativen Ebene in Handeln überführt werden, zeigen sich erstaunliche Parallelen zur Spieltherapie in der Kindertherapie. Leuner maß dem Wiedererleben von kindlichen Entwicklungsphasen große Bedeutung zu und war der Auffassung, dass die Therapie enorm davon profitieren kann, wenn die Erfahrung erkannt und adäquat darauf reagiert wird. Dies kann etwa dadurch geschehen, dass die Patienten ermutigt werden, den Handlungstendenzen stattzugeben; »In our existential communication with the patient we are prepared to satisfy certain frustrated impulses, especially in the oral phase, before we start to interpret their meaning« (Leuner 1063: 72). Leuner verwies in diesem Zusammenhang auf die »symbolische Wunscherfüllung,«, wie sie von der französischen Psychotherapeutin Sechehaye (1952) als eine Methode

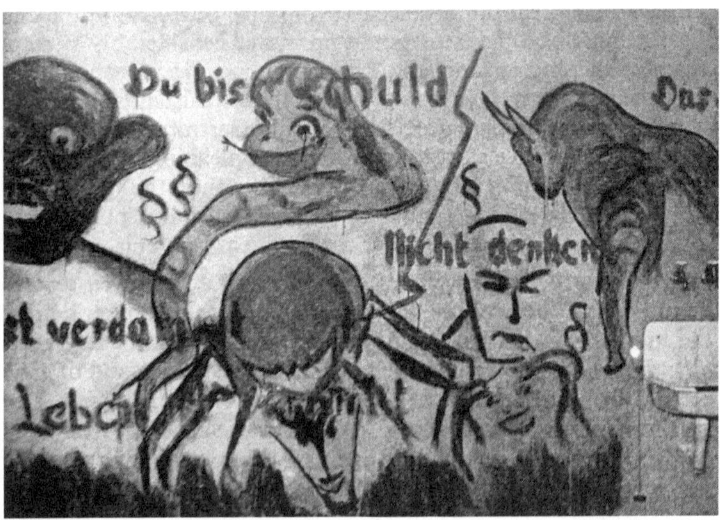

Abb. 9: Speziell hergerichteter Raum in der Klinik von Leuner, wo die Patienten bei Bedarf während der Sitzungen malen, spielen und herumschmieren konnten. Eine Waschgelegenheit ist unten rechts erkennbar.

der »aktiven Psychotherapie« entwickelt wurde. So kann etwa einem Patienten, der sich mit seinem Erleben in der oralen Phase befindet, bei Hungergefühlen ein Apfel gereicht werden, der dann als die nährende Brust erlebt wird, manchmal gar als die Brust selbst. »Therefore we do not shirk the trouble of feeding the patients at these times and of giving them something to drink during the oral phase of psycholytic treatment. During the anal phase the patients are allowed to paint and to smear with paste and paint the walls of an appropriate room« (Leuner 1963: 72, vgl. Abb. 9).

Eine ehemalige Begleitperson (Anonymous 1996) beschreibt solch ein proaktives Vorgehen als Betreuerin: »Es gab einen Patienten, mit dem ich immer wieder im Dreck gespielt habe, einen Pott voll feuchter Kleie hatten wir zur Verfügung. Den haben wir ans Bett gestellt und dann haben wir da drin zusammen rumgematscht, so wie Kinder zusammen spielen. Das fand der Patient unglaublich wohltuend, das hatte er zu Hause nie gemacht. Er durfte sich nie dreckig machen. Und nun kam ein weibliches Wesen, was ihm das nicht nur erlaubte, sondern sogar mit ihm machte. Das war auch eine Art Neu-Erfahrung.« Beim Aufkommen aggressiver Impulse hatten die Patienten die Möglichkeit, auf einen Punching-Ball in einem Raum auf der Station einzuschlagen (Leuner 1996). »Especially in difficult cases of neuroses […] this method of dealing with suppressed psychodynamic material seems on the whole to be the key to successful treatment« (Leuner 1963: 72)

Therapeutischer Körperkontakt

Es fiel schon den ersten LSD-Therapeuten auf, dass Patienten in regressiven Zuständen Unterstützung auch durch Berührung (z.B. Handhalten) benötigen, da sie sich sonst leicht isoliert und verloren fühlen. Dies gilt ganz besonders, wenn stark emotional besetzte Szenen durchlebt werden.

Leuner beschrieb mir gegenüber einige, aus seiner therapeutischen Erfahrung resultierende Grundregeln für körperliche Berührungen:

1. Es sollte mit dem Patienten vor Therapiebeginn über mögliche unterstützende körperliche Berührungen (s.u.) während psychoyltischer Sitzungen gesprochen und sein Einverständnis eingeholt und dokumentiert werden.
2. Körperliche Berührungen sind nur dann anzubringen, wenn das offensichtlich angezeigt ist, z.B. zur Unterstützung bei schwierigen Erlebnissen, zum Beruhigen, zum Trösten.
3. Wenn unterstützende Berührungen angebracht werden sollen, wird der Patient direkt vorher angefragt und sein Einverständnis eingeholt.
4. Letztere Regel gilt nicht für den etwa stündlich hinzukommenden leitenden Therapeuten, der sich – gemäß vorhergehender Absprache – bei Besuchen im Behandlungsraum regelmäßig neben den Patienten auf die Liege setzt, seine Hand hält und mit ihm spricht.
5. Berührungen sind auf bestimmte Körperzonen zu begrenzen. Es gilt die Regel: »Nur von den Schultern aufwärts« (Arme und Hände eingeschlossen).
6. Nach Leuner sind alle Arten von Berührungen zulässig, »die man auch einem Kleinkind gegenüber ausüben würde« (Leuner), z.B. Halten der Hände, sanftes Berühren bzw. Streicheln an Schultern, Armen oder Kopf.
7. Körperarbeit im Sinne einer Forcierung bestimmter Erfahrungen oder kathartischer Reaktionen findet nicht statt.

Da körperliche Berührungen – abgesehen vom Handgeben bei der Begrüßung – im Rahmen konventioneller Psychotherapien unüblich oder gar untersagt sind (Abstinenzregel), ist es gut vorstellbar, dass Berührungen wie die oben beschriebenen als »Übergriff« oder in anderer Weise als problematisch erlebt werden. Dies könnte durch die regressiven Zustände, welche die Patienten typischerweise durchleben, ganz besonders problematisch sein. Die klinische Erfahrung zeigt indessen, dass marginale Formen körperlicher Unterstützung – bei vorhergehender Absprache und klarer Eingrenzung – nicht zu Problemen führen. Zudem besteht durch die Dreiersituation von Patient, Begleitperson und Therapeut eine solide soziale Kontrolle, die die Situation zusätzlich absichert.

In einigen Fällen kann auch ein psychodramatisches Eingehen auf das Erleben des Patienten angezeigt sein. Dabei ist eine erhöhte Toleranz gegenüber einem agierenden Verhalten des Patienten anzusetzen.

Mögliche Komplikationen und ihre Handhabung

Leuner unterscheidet folgende Formen möglicher Komplikationen:

1. ***Zeitweilige Angstreaktionen*** kommen gelegentlich vor, insbesondere in der »Umstellungsphase« zu Beginn der Substanzwirkung, können in der Regel aber durch psychotherapeutische Interventionen und haltgebende Unterstützung, manchmal auch in Kombination mit Berührungen (z.B. Handhalten) leicht aufgefangen werden.
2. Das ***Hängenbleiben in einer Erlebnispassage*** durch eine Überhöhung des Erlebens bis in psychotische Bereiche, wo es zur Fragmentierung des Erlebens und zu einem Stocken des Erlebnisflusses kommt. Grundsätzlich soll der Patient dabei unterstützt werden belastende, aber oft therapeutisch wertvolle, Erfahrungssequenzen »durchzustehen«. Hierbei kann die sensible Ansprache und empathische Führung des Patienten helfen, ggf. unterstützt durch vorsichtige Berührungen.
3. Eine ***subakute Schwächung des Ichs.*** Wie jede Form aufdeckender Psychotherapie kann auch eine psycholytische Sitzung eine zeitweilige Ich-Schwächung hervorrufen. Diese kann subakut als Folge des regressiven Durchlebens einer belastenden Erlebnispassage auftreten, die sich in den Folgetagen als Verstimmung auswirkt. Laut Leuner ist die dadurch hervorgerufene Belastung meist gering und hält kaum länger als einen Tag an. Grundsätzlich gilt, dass » [...] die zeitliche Raffung der Psychotherapie mit einer erheblichen Aktivierung und Verstärkung der emotionalen Abläufe einhergeht. Demnach müssen Fälle mit schweren Frustrationen und nur schwachen Abwehrmechanismen bzw. einer allgemeinen Ich-Schwäche therapeutisch besonders subtil geführt werden« (Leuner & Holfeld 1962: 387). Als temporäre Ich-Schwächung können auch die sog. depressiven Nachschwankungen interpretiert werden. Diese kommen zustande, wenn durch psycholytische Erlebnisse die «narzisstische Balance« des Patienten erschüttert bzw. labilisiert wird. Das betrifft beispielsweise Erschütterungen im Bereich des Selbstbildes bzw. des Ich-Ideals.
4. Eine andere Form der ***Ich-Schwächung*** kann auftreten, wenn die Länge der Intervalle zwischen den psycholytischen Sitzungen zu kurz gewählt wird. Zu kurze Intervalle, aber auch eine mangelhafte therapeutische Aufarbeitung zwischen den Sitzungen, können zu einer Ich-Schwächung führen. Flashback-Phänomene werden von Leuner (1987: 157) als Zeichen einer unerwünschten Ich-Schwächung gewertet. Ihm zufolge soll das therapeutische Vorgehen so ausgelegt sein, dass der Patient bei stationärer Intervallbehandlung bzw. ambulanter Behandlung stets in der Lage bleibt, seinen beruflichen Verpflichtungen nachzukommen. Tritt eine Ich-Schwächung auf, so werden für einige Wochen keine weiteren Sitzungen durchgeführt, während die psychotherapeutischen Gruppen- und Einzelbehandlungen fortgeführt werden (Leuner 1967c: 112).

5. ***Als Phänomen der paradoxen Gewöhnung*** beschreibt Leuner die Beobachtung, dass eine Person, die über längere Zeit mit einer konstanten Dosis behandelt wurde, plötzlich unerwartet regelmäßig in die stagnierend-fragmentarische Verlaufsform gerät. Die Dosis des Halluzinogens müsse dann um etwa die Hälfte reduziert werden, um wieder in die kontinuierlich-szenische Verlaufsform zu kommen. »Beobachtungen weisen darauf hin, dass hier psychische Momente eigener Art im Spiele sind. Die Persönlichkeit kann nämlich durch eine große Anzahl von LSD-Sitzungen in höchstem Maße emotional aufgelockert bzw. labilisiert werden. So kann (...) eine mehr zwanghaft strukturierte Persönlichkeit (...) vorübergehend eine mehr hysterische Struktur [annehmen]« (Leuner 1962: 45). Zu häufige Sitzungen können demnach eine »Hysterisierung« bzw. »Neurotisierung« mit sich bringen. Aus psychodynamischer Sicht wäre dies als Versagen der Abwehrmechanismen mit drohender Überschwemmung der Person mit unbewussten Inhalten zu interpretieren, was zu einer «Umstellung im Abwehrrepertoire« führt. Abhilfe kann über eine Reduktion der Dosis und/oder der Sitzungsfrequenz geschaffen werden.
6. In seltenen Fällen können ***späte Nachreaktionen*** vorkommen, die noch nach Wochen oder Monaten auftreten können. Diese tendieren dazu, völlig unerwartet aufzutreten, und können nicht immer vom Patienten selbst aufgefangen werden. Solche Nachreaktionen können psychiatrischen Störungen ähnlich sehen und durchaus auch zu einer stationären psychiatrischen Behandlung führen. Es scheint sich dabei am ehesten um psychogene Psychosen zu handeln. »Diese Phänomene sind mit Sicherheit nicht toxisch bedingt, sondern müssen als psychogen betrachtet werden. (...) Sie hinterlassen den Eindruck, dass gewisse latent bereitliegende Abläufe durch wiederholte LSD-Gaben in Gang gebracht werden und sich dann aus sich selbst heraus selbständig machen, um als isolierte psychotische Phänomene (psychogener Art) weiterzulaufen« (Leuner 1962: 45f.). Aus psychodynamischer Perspektive sieht man in solchen Fällen eine Schwächung von vorher gut aufgestellten Abwehrmechanismen, die dann durch aktuelle Anlässe (z.B. eine Zahnoperation) überfordert würden (Leuner 1967c:114).
7. Auch wenn in einschlägigen Publikationen immer wieder auf das Risiko von ***psychotischen Nachreaktionen*** hingewiesen wurde, so ist mir bei den mehr als 250 Sitzungen, die ich bei Leuner beobachten konnte, nicht eine solche Reaktion begegnet. Das mag mit der sorgfältigen Anamnese, der strengen Indikationsstellung und der Vorauswahl der Patienten zusammenhängen.

Ökonomische Aspekte

Leuner hält den Aufwand für die psycholytische Behandlung für nicht gering. Er hat sich wiederholt bemüht aufzuzeigen, dass es sich dabei nicht nur um einen »vertretbaren« Behandlungsaufwand, sondern aufgrund der Beiziehung von Begleitpersonen für die psycholytischen Sitzungen faktisch um eine eher kostengünstige Behandlungsform handelt.

In den wöchentlichen psycholytischen Sitzungen werden fünf Patienten behandelt, für die jeweils eine Begleitperson bereitgestellt werden muss, die für etwa 6–7 Stunden beansprucht wird. Alle fünf Patienten werden während der Sitzungen von einem Arzt betreut.

Im Durchschnitt werden bei dem oben vorgestellten stationären Behandungsmodell (bzw. der Intervalltherapie) für jeden Patienten pro psycholytischem Behandlungstag für 6–7 Stunden eine Begleitperson und für etwa 3,5 Stunden ärztliche Arbeitszeit (inkl. Einzel- und Gruppentherapie) beansprucht. Bei einer Gesamtbehandlungsdauer von 10 bis 40 Wochen und durchschnittlich 12 psycholytischen Sitzungen wären also etwa 100 Stunden Arbeitszeit für die Begleiter und 40 Stunden für den Arzt zu veranschlagen. Dazu kommen 10 bis 20 Einzel- und Gruppentherapiesitzungen in den Wochen zwischen den psycholytischen Sitzungen, so dass sich für den Arzt insgesamt ein Arbeitspensum von etwa 65 Stunden pro Behandlungsfall ergibt.

Die von Leuner behandelten Fälle waren zu 70–80 Prozent schwere, chronifizierte neurotische Störungen, die einer konventionellen Psychotherapie nicht zugänglich waren. Es ist leicht einsehbar, dass diese Fälle auch mit der Psycholyse einen größeren Behandlungsaufwand erfordern. Bei diesen Fällen wäre – wenn sie einer konventionellen Psychoanalyse zugänglich wären – mit einer Behandlungsdauer von 500–1000 Stunden und mehr zu rechnen. Die Inanspruchnahme des Therapeuten liegt demnach – im Vergleich zur konventionellen Methode – bei einem Sechstel bis einem Zehntel. Verglichen mit der Dauer einer beim Patienten wirksamen Therapie, beträgt die Inanspruchnahme des Arztes nur ein Viertel davon. Demzufolge wäre die Psycholyse eine ökonomisch vergleichsweise günstige Behandlung.

Literatur

Anonymous (1996) Interview von Torsten Passie mit einer ehemaligen Begleiterin von psycholytischen Sitzungen in der Klinik von Hanscarl Leuner, Göttingen, Mai 1996 [Transkript]

Arendsen Hein GW (1963) LSD in the Treatment of Criminal Psychopaths. In: Crocket R, Sandison RA, Walk A (eds.) Hallucinogenic Drugs and their Psychotherapeutic Use. London: H.K. Lewis, S. 101–106

Axline VM (1972) Kinder-Spieltherapie im nicht-direktiven Verfahren. München: Ernst Reinhardt

Baer GA (1967) Statistical Results on reactions of Normal Subjects to the Psilocybin Derivates CEY 19 and CZ 74. In: Brill H (ed.) Neuro-Psycho-Pharmacology. Amsterdam, New York, London, Milan, Tokyo, Buenos Aires: Excerpta Medica 1967, p. 400–404

Baer GA (1967) Über die psychopathologische Wirkung zweier neuer Halluzinogene der Psilocybingruppe. Göttingen: Universität Göttingen Diss. Med.

Bolle RH (1985) Traumerleben bei einer subnarkotischen Dosis des Anästhetikums KETANEST. Göttingen: Universität Göttingen: Diss. Med.

Bolle RH (1988) Am Ursprung der Sehnsucht. Tiefenpsychologische Aspekte veränderter Wachbewusstseinszustände am Beispiel des Anästhetikums KETANEST. Berlin: Verlag für Wissenschaft und Bildung

Bolle RH (1994) Übertragung und Gegenübertragung in der Psycholytischen Therapie. In: Dittrich A, Hofmann A, Leuner H (Hrsg.) Welten des Bewusstseins Band 4. Berlin: Verlag für Wissenschaft und Bildung, S. 129–138

Breuer J, Freud S (1895/1952) Studien über Hysterie. In: Freud S. Gesammelte Werke Bd. 1: Werke aus den Jahren 1892–1899. London: Imago, S. 75–312

Caldwell WV (1968) LSD Psychotherapy. An Exploration of Psychedelic and Psycholytic Therapy. New York: Grove Press

Carhart-Harris R, Williams TM, Sessa B, Tyacke J, Rich AS, Fielding A, Nutt DJ (2010) Rthe Adminsitration of Psilocybin to Healthy, Hallucinogen-Experienced Volunteers in a Mock-Functional Magnetic Resonance Imaging Environment: A Prelimnary Investigation of Tolerability. Journal of Psychopharmacology 25: 1562–1567

Chandler AL, Hartmann MA (1960) Lysergic Acid Diethylamide (LSD-25) as a Facilitating Agent in Psychotherapy. Archives of General Psychiatry 2: 286–299

Cohen S, Eisner BG (1959) Use of Lysergic Acid Diethylamide in a Psychotherapeutic Setting. Archives of Neurology and Psychiatry 81: 615–619

Cutner M (1959) Analytic Work with LSD 25. Psychiatric Quarterly 33: 715–757

Eisner BG (1959) Observations on Possible Order Within the Unconscious. In: Bradley PB, Deniker P, Radouco-Thomas C (eds.) Neuro-Psychopharmacology. Amsterdam, London, New York, Princeton: Elsevier, pp. 438–441

Eisner BG (1963) The Influence of LSD on Unconscious Activity. In: Crocket, Richard / Sandison RA, Walk A (eds.) Hallucinogenic Drugs and their Psychotherapeutic Use. London: H.K. Lewis, S. 141–145

Foulkes SH (1964) Gruppenanalytische Psychotherapie. München: Kindler

Fromm-Reichmann F (1950) Principles of Intensive Psychotherapy. Cicago, Ill: Chicago University Press

Grinberg, Langer M, Rodrigue E (1972) Psychoanalytische Gruppentherapie. München: Kindler

Grof S (1968) Tentative Theoretical Framework for Understanding Dynamics of LSD Psychotherapy. In: Shlien JM (ed.) Research in Psychotherapy III. Washington, DC: American Psychological Association, pp. 449–465

Grof S (1978) Topographie des Unbewussten. Stuttgart: Klett-Cotta

Grof S, Soskin RA, Richards WA, Kurland AA (1973) DPT as an Adjunct in Psychotherapy of Alcoholics. International Pharmacopsychiatry 8: 104–115

Hasler F Bourquin D Brenneisen R Bär T, Vollenweider FX (1997) Determination of psilocin and 4-hydroxyindole-3-acetic acid in plasma by HPLC-ECD and pharmacokinetic profiles of oral and intravenous psilocybin in man. Pharmaceutica Acta Helvetiae, Vol. 72, Iss.3, p. 175-184

Hausner M, Segal E (2009) LSD: the Highway to Mental Health. Malibu, CA: ASC Books

Lienert, GA (1964). Belastung und Regression. Versuch einer Theorie der systematischen Beeinträchtigung der intellektuellen Leistungsfähigkeit. Meisenheim am Glan: Verlag Anton Hain.

Leuner H (1958) Über Modellpsychosen. Wiener medizinische Wochenschrift 108: 1091

Leuner H (1959) Psychotherapie in Modellpsychosen. In: Speer E (Hrsg.) Kritische Psychotherapie. München: J.F. Lehmanns 1959, S. 94–102

Leuner H (1961) Über die Ursachen von Bewusstseinsstörungen bei experimentellen Psychosen. Medicina Experimentalis 5: 224–232

Leuner H (1962) Die experimentelle Psychose. Berlin, Göttingen, Heidelberg: Springer 1962

Leuner H (1963) Psychotherapy with Hallucinogens: A Clinical Report with Special Reference to the Revival of Emotional Phases of Childhood. In: Crocket, Richard / Sandison, Ronald A, Walk A (eds.) Hallucinogenic Drugs and their Psychotherapeutic Use. London: H.K. Lewis, pp. 67–73

Leuner H (1966) Psychotherapie mit Hilfe von Halluzinogenen. Arzneimittelforschung 16: 253–255

Leuner H (1967a) Die Psycholytische Therapie im Dienste der Rehabilitation. Ergebnisse und Kasuistik. Psychotherapy and Psychosomatics 15: 40

Leuner H (1967b) Psycholytic Therapy as an Instrument for Rehabilitation. Göttingen, unveröffentlichtes Manuskript

Leuner H (1967c) Present State of Psycholytic Therapy and its Possibilities. In: Abramson HA (ed.) The Use of LSD in Psychotherapy and Alcoholism. Indianapolis, New York, Kansas City: Bobbs Merrill, pp. 101–116

Leuner H (1969) LSD zur psycholytischen Behandlung? Medizinische Klinik 64: 1220

Leuner H (1971) Halluzinogene in der Psychotherapie. Pharmakopsychiatrie - Neuropsychopharmakologie 4: 333–351

Leuner H (1978) Regression – Die Entwicklung eines Begriffes und ihre Bedeutung für therapeutische Konzepte. Zeitschrift für psychosomatische Medizin und Psychoanalyse 24: 301–318

Leuner H (1987) Die Psycholytische Therapie: Durch Halluzinogene unterstützte tiefenpsychologische Psychotherapie. In: Dittrich A, Scharfetter C (Hrsg.) Ethnopsychotherapie. Stuttgart: Enke, S. 151–161

Leuner H (1992) Psycholytische Therapie. In: Battegay R, Glatzel J, Pöldinger W, Rauchfleisch U (Hrsg.) Handwörterbuch der Psychiatrie. 2. Aufl. Stuttgart: Enke, S. 486–48

Leuner H (1994) Hallucinogens as an Aid in Psychotherapy: Basic Principles and Results. In: Pletscher A, Ladewig D (eds.) 50 Years of LSD. Current Status and Perspectives of Hallucinogens. New York, London: Parthenon, S. 175–190

Leuner H, Passie T (1995) Gespräch zwischen Hanscarl Leuner und Torsten Passie, Göttingen 29.11.1995

Leuner H (1996) Persönliche Mitteilung

Leuner H (1998) Argumente für die Psycholytische Therapie. In: Verres R, Leuner H, Dittrich A (Hrsg.) Welten des Bewusstseins Bd. 7. Berlin: VWB, S. 83–91

Leuner H, Baer G (1965) Two New Short-Acting Hallucinogens of the Psilocybin Group. In: Bente D, Bradley PB (eds.) Neuro–Psychopharmacology Vol. 4. Amsterdam, London, New York: Elsevier, S. 471–473

Leuner H, Holfeld H (1962) Ergebnisse und Probleme der Psychotherapie mit Hilfe von LSD-25 und verwandten Substanzen. Psychiatria et Neurologia 143: 379–391

Leuner H, Holfeld H (1964) Psycholysis – Psychotherapy Under the Influence of Hallucinogens. Physicians Panorama 2: 13–16

Leuner H, Nischk P (1976) Gespräch mit Prof. Hanscarl Leuner. In: Nischk P. Kursbuch für die Seele. München, Gütersloh, Wien: Bertelsmann, S. 171–182

Ling TM, Buckman J (1963) Lysergic Acid (LSD 25) and Ritalin in the Treatment of Neurosis. London: Lambarde Press

Rosen JN (1964) Psychotherapie der Psychosen. Stuttgart: Hippokrates

Sandison, RA (1954) Psychological Aspects of the LSD Treatment of the Neurosis. Journal of Mental Science 100: 508–518

Schlichting M (1989) Psychotrope Eigenschaften des Phenethylamins DMM-PEA (2,5-Dimethoxy-4-Methyl-Phenäthylamin). Göttingen: Unveröffentlichtes Manuskript

Sechehaye MA (1952) Symbolic Realization. New York: International University Press

Soskin RA (1975) Dipropyltryptamine in Psychotherapy. Current Psychiatric Therapies 15: 147–156

Soskin RA , Grof S, Richards WA (1973) Low Doses of Dipropyltryptamine in Psychotherapy. Archives of General Psychiatry 28: 817–821

Wieser S (1960) Phantastika in der psychiatrischen Therapie und zur Frage der exogenen Reaktionstypen. Wiener medizinische Wochenschrift 110: 719–720

Kreatives Gestalten in der Psycholytischen Therapie

Ralf Bolle

In dem Setting, das Leuner für die Psycholyse und die Katathym-imaginative Psychotherapie nutzte, bezog er sich in der Nachbearbeitung auf das schriftliche Protokoll und die gemalten Bilder. Während der psycholytischen Sitzungen konnten die Patienten eigene Musik hören, die sie je nach Stimmungslage auswählten. In der Analytischen Psychologie C. G. Jungs gibt es eine lange Tradition der Einbeziehung von Bildern in die Therapie. Vielleicht lag es Leuner, der von einem Jungianer analysiert wurde, von daher näher, ebenfalls bildnerische Mittel zu nutzen. Ich möchte mich im Folgenden dem therapeutischen Umgang mit gemalten Bildern widmen, obwohl aus meiner Sicht alle künstlerischen Therapien geeignet sind, den impliziten Prozessen, wie sie in der Psycholyse angestoßen werden, einen geeigneten Resonanzraum zu bieten.

Psycholyse und Kunst

Tiefgehend veränderte Wachbewusstseinszustände, wie sie durch Halluzinogene und andere psychotrope Substanzen hervorgerufen werden, fordern prinzipiell die Kreativität heraus: Neues und Unbekanntes will integriert, eingeordnet, mitgeteilt und verstanden werden.

In den 1960er Jahren bildete sich sogar eine eigenständige »psychedelische Kunst« heraus, die nach ästhetischen Antworten auf die Erfahrungen unter der Wirkung psychoaktiver Substanzen suchte. Die weite Verbreitung solcher Substanzen in der Pop-Kultur führte zu tiefgreifenden Veränderungen künstlerischer Ausdrucksmöglichkeiten. »Der psychedelische Stil war das Ergebnis eines ungemein produktiven Wechselspiels zwischen Kunst, Technik, Drogenkultur, Musik und zahlreichen weiteren Einflüssen, die eine außergewöhnliche, zutiefst vom Geist der Emanzipation und der Freiheit durchdrungene Ästhetik hervorgebracht haben. Außerordentlich bedeutsam war zudem der ‚environmentale' Aspekt der psychedelischen Kunst und Kultur – jene durch die Erweiterung des Bewusstseins angestoßene Erweiterung des Formen-, Farb- und Medienspektrums, die zugleich mit einer neuen Raumerfahrung einherging. Eine weitere zentrale Errungenschaft der Bewegung, die schließlich in einer neuen – je nachdem als Intermedia-, Multimedia- oder Mixed-Media-Kunst bezeichneten – Hybrid-Kunst kulminierte, war die Verschmelzung ganz unterschiedlicher künstlerischer Techniken« (Grunenberg et al. 2006: 7). Diese Kunstrichtung ereilte jedoch ein ähnliches Schicksal wie die Therapien mit psychoaktiven Substanzen: »Die wuchernden Formen, der bunte Farbenrausch und die allumfassende formale Entropie psychedelischer Kunst stoßen bis heute auf ästhetische Abscheu und intellektuelle Arroganz. Die scheinbare Frivolität psychedelischer Werke und Artefakte, ihre mutmaßliche Nähe zum Kitsch und anderen dekadenten Formen der Massenkultur gelten als Mangel an Substanz. Ihr radikaler ästhetischer, politischer und gesellschaftlicher Ansatz, so scheint es, verschwindet hinter einem Schleier aus bunten Farben, Allovermustern und der generellen Lust an dekorativem Überschwang« (Grunenberg 2006: 11).

Die gesellschaftlichen und akademischen entwertenden Vorbehalte ähneln jenen, mit denen sich die Psycholytische bzw. Psychedelische Therapie auseinandersetzen muss. Insbesondere der Kitsch-Vorwurf ist zu überdenken, ist Kitsch doch lediglich der geradlinigste Weg, im Betrachter bedeutsame Grund-Gefühle direkt und unverschleiert zu größtmöglicher Resonanz zu bringen. Nicht wenige Bilder, die im therapeutischen Kontext entstehen, sind in diesem Sinne Kitsch. Aber sie erlangen ihre therapeutische Kraft gerade dadurch, dass sie die hohe affektive Aufladung »containen« und dadurch in die therapeutische Beziehung einbringen können.

In der Zusammenschau zeigt sich, dass Erlebnisse unter psychoaktiven Substanzen ihrer Natur nach zur aktiven Verarbeitung durch Handlungen (Kunst, Musik, Tanz u.ä.) drängen. Es scheint somit eine starke Verbindung zum Handlungsausdruck und Handlungsdialog zu geben, welche die oft stille meditative Selbstversunkenheit der psycholytischen Erfahrung transzendieren will.

Aus der Perspektive der psychodynamischen Therapien möchte ich diese Verbindung zwischen psycholytischer Erfahrung und kreativem Ausdruck näher beleuchten.

Zur Bedeutung des Handlungsraumes

In den Settings der Psycholytischen und Psychedelischen Therapie wurden verschiedene nicht-sprachliche Strukturierungsmöglichkeiten der Erfahrung genutzt. Musik, Körperübungen, Achtsamkeitsübungen, aber auch visuelle Gestaltungen des Behandlungsraumes (Farben, Ornamente, spirituelle Bilder u.a.) können dazu gehören.

Insbesondere nach den psycholytischen Sitzungen scheint eine Aktivierung kreativer Impulse nachzuwirken. Es ist eine wichtige Funktion der begleitenden Psychotherapie, diese Impulse in der Nachbearbeitung aufzugreifen und besonders die teils präverbalen und präsymbolischen Erfahrungen in einen symbolischen Ausdruck zu transformieren, mit dem sich das Alltagsbewusstsein dann in Resonanz bringen kann.

Dem psychodynamischen Verständnis folgend, ist die psycholytische Erfahrung vor allem im Bereich der frühen Selbst-Organisation zu verorten: vor allem die frühen Phasen der Selbst-Struktur wie Auftauchendes Selbst, Kern-Selbst und Interaktionelles Selbst prägen die Wahrnehmung. Neben den Anforderungen an Beziehungsqualitäten einer frühen, haltenden Umgebung, stehen auch die »handelnden und spielerischen

Ausdrucksmöglichkeiten im Handlungsraum« in natürlicher Verbindung zur psycholytischen Erfahrung. Die Phänomene des Übergangsraumes und der Übergangsobjekte (Winnicott 1951, 1979) wie auch der Inszenierung von unbewussten Inhalten (Mentzos 2012) bieten sich hier zur konzeptuellen Orientierung an.

Da präverbale und präsymbolische Inhalte als wirkmächtiger Hintergrund in der psycholytischen Erfahrung aktiviert sind, prägen oft archaische Primärgefühle (Freude, Trauer, Ärger, Furcht/Angst, Überraschung und Ekel), Vitalitätsgefühle (Kraft, Lebendigkeit, Dynamik und Rhythmik der Intensität von Erfahrungen) ebenso wie implizite Beziehungsmuster das Erleben der Teilnehmenden. Dieser dynamische Hintergrund ist im Wesentlichen durch nicht direkt wahrnehmbare transphänomenale Steuerungssysteme geprägt, die das vordergründig ästhetisch-symbolische Erleben durchdringen. Beide Erlebnisräume sind aber gleichermaßen für die Gesamtheit der psycholytischen Erfahrung und deren therapeutischer Wirkung von Bedeutung.

Neben der narrativen Integration über die sprachliche Durcharbeitung der Inhalte und die Eingliederung der Erlebnisinhalte in die biografische Lebensgeschichte ist das Aktualisieren und Durcharbeiten im Handlungsraum von großer Bedeutung. Nur darüber können die impliziten Handlungsmuster erlebbar und sichtbar gemacht werden – und zwar so, dass sie sich auch in der symbolischen Durcharbeitung spiegeln können (Bolle 2008, 2019).

Carl Gustav Jung (1916) hat den seelischen Drang, starke emotionale und für das Alltagsbewusstsein schwer fassbare Erfahrungen in symbolische Inhalte zu transformieren, als »transzendente Funktion« bezeichnet. Dadurch wird die Kommunikation zwischen bewusster Einstellung und unbewussten Inhalten in einem kreativen und dialogischen Sinne möglich. Die transzendente Funktion kann insbesondere durch künstlerische therapeutische Methoden aktiviert und für den therapeutischen Prozess nutzbar gemacht werden. Durch handelndes Durcharbeiten können mehrere Ebenen der psycholytischen Erfahrung miteinander verbunden und nachhaltig im Bewusstsein verankert werden.

Zur Konzeption des Handlungsraumes

Der Handlungsdialog mit dem künstlerischen Werk wird zu einem bedeutsamen Ort der therapeutischen Erfahrung. In diesem »Spiel-Raum« (Winnicott 1951) können früheste innere Handlungsmuster und körperlich-seelische Engramme Ausdruck finden und so erlebbar, modifizierbar und kreativ erweiterbar werden. Das Handlungserleben im künstlerischen Arbeiten steht dabei in enger Beziehung zum Erleben und Inszenieren innerer Bilder.

Einige psychodynamische Konzepte beziehen die ästhetische Erfahrung in der künstlerischen Arbeit explizit als Transformationsprozess von seelischen Inhalten ein.

Unter ästhetischer Erfahrung wird das Oszillieren zwischen selbstversunkenem künstlerischen Handeln einerseits und reflektierender Distanz zum Werk andererseits verstanden. Handlungsraum und Reflexionsraum ergänzen sich so gegenseitig. Gemäß diesen Konzepten werden die ersten sinnlichen Erfahrungen des Babys in psychomotorischen Engrammen gespeichert, die das Un-Gedachte und Nicht-Symbolische zu konzeptualisieren versuchen. Götzmann (2011) stellt die These auf, dass Kunst eine spezifische Form der Evokation und der Transformation intensiver psychischer Erfahrungen darstellt, die für eine nicht-begriffliche Repräsentation dieser Erfahrungen besonders geeignet ist. Er bezieht sich auf den Psychoanalytiker Bion (1992), der die tiefen unbewussten Schichten, die er in ihrer sinnlichen Unmittelbarkeit der nicht repräsentierbaren Sinnesdaten mit O (für Origin/Ursprung) bezeichnet. Dies sind Bereiche, die zwar prinzipiell zum Psychischen gehören, aber dort nicht oder noch nicht repräsentierbar sind. Dieser Bereich kann in Form eines plötzlichen Erlebens (z.B. in einer psycholytischen Sitzung) evoziert werden, was dem Erlebenden den Eindruck einer »unmittelbaren Wahrheit« vermittelt. Das kann sowohl im künstlerischen Arbeiten geschehen (Handlung) als auch im aktiven Erleben (Imagination); also in jenen Bereichen, in denen Menschen spielerisch tätig sind: im Handeln und/oder Imaginieren.

In psychischen Transformationsprozessen werden die psychisch nicht repräsentierbaren Erlebnisanteile (Beta-Elemente) in erste mentale Bausteine (Alpha-Elemente) verwandelt, welche die Bauelemente von Träumen, Fantasien und Gedanken darstellen.

Künstlerisches Arbeiten und Erleben kann eine Transformation und Wandlung in bewusstseinsnähere Elemente anstoßen und fördern. Wenn die ästhetische Erfahrung durch eigenes künstlerisches Arbeiten und/oder Erleben tief berührt, wenn man also im romantischen Sinne »ergriffen« wird und subjektiv bedeutsame schöpferische Prozesse angestoßen werden, kann dies zu einer erweiternden Umstrukturierung der Innenwelt führen.

In diesem Wandlungsprozess werden nicht-symbolische, somit nicht psychisch repräsentierbare seelische Inhalte in die bewusste Erfahrung überführt. In vielen ästhetischen Prozessen können durch die Materialerfahrungen in differenzierter Weise feine seelische Regungen und Stimmungen ausgedrückt und erlebt werden – mehr als dies für viele Menschen im Symbolraum der Sprache möglich ist.

Psychische Erfahrungsbereiche, die aus biografisch bedingten oder kulturellen Gründen nicht integrierbarer Teil der Psyche werden konnten, können durch schöpferische Prozesse in psychisch integrierbare Elemente gewandelt und darüber Teil des symbolischen seelischen Raums werden. In dieser Weise kann die ästhetische Erfahrung als Behältnis (Container) für nicht integrierte psychische Elemente dienen, die im Kontext der therapeutischen Beziehung gewandelt, bearbeitet und integriert werden können.

Bollas (1997: 44) spricht davon, dass die Ursprünge der ästhetischen Erfahrung mit dem »ungedacht Bekannten« der frühen Mutter-Kind-Beziehung im Zusammenhang stehen. Aus seiner Sicht besteht die ästhetische Erfahrung in einem »nicht begrifflichen Vergegenwärtigen, das sich in einem Gefühl des Unheimlichen mitteilt«. Damit ist ein bedeutender Punkt benannt; nämlich jener, dass Neu-Gestaltungen seelischer Landschaften oft mit dem Gefühl des Un-Vertrauten, des Un-Bekannten, des Nicht-Anwesenden, eben letztlich mit dem Ängstigenden assoziiert sind. Im psychodynamischen Sinne bedeutsame ästhetische Erfahrungen stehen also immanent im Bezug zum Nicht-Heimatlichen, dem Un-Heimlichen.

Zum therapeutischen Umgang mit dem Bild

In tiefenpsychologisch fundierten Psychotherapien werden häufig gemalte Bilder der Patientinnen und Patienten in den therapeutischen Prozess mit eingebunden. Daher möchte ich kurz auf die therapeutischen Möglichkeiten im Umgang mit Bildern eingehen.

Joy Schaverien (1991), britische Künstlerin und analytische Kunstpsychotherapeutin, hat eine Terminologie vorgeschlagen, die eine differenzierte Betrachtung der unterschiedlichen symbolischen Qualitäten ermöglicht. Grundsätzlich unterscheidet sie zwischen den *diagrammatic pictures* und den *embodied images*. Dies ist ein sehr nützlicher und praxisorientierter Weg, zwischen Gestaltungen zu unterscheiden, die vorwiegend Gedanken oder mentale Konzepte illustrieren, und jenen, in denen die psychomotorische und sinnliche Materialerfahrung, das »Fantasieren im Material« und der Bezug zu unbewussten Gestaltungskräften im Vordergrund stehen. »Das diagrammatic picture ist in der Regel eine Annäherung an ein zuvor mental wahrgenommenes inneres Bild. (…) Es ist der Versuch, (...) das Bild, das man vor dem geistigen Auge gesehen hat, umzusetzen und abzubilden. (…) Dieser Prozess (…) ist normalerweise ein bewusstes Anliegen (…) und die Ausführung und Durcharbeitung dieses Bildtypus ist oft im Gebrauch des Materials deutlich kontrolliert, oft auch figurativ und detailgenau. Das diagrammatische Bild kann eine Illustration oder eine Beschreibung eines Gefühls sein, aber es ist keine prozesshafte Verkörperung dieser Emotion selbst (…) Es kann aber sehr gut eine Kommunikationshilfe darstellen« (Schaverien 1991, 86).

Die Bedeutung und die Inhalte des Bildes müssen also in Worten nacherzählt und narrativ eingebunden werden. Das Bild kann nicht für sich selbst stehen, es benötigt weiterführende und vertiefende Beschreibungen und Ausführungen durch denjenigen, der es geschaffen hat; es benötigt eine narrative Einbettung in den therapeutischen Kontext.

In einem *embodied image* gewinnt die Materialerfahrung und der Prozess der Auseinandersetzung mit dem Material, also das Fantasieren im Material, allmählich Vorrang

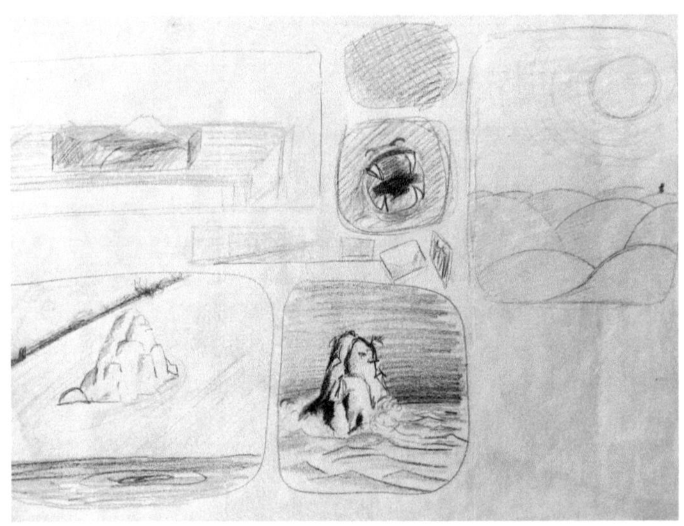

Abb. 10: »Diagrammatic Image«
DIN A2, Papier, Bleistift, 1 Woche nach der Sitzung.
Die Zeichnung greift einzelne Aspekte der psycholytischen Sitzung auf und versucht, sie auf dem Blatt zueinander in Verbindung zu bringen (stagnierend-fragmentarischer Verlauf).

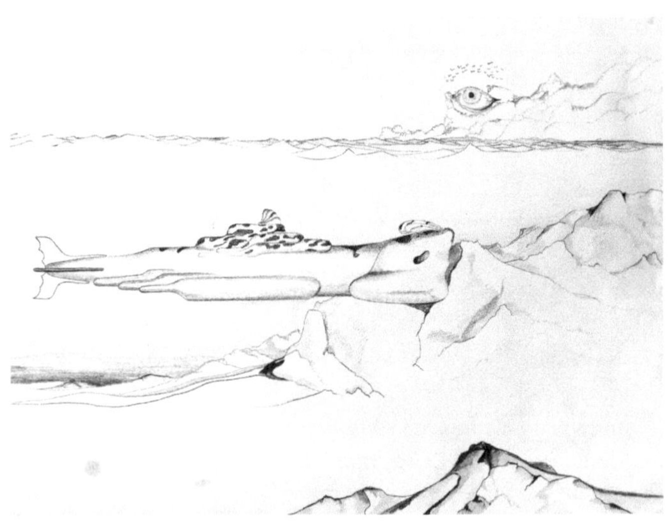

Abb 11: »Diagrammatic Image«
DIN A2, Papier, Bleistift, 4 Wochen nach der Sitzung.
Das Bild braucht eine begleitende Erzählung, die die Inhalte mit Bedeutung auflädt und das Wann, Wo, Wer, Warum weiter erläutert.

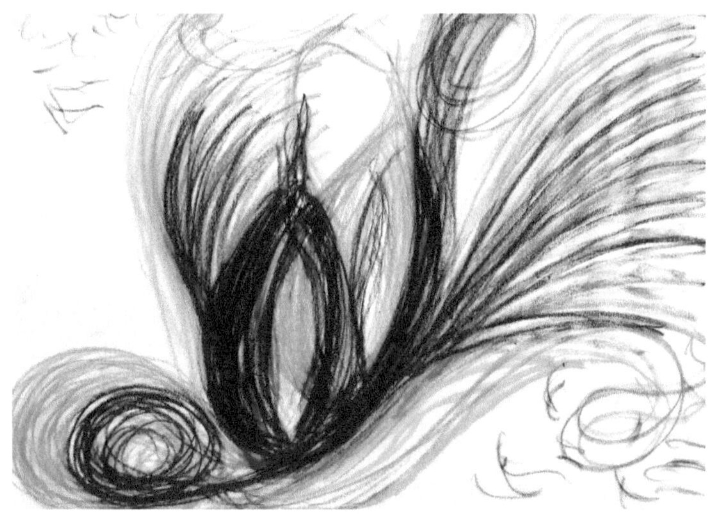

Abb. 12: »Embodied Image«
DIN A2, Papier, Wachsmalkreiden, 3 Tage nach der Sitzung.
Im Vordergrund steht die Materialerfahrung, die rhythmischen Körperbewegungen in den Urformen. Bei der Gestaltung geht es mehr um das sinnliche Erleben während der Gestaltung und nicht um das symbolische Erzählen einer Geschichte.

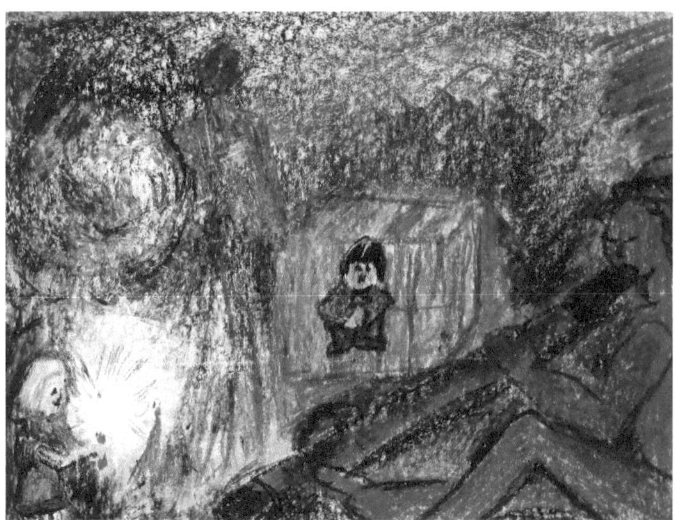

Abb. 13: »Embodied Image« / »Empowered Image«
DIN A2, Papier, Wachsmalkreiden, 2 Wochen nach der Sitzung.
Zwar steht die Materialerfahrung im intensiven Farbauftrag im Vordergrund, aber gestalterische Elemente (Figuren, Feuer) verweisen auf ästhetische Bearbeitung bedeutsamer Inhalte der Sitzung.

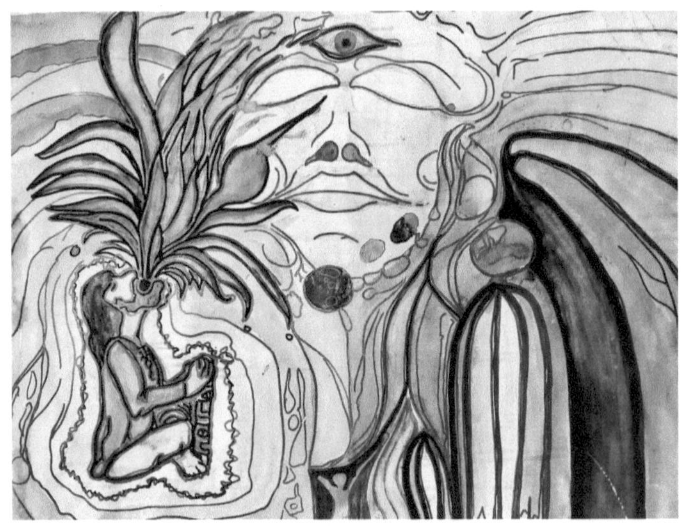

Abb. 23: »Empowered Image«
DIN A2, Papier, Aquarellfarben, Filzstift, 2 Wochen nach der Sitzung.
Symbolisch-szenische Verdichtung wichtiger Inhalte aus der psycholytischen Sitzung.

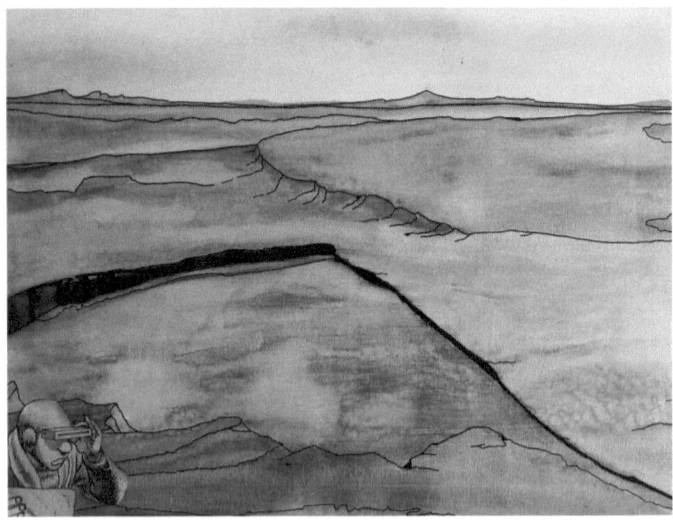

Abb. 15: »Talisman«
DIN A1, Leinwand, Collage, Aquarellfarben, Filzstift, Monate nach den Sitzungen.
Innere Themen über mehrere psycholytische Sitzungen hinweg wurden in eine ästhetische Form gebracht, die die Autorin über längere Zeit begleiteten.

über die ursprüngliche Intention, ein zuvor wahrgenommenes inneres Bild gestalterisch direkt umzusetzen. In diesem Bildtypus sind bewusste und unbewusste Elemente komplex miteinander verwoben, so dass das Bild nicht mehr als einfache Illustration innerer Bilder oder Gedanken dienen kann. Durch die Auseinandersetzung mit dem Material entsteht eine Dynamik, die dem Bild eine eigene Lebendigkeit, ein eigenes Wesen verleiht, zu dem die Schaffende in Beziehung tritt.

In gewissem Sinne findet so auch ein ***Assoziieren*** im Material statt. Das Bild und das Material setzen dem kreativen Impuls einen Widerstand entgegen. Es lässt sich nicht so gestalten, dass es direkt dem inneren Bild entspricht, sondern es entwickelt eine eigene Form und einen eigenen Ausdruck. So erlebt die gestaltende Person diesen Vorgang der Entstehung als ein Beziehungsgeschehen in Relation zum Werk. Die sinnlichen und körperlichen Erfahrungen mit dem Material begünstigen die innere Auseinandersetzung mit Emotionen und Gedanken, die sich als Bewegungsspuren, als strukturelle und formale Dimensionen im Bild zeigen können. Neben eher bewussten inhaltlichen Aspekten des *diagrammatic picture* werden im *embodied image* deutlich mehr Spuren eines unbewussten, prozesshaften und materialbezogenen Erlebens sichtbar.

Wenn das Werk eine tiefere, inhaltlich aufgeladene Bedeutung für den/die PatientIn bekommen hat, kann es ein Container für bedeutsame Inhalte werden. Dies nennt Schaverien (1992) *empowered image*, oder auch *talisman*, um die symbolische Relevanz zu unterstreichen. Dieser Bildtyp bezieht sich auf ein signifikantes Motiv oder auch eine signifikante ästhetische Form, die sich aus dem Gestaltungsprozess heraus gebildet hat und als therapeutisch relevant erachtet wird. Das *empowered image* und besonders der *Talisman* haben in ihren Qualitäten der künstlerischen und mentalen Durcharbeitung die größte Nähe zur künstlerischen Arbeit und können so unter therapeutischer Perspektive als komplexe Übergangsobjekte dienen.

Diese verschiedenen Qualitäten von bildlichen Darstellungen und die unterschiedlichen symbolischen Ausdrucksräume stehen gleichwertig nebeneinander. Sie bilden ein Kontinuum, das in jedem konkreten Werk in unterschiedlichen Anteilen anwesend ist. Eine Herausforderung für den Therapeuten ist es, jene symbolische Qualität und Ausdrucksform zu nutzen und zu fördern, die für die Entwicklung des therapeutischen Prozesses am Förderlichsten ist. So kann es – je nach psychodynamischem Verständnis – hilfreich sein, eine emotionale Distanz zu fördern *(diagrammatic pictures)*, ein sinnliches Erleben zu vertiefen *(embodied images)* oder eine Symbolisierung anzuregen *(empowered image)*.

Neben der Förderung von schöpferischen Prozessen kann es wichtig sein, dass destruktive Inhalte in den Werken ausgedrückt und ggf. im Werk vernichtet werden können. Schaverien (1992) hat unter dem Begriff der »Sündenbock-Funktion« *(scapegoat function)* auf diese Funktion von Bildern hingewiesen, die als Container

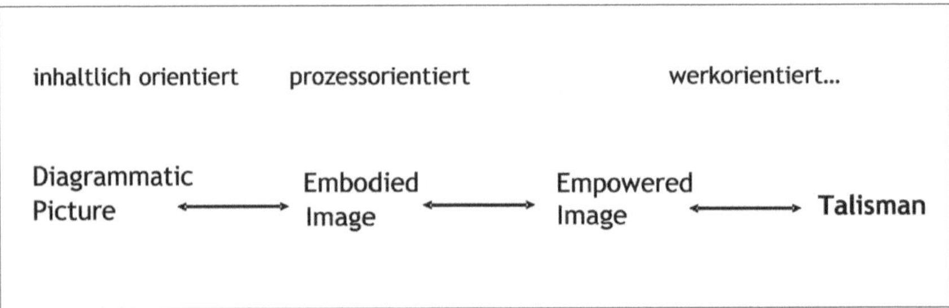

Abb. 16: Unterscheidung der verschiedenen Bildqualitäten nach Schaverien.

für unaushaltbare oder traumatische Inhalte dienen können. Hier geht es darum, im Beziehungsraum Möglichkeiten zu erarbeiten, wie die Gestaltung, die das »Böse« aufgenommen hat, in adäquater Weise entsorgt, zerstört oder verlassen werden kann.

In der Praxis hat sich bewährt, ein Bild unter verschiedenen therapeutischen Perspektiven zu betrachten. Je nach Situation und je nach Bild stehen unterschiedliche Ebenen im Vordergrund, aber prinzipiell können immer alle Blickwinkel angefragt werden:

- Formal ästhetische Aspekte
- inhaltliche Aspekte

- freie Assoziation
- Amplifikation

- Objektstufe
- Subjektstufe

- therapeutische Beziehung

Meist liegt es nahe, zunächst die formalen Aspekte im Gespräch einzubeziehen, dabei auf inhaltliche Dimensionen (Gefühle, Gedanken, Bedeutungen, die der Patientin oder dem Patienten während und nach der Gestaltung durch den Kopf gegangen sind) einzugehen. Im weiteren Verlauf bietet sich das Assoziieren zu den Bildinhalten an, das im Kontext der therapeutischen Beziehung modifiziert, entgiftet und auch strukturiert werden muss. Die Einbindung in narrative Strukturen aus Märchen, Mythen oder auch Trivialmythen (Amplifikation), bietet eine strukturierende und ressourcenorientierte Integrationsmöglichkeit. Die Inhalte des Bildes auf Beziehungsaspekte im realen

Umfeld der Patientin, des Patienten zu beleuchten (Objektstufe), wird in den meisten Fällen sinnvoll sein. Ob und inwieweit es möglich ist, die dargestellten Bildinhalte als Ausdruck der inneren Befindlichkeit der Person (Subjektstufe) – also der inneren Landschaft – zu sehen, ist abhängig von der Introspektionsfähigkeit des Patienten, der Patientin. Immer ist auch der Gedanke hilfreich, ob im Bild Bezüge zur Qualität und Struktur der therapeutischen Beziehung wahrnehmbar sind.

Kreativität und Resonanz

Der Soziologe Hartmut Rosa (2018, 2020) hat ein Modell zur Resonanz erarbeitet. Er versteht darunter alle Möglichkeiten der Modulation und Moderation von Weltbeziehung. Er unterscheidet eine *soziale Achse* (die Beziehung zu anderen Menschen: Liebe, Freundschaft, Politik usw.), eine *Material-Achse* (die Beziehung zu Dingen und Stoffen), eine *existenzielle Achse* (die Beziehung zum Grund der Existenz, zum »Umgreifenden«, zum Tod) und letztlich eine *Achse der Selbstresonanz* (Subjekt, Körper, Geist, Emotionen, Träume…). Die Ideen von Rosa zur Resonanz eignen sich gut zur Reflexion der psycholytischen Erfahrung und zu deren kreativer Durcharbeitung.

Am Beispiel der Musik werden Steigerung und Entwicklung der Resonanzfähigkeit beschrieben. Dabei geht es um ein *Berührt-Werden* und eine *Transformation ohne Verletzung* sowie eine *Erhöhung der Selbstwirksamkeit* (»die Welt zum Klingen bringen«), die konkret erlebt und verinnerlicht werden kann (Pfleiderer & Rosa 2020). »Resonanz bezeichnet damit ein Geschehen, welches sich zwischen den Polen radikaler Dissonanz und reiner Konsonanz ereignet, setzt Differenz notwendig und unauffindbar voraus, impliziert aber die Möglichkeit »anverwandelnder« Transformation, die eben nicht einseitige Aneignung, Assimilation oder Nostrifizierung meint, sondern nur um den Preis der Veränderung des Eigenen zu haben ist« (Pfleiderer & Rosa 2020, 12).

Eine gelingende Resonanz-Beziehung ist zentraler Wirkfaktor gelingender psychodynamischer Psychotherapie – mit der therapeutischen Beziehung als Resonanz-Sphäre. Das Material der Therapie, zu dem eine Resonanz-Beziehung aufgebaut werden muss, sind die Erfahrungen und Erlebnisse der Patienten, aber auch die Ausdrucksformen der prozesshaften Auseinandersetzung mit den Inhalten einer psycholytischen Sitzung. Diese künstlerischen Prozesse, sei es in der bildenden Kunst, der Musik oder dem Körperausdruck, bilden ein notwendiges Material der Therapie. Die Materialerfahrung (z.B. mit Farben, Musikinstrumenten oder dem eigenen Körper) ist in ihrer Dynamik und Selbstresonanz neben der therapeutischen Beziehung der zweite essenzielle Bestandteil einer Integration der psycholytischen Erfahrung. Durch die kreativen Prozesse und die entstehenden Werke (Bilder, Musik, Tanz o.a.) wird es möglich, die »Beziehung zu Menschen« und die »Beziehung zur Welt« unmittelbar in therapeutische

Prozesse einzubeziehen. Pfleiderer und Rosa sehen in Kunst, Naturerfahrung und Weltanschauung die charakteristischen Resonanzsphären der Postmoderne, in denen sich die existentiellen Resonanzdimension abbilden (vgl. auch Yalom 2005).

In der ästhetischen Erfahrung kann das menschliche Weltverhältnis als Ganzes spürbar und modulierbar werden. In der Nutzung der ästhetischen Erfahrung durch alle Formen von künstlerischen Therapien können also sowohl intimste, persönlichste Themen als auch allgemeine, existenzielle Themen miteinander verbunden und eben auch ausgedrückt werden. Dadurch schließt sich der Kreis zwischen individueller Psychotherapie, psycholytischer, ganzheitlicher Erfahrung und den möglicherweise sozialen und politischen Implikationen.

Literatur

Bion A (1992) Elemente der Psychoanalyse. Verlag Frankfurt am Main: Suhrkamp
Bollas C (1997) Der Schatten des Objekts. Stuttgart: Klett-Cotta
Bolle R (2008) Von Inneren zu Äußeren Bildern und zurück. In DAGTP (Hrsg.) Konvergenzen-Divergenzen-Transformationen. Berlin, S. 31–53
Bolle R (2019) The Shape Of Water – Ein Blick auf die tiefenpsychologischen Gründe und Strömungen der Kunsttherapie. In: Deutscher Arbeitskreis Gestaltungstherapie/klinische Kunsttherapie (Hrsg.) Der therapeutische Blick in der Kunsttherapie. Stuttgart: Heinz Kurz Verlag, S. 13–38
Friesen M (2012) Du siehst niemals etwas zum ersten Mal. In: Titze D (Hrsg.) Zeichensätzen im Bild, die Kunst der Kunsttherapie: jede Linie ist eine Weltachse. Dresden: Sandstein Verlag, S. 12–15
Götzmann L (2011) O in der modernen Malerei. Psyche 65: 1139–1155
Grunenberg C, Hollein M, Matt G (2006) Vorwort. In: Summer of Love. Psychedelische Kunst der sechziger Jahre. Ostfildern-Ruit: Hatje, S. 7–10
Grunenberg C (2006) Politik der Ekstase: Kunst für Körper und Geist. In: Summer of Love. Psychedelische Kunst der sechziger Jahre. Ostfildern-Ruit: Hatje, S. 11–43
Jung CG (1916/1982) Die transzendente Funktion. In: Jung CG. Gesammelte Werke 8, Olten: Walter Verlag.
Lachauer R (1992) Der Fokus in der Psychotherapie. München: Pfeiffer
Mentzos S (2012) Hysterie. Göttingen: Vandenhoeck & Ruprecht
Pfleiderer M, Rosa H (2020) Musik als Resonanzsphäre. Musik & Ästhetik 24(3): 5–36
Rosa H (2018) Resonanz. Berlin: Suhrkamp
Rosa H (2020) Unverfügbarkeit. Berlin: Suhrkamp
Rudolf G (2005) Strukturbezogene Psychotherapie. Stuttgart, New York: Schattauer
Schaverien J (1992) The Revealing Image Analytical Art Therapy in Theory and Practice. London, Philadelphia: Jessica Kingsley Publishers
Stork T (2011) Spiel am Werk: Künstlerisches Arbeiten als Subjektivierung. Psyche 65: 1156–1178
Titze D (2003) Scheitern inbegriffen. Kunst & Therapie (Heft Mai 2003)
Winnicott DW (1951) Übergangsobjekte und Übergangsphänomene. Psyche 23: 667–679
Winnicott DW (1979) Vom Spiel zur Kreativität. Stuttgart: Klett-Cotta
Yalom I (2005) Existentielle Psychotherapie. Bergisch Gladbach: EHP- Verlag

Behandlung mit der Psycholytischen Therapie: Der Fall Elfriede J.

Hanscarl Leuner

Vorbemerkung der Herausgeber: Wir haben uns entschlossen, eine Fallgeschichte zur Illustration des Vorgehens und der Wirkungen einer Psycholytischen Therapie diesem Band beizugeben. Dafür haben wir eine Fallgeschichte von Hanscarl Leuner ausgewählt, die eine Behandlung aus dem Jahre 1965 beschreibt. Diese wurde erstmals in dem Leuner-Sammelband *Halluzinogene* 1981 publiziert. Der Text wurde von uns minimal gekürzt. Die damals übliche Diktion wurde beibehalten.

Die 24 Jahre alte Gesellin der Goldschmiedekunst ist ein sehr gutes Beispiel für die Leistung der Psycholytischen Therapie bei Patienten, die aufgrund hochgradiger Verschlossenheit und von Kontaktstörungen einer verbalen Psychotherapie nicht oder nur sehr schwer zugänglich sind.

Bezeichnenderweise sucht mich zuerst der Vater auf mit der Bitte, die Tochter zu behandeln. Diese sei überaus schüchtern, zurückhaltend, spreche kaum ein Wort in ihrer Umgebung, auch nicht mit ihm. Sie befinde sich jetzt in einer Entscheidungskrise. Man habe ihr gekündigt. Sie wisse nicht, was sie tun solle, habe kein festes Ziel, erwarte, dass andere für sie Entscheidungen treffen und habe nun die vage Vorstellung, auf die Schule zu gehen, um »Wissen zu sammeln«. Sie weise Männer, die sich um sie bemühten, ab, da diese sie an ihren Stiefvater erinnerten. Die Ehe der Eltern sei seit dem 7. Lebensjahr der Patientin geschieden, sie und ihre Schwester lebten bei der Mutter in einer entfernten Stadt. Diese, eine Frau ohne Initiative und sehr passiv, habe erneut geheiratet, als die Patientin 14 Jahre alt war. Damals sei sie auch schon schüchtern gewesen und habe sich nicht getraut, ans Telefon zu gehen. Sie sei in dieser Periode an einer tuberkulösen Pleuritis erkrankt und ein halbes Jahr in einer Heilstätte gewesen. Das Verhältnis zwischen ihm und seiner Tochter sei gut, das der Tochter zum Stiefvater eher gereizt, und sie sei ihm gegenüber verschüchtert. Die beiden Geschwister (Bruder –2, Schwester –4) hätten beide das Abitur und studierten.

Die Patientin kommt, zwar vom Vater geschickt, aber mit dem dringenden Bedürfnis, durch eine Behandlung ihre Schwierigkeiten abzulegen. Schon immer habe sie Minderwertigkeitsgefühle gehabt, gebe zum Beispiel bei Bewerbungen mindere Fähigkeiten an, traue sich nichts zu und bewundere die Leistungen anderer; schon in der Schule sei sie schwach gewesen (trotz guter Intelligenz). Sie sei vorzeitig abgegangen, da sie keine Lust mehr gehabt hätte. Durch häufigen Umzug habe sie die Schule oft gewechselt. Sie habe sich nicht getraut, in der Schule den Mund aufzumachen, und sei ausgelacht worden, wenn sie etwas Falsches gesagt hätte. Während ihrer Lehre in Hamburg sei sie stets einsam gewesen, hätte außer mit einer Mitbewohnerin kaum Kontakte gehabt. Altersgemäße Betätigungen hätten ihr nicht gefallen, sie sei zu ernst gewesen, um in Diskotheken zu gehen, sie habe nicht gewusst, worüber man sich unterhalten solle, habe sich gelangweilt. Noch nie habe sie einen Freund gehabt, da sie wohl zu hohe Ansprüche stelle und junge Männer stets mit ihrem Bruder oder Vater vergleiche. Das Ziel, das sie mit der Behandlung anstrebe, sei folgendes: »... dass ich freier werde, nicht so gehemmt gegenüber anderen, offener, mir mehr zutraue.« Erklärung für ihre Gehemmtheit: der Stiefvater habe die Schwester hervorgehoben, die besser reden könne, sie vor ihr gelobt, wenn sie sich zurückgezogen habe. Zeitweilig sei sie traurig und depressiv, aber auch »wahnsinnig lustig«. Sie möge nicht reden, fresse allen Kummer in sich hinein und habe sich während ihrer Pubertät »eingeigelt«.

Psychisch: Ausgeprägte depressive Struktur mit hysterischen Anteilen. Intellektuell gut bis überdurchschnittlich begabt, in der Zuwendung emotional eher warm, im Bedürfnis, Kontakt aufzunehmen, aber stark gehemmt, wortkarg, kaum in der Lage, verbal eine zusammenhängende Anamnese zu geben. Auf Wunsch schreibt sie eine ausführliche Biografie, die mit ihr anschließend durchgesprochen wird. Inhaltlich ist sie im Wesentlichen an Fakten orientiert, Darstellungen ihrer Minderwertigkeitsgefühle in der Schule und von Zwistigkeiten zwischen der Mutter und ihrem Stiefvater bzw. zwischen diesem und ihr beherrschen den Bericht. Ihren Beruf habe sie auf Wunsch des Stiefvaters ergriffen. Handwerklich habe sie sich dabei ungeschickt angestellt und unter einem nörglerischen Chef gelitten. Sie verhielte sich überangepasst, könne nicht ertragen, wenn sie getadelt würde, leide darunter, dass die Mutter ihr wenig bedeutet habe, da sie »genau wie ich furchtbare Hemmungen hat«. Die Aufklärung sei mit 15 Jahren erfolgt, und sie hätte dabei und auch sonst darunter gelitten, dass die Mutter nie frei mit den Kindern gesprochen habe.

Die Großmutter mütterlicherseits solle ganz im Schatten ihres Mannes gelebt haben, niemand sagte seine Meinung, niemand lachte, niemand vermittelte Sicherheit. Sie selbst sei häufig krank gewesen mit Anginen und anderen Infektionskrankheiten. Eine Reihe von Krankheiten, außer der Tuberkulose, hätten zu wiederholten Krankenhausaufenthalten geführt und sie beeindruckt. Vor Männern habe sie Angst gehabt und sich bewusst nicht näher mit ihn eingelassen, obgleich sie nicht unbeliebt sei. Die Zusammenhänge der Familienneurose (Familie der Mutter) erkennt sie gut. Sie berichtet über verschiedene Ferienaufenthalte mit kurzen Bekanntschaften, in denen sie eine Reihe zwar sehr kurze, aber doch positive Erlebnisse gehabt hätte. Mit der jüngeren Schwester stehe sie häufig im Widerstreit. Mit dem Bruder verstehe sie sich sehr gut, würde mit ihm auch reisen und bedaure, dass sie nicht mit ihm hätte aufwachsen können. Seine ruhige Art ermutige sie zum Gespräch. Mit dem Vater hingegen traue sie sich nicht ins Gespräch einzulassen und ihn um etwas zu bitten. Er habe ihr meist auch nichts zu sagen, obgleich er sich freuen würde, wenn sie mit ihm häufiger ihre Wünsche und Sorgen besprechen könnte.

Indikation: Die Indikation zur Psycholytischen Therapie wird aus mehreren Gründen gestellt: a) alle Voraussetzungen für eine gute Motivation mit notwendigem Leidensdruck sind für eine Psychotherapie der Patientin gegeben. Sie ist bereit, sich auch einer »anstrengenden« Behandlung zu stellen; b) eine überwiegend verbal geführte Psychotherapie stößt bei der starken Gehemmtheit der Patientin auf Schwierigkeiten. Mit einer langen Anlaufphase ist aufgrund der charakterlichen Abwehrmechanismen zu rechnen; c) die Einsichtsfähigkeit in Konflikte ist begrenzt. Der Zugang zu sich und der Umwelt entspricht einer schülerinnenhaften Einstellung und ihr entsprechendes Weltbild dem einer Zwölf- bis Vierzehnjährigen (»kindliche Persönlichkeit«); d) die bestehende Entscheidungsschwäche hinsichtlich ihres weiteren Werdeganges und ihrer Stellung zwischen Familie von Vater und Mutter drängt nach Aufklärung; e) soziale Gründe kommen hinzu: der Vater ist bereit, die Patientin nur für den überblickbaren Zeitraum einer kurzen Therapie in seinem Haus aufzunehmen; f) die Atmosphäre in der Ehe von Mutter und Stiefvater ist therapeutisch unproduktiv und belastend; g) Erfahrungen mit Patienten der genannten Kategorie haben gezeigt, dass mit einer kurzen psycholytischen Behandlung der entscheidende therapeutische Durchbruch zur Klärung, Verselbstständigung und Ablösung erreicht werden kann. Die letztgenannte Erfahrung gibt den Ausschlag für die Wahl dieser Behandlung.

Therapie: In drei Monaten werden sieben Sitzungen in etwa 14-tägigen Abständen mit Hilfe des kurz wirkenden (drei Stunden) halluzinogenen Psilocybinderivates CZ–74 durchgeführt. Das Präparat wird intramuskulär in niedrigen Dosen zwischen 12 und 18 mg verabreicht. Ergänzend wird zu jeder psycholytischen Sitzung ein Gruppengespräch mit den am gleichen Tag behandelten Patienten durchgeführt und das Material in wöchentlich ein bis zwei Einzelsitzungen bearbeitet. Darüber hinaus findet nach jeder psycholytischen Sitzung am Nachmittag eine Gestaltungstherapie in der Gruppe statt.

Die Patientin malt insgesamt 32, zum Teil sehr ausdrucksvolle oder drastische Bilder. Sie geben Einblicke in die archaische Symbolik dieser Behandlung, die in den schlicht gehaltenen Behandlungsberichten, welche die Patientin fleißig und ausführlich niederlegt, nicht zum Ausdruck kommt. Diese Malereien sind für die Patientin selbstbewusstseinsfördernde Bestätigung ihrer Gestaltungsfähigkeit und bereiten ihre Freude. Die Durcharbeitung der vorwiegend traumartigen Inhalte der psycholytischen Sitzungen bleibt schlicht, fördert wenig Einfälle und verharrt auf einer naiven, stark konventionell gebundenen, jungmädchenhaften Ebene. Das zeigen besonders deutlich die im Folgenden teilweise wörtlich wiedergegebenen Protokolle.

Ergebnis: Im Abschlussgespräch wird das Sofortergebnis der Therapie von der Patientin wie folgt charakterisiert: »Es geht mir prima.« Sie finde sich anders, einfach gut. Sie wisse jetzt, was sie wolle. Sie komme sich jetzt nicht mehr so »mickrig« vor wie am Anfang. Sie könne besser und freier sprechen. Sie habe keine Angst mehr, mit anderen Gespräche anzuknüpfen, auch nicht mit Höhergestellten, das sei ihr jetzt ohne weiteres möglich. Früher habe sie immer gedacht, ihre Dinge würden die Betreffenden nicht interessieren. Auch mit dem Vater sei ihr Umgang jetzt freier. Sie können mit ihm alles besprechen: »Das ist ein schönes Gefühl.«

Behandlung: Diese bestand aus sieben psycholytischen Sitzungen und 14 Einzelgesprächen.

1. Behandlung (10 mg CZ-74 i.m.)

»... Die Träume wurden immer stärker, ich sah Farben, sehr viele verschiedene Formen, doch die weichen runden Formen und Gebilde überwogen. Doch bei diesem ganzen Geschehen, bei den Farben, bei der Reihenfolge, wie die einzelnen Bilder aufeinander folgten, fiel mir auf, dass mir das alles bekannt vorkam, dass ich das alles schon einmal gesehen habe. Auch damals wusste ich nicht, was es bedeuten sollte. Viele Geräusche hörte ich, zum Beispiel Schmatzen, Türenschlagen und immer wieder Stimmen, die ich nicht verstehen konnte. Mutter, Vater und Bruder waren in meiner Nähe, aber ich konnte sie nicht sehen. Fast vier Stunden hat mein Träumen gedauert. Während dieser Zeit sind ab und zu Professor Leuner und eine Schwester zu mir hereingekommen, die sich nach meinem Befinden erkundigten, ob ich schöne Dinge träume und ob ich etwas erzählen wolle. Aber ich konnte nur sehr wenig sagen, gerade Ja und Nein und nur abgehackte Sätze. Während der ganzen Zeit habe ich sehr krampfhaft meine Zähne aufeinandergebissen, so dass nur mit sehr starker Konzentration ein paar Wörter herauskamen. Auch als die Träume zu Ende waren und im Raum wieder Licht gemacht wurde, konnte ich noch eine ganze Weile nicht gerade auf meinen Beinen stehen.«

Kommentar: Typische Anfangssitzung mit relativ niedriger Dosierung des Halluzinogens in der Absicht, die Patientin zunächst mit der neuen, bislang fremden Erlebniswelt vertraut zu machen. Entsprechend der noch rigiden Abwehrmechanismen des Ichs bleiben die Erlebnisinhalte des Tagtraumes verschwommen. Emotionale Anmutungscharaktere und bruchstückhafte halluzinatorische Fantasien sind aber bereits deutlich. Das Klemmen der Zähne kann als typische Symptomverstärkung infolge Aktivierung eines relevanten Abwehrmechanismus von Konversionscharakter aufgefasst werden. Darin liegt ein prognostisch günstiges Indiz für die spätere Bearbeitung des Symptoms der gehemmten sprachlichen Kommunikation.

2. Behandlung (12 mg CZ-74 i.m.)

»… Nach der Spritze kamen die Träume sehr viel schneller als das letzte Mal. Ein paar Sachen, die ich im letzten Traum sah, wurden etwas schneller überflogen; es waren wieder Geräusche, Schmatzen und Grunzen. Es kamen neue Dinge auf mich zu. Mein Vater war in meiner Nähe. Ich habe ihn nicht gesehen, habe ihn sprechen gehört, aber nicht mit mir. Meine Mutter war da, aber nicht in erreichbarer Nähe und ich hörte ihre Stimme auch nicht. Doch alles, was ich bisher gesehen habe, habe ich schon einmal gesehen.

Meine Mutter und mein Vater hatten wohl etwas gegeneinander. Ich merkte nur eine schreckliche Spannung, in der ich mich nicht wohl fühlte. Die ganze Familie oder alle, die um mich herum waren, sind in dieser Spannung gewesen. Immer versuchte ich, an meinen Vater heranzukommen. Es gelang mir nicht, er ging mir aus dem Weg und sprach lieber mit seinen Kollegen. Von weitem hörte ich ihn sprechen und lachen. Doch bei mir war immer eine Spannung.

Oft versuchte ich, etwas Gutes zu machen, damit sich mein Vater freut, doch ich fühlte mich von ihm weggestoßen. Ich muss wohl sehr viel bei meiner Mutter gewesen sein, denn ich hörte Tellergeklapper und Wassergeräusche. Häufig sah ich in eine rosa gekachelte Ecke, die sehr dreckig war und die unten an der Erde ein dunkles Loch hatte. Ich wusste nicht, wie es geschah, ich rutschte dem Loch immer näher, bis ich mit dem ganzen Dreck, der dort hinuntergespült wurde, auch mit hinuntergezogen wurde. Dabei hatte ich eine dolle Wut, man konnte mich nicht brauchen, ich war fehl am Platz, ich gehörte auf den Abfall. Niemand wollte mich haben. Ich musste mit mir alleine fertig werden. Die Zähne klapperten und klemmten sich dann aufeinander.

Ich stürzte von einem Dreckloch ins andere. Immer war mein Vater in der Nähe. Ich bekam immer häufiger eine Wut auf ihn. Die Farben, die ich dabei sah, waren Schwarz, Braun und Grün. Doch immer kamen die Geräusche von stark fließendem Wasser und Schweinegegrunze. Ich habe mich sehr aufgeregt, weil ich immer wieder dieses Gegrunze gehört habe. Es tropfte und spritzte alles, niemand war zu sehen oder zu erreichen.

Zu meiner Mutter wollte ich immer gehen bzw. ihr näherkommen, doch das gelang mir auch nicht. Sie brauchte Hilfe, die ich ihr nicht geben konnte. Sie war traurig, ich sah sie nicht, doch ich hatte das Gefühl, dass es so war.

Dann tauchte eine große Mauer auf, mit einem schmiedeeisernen großen Tor. Ich wusste genau, dass es der große Friedhof in Göttingen war. Ich ging durch dieses Tor, es war furchtbar traurig, und meine Mutter war besonders traurig.

Das war vielleicht die Beerdigung von Mutter oder Vater meiner Mutter. Sie starben beide innerhalb eines Vierteljahres.

Plötzlich tauchte vor mir ein ganz großer und dicker Baum auf. Er hatte einen eckigen Stamm und große lange und breite Äste. Manche Äste hingen bis hinunter auf den Boden.

Meine Mutter und ich, wir saßen oben im Baum, und mein Vater stand unten und sägte den Stamm durch. Wir stürzen hinunter. Den Sturz merkte ich nicht, wir kamen auch nicht unten an, das war auch nicht die Hauptsache. Ich merkte nur, dass wir nicht mehr zum unteren Teil des Stammes gehörten. Angst, Wut und Zorn und auch etwas die Tränen, die schnell wieder verdrängt wurden, tauchten sehr häufig auf.«

Kommentar: Teile von realen Szenen der Kindheit mischten sich mit symbolisch zu verstehenden. Die Inhalte relevanter Frustrationen werden dabei durchlebt und durchlitten. Im Vordergrund stehen thematisch: Verlassenheit, Trauer wegen Verlust und Trennung vom Vater (erste Anzeichen des später noch realer durchgearbeiteten Themas von der Scheidung der Eltern).

3. Behandlung (14 mg CZ–74 i.m.)

»Meine dritte Behandlung war wieder sehr farbenfroh. Doch es handelte sich immer noch um Dreck und Abfall. Am Anfang waren sehr bunte und helle Farben. Es ging etwas der Reihe nach. Ich hatte das Gefühl, bei diesen Träumen muss man am Anfang kitschige und geschmacklose Formen und Farbzusammenstellungen sehen. Man kann nicht gleich das träumen, was einen interessiert oder beschäftigt. Zum Beispiel sah ich furchtbar kitschige Möbel und auch ein Zimmer, das so furchtbar eingerichtet war. Überall hängen Glöckchen, standen Figuren zum Aufstellen. Auch Geschlechtsteile beiderlei Geschlechter konnte ich sehen, aber nicht genau, wie wenn sie in Plastik verpackt oder verhüllt sind. Sie bewegten sich wie die anderen weichen Massen irgendwo in der Enge.

Viele sehr feine Leute konnte ich sehen, ich durfte bei ihnen sein, aber es dauerte nicht lange, da wurde ich abgeschoben. Ich habe es nicht verdient, bei ihnen zu sein. Papi war etwas. Er wurde von allen Seiten bewundert.

Wieso gehöre gerade ich zu ihm, wieso bin ich seine Tochter, und warum stößt er mich weg? Warum beschäftigt er sich nicht mit mir? Er wird von jemandem festgehalten, der nicht Mutti und nicht ich sein kann.

Mein Gefühl sagt, es ist Oma, seine Mutter, die den Papi sehr gerne hat und ihn nicht ganz loslassen kann.

Mutti darf ihn nicht ganz für sich haben. Mutti und ich, wir gehörten nicht in das Haus, in dem die Familie M. wohnt. Wir sind nur geduldet.

Oma machte alles richtig, Mutti nicht. Papi ahne ich in weiter Ferne, doch ich empfinde ihn nicht als unangenehm, und ich habe auch keine Wut auf ihn wie beim letzten Mal. Oma ist diejenige, die den Papi davon abhält, zu Mutti und zu mir zu kommen. Doch Papi hat nicht die Kraft oder den Mut oder die Durchsetzungskraft gehabt, gegen den Willen seiner Mutter etwas zu unternehmen. – Dann, gegen Ende, bin ich eingesperrt. Alle wollen, dass ich unbedingt unter ärztliche Aufsicht komme, damit die Nachbarn oder Freunde der Familie nicht mitbekommen, dass meine Eltern ein blödes, unnormales Kind haben. Man darf mit mir nicht reden. Lauter Schwestern stehen um mich herum und halten mich fest. Die, die mich besuchen kommen, dürfen nur hinter Glasscheiben stehen, um mich zu sehen und zu begrüßen. Ich will immer reden, aber es geht nicht, man hat es mir verboten. Ich bin doch nicht mehr ganz klar im Kopf, und ich muss mich damit abfinden. Alle, die mich besuchen, haben ein mitleidiges Gesicht. Ich habe eine Wut, dass nicht einer mich gerne hat oder mit mir spricht.

Auch in diesem Traum kann ich keinen Ton herausbekommen. ...[Irgendwann] muss ich sehr nötig aufs WC. Doch ich traue mich nicht, ins Bett zu machen, geschweige denn aufzustehen. Vor den Leuten vor der Tür habe ich so starke Hemmungen, dass ich es mir sehr stark verkneife ... Es dauert sehr lange, doch ich habe es getan, ich bin hinausgegangen, an zwei Herren vorbei. Ich habe auf den Boden geschaut und auf meine Zähne gebissen.«

Kommentar: »Kitschige Bilder« sprechen für Abwehr von Gefühlen. Das Thema des »Abgeschobenwerdens« wird nun in weiteren Facetten bearbeitet. Die Inhalte werden kognitiv klarer und eindeutiger. Einsichten in die Familiendynamik werden erstmals spontan gewonnen. Selbstbehauptung in Überwindung von Scham und Hemmungen wird realiter geübt (Probehandeln).

4. Behandlung (18 mg CZ-74 i.m.)

»Ich habe mich wohl etwas damit abgefunden, dass unsere Familie nicht in Harmonie und Eintracht leben kann. Mein Vater ist oft weg, ich sehe ihn als jemanden, der sehr weit über mir steht und dem ich zu gehorchen habe. Mir machte das Gehorchen auch gar nichts aus, weil ich meinen Vater wahnsinnig gern hatte. Für ihn tat ich alles. Er erschien mir als Bandenchef, und ich musste für ihn krumme Touren drehen. Ich glaubte und machte das, was mein Vater von mir verlangte. Doch ich versicherte ihm, ihn niemals zu verraten oder über ihn Schlechtes zu sagen. Auch wenn er mich noch so misshandelte. Von ihm wurden Speere auf mich geworfen, ich musste immer im Dreck sitzen und musste selber sehen, wie ich da herauskomme.

Meine Mutter war ganz weg, die Hauptsache drehte sich um meinen Vater. Er will uns nicht mehr sehen, wir sind ihm zu minderwertig. Ihn sah ich ewig als Dornenhecke oder als etwas furchtbar Spitziges, an das man nicht herankann. Auch über mich habe ich gegrübelt. Wieso komme ich nicht zuerst zu ihm oder rufe ihm zu? Doch die Zähne klemmten sehr stark aufeinander, und wieder kam kein Ton heraus.

Oft hatte ich große Angst vor dem Alleinsein. Niemand wollte mich, und niemand kümmert sich um mich. Ganz abgemagert und verkümmert stand ich in Gossen und

Abflusslöchern und hoffte, dass mich jemand mitnimmt und gerne hat. Doch das geschah nicht, und ich musste wieder in meine Familie zurück, wo alles so schön ordentlich und sauber war. Doch es war keine Familie, wie sie sein sollte. Ich hatte sehr starkes Selbstmitleid gefühlt. Papi war weg…

So etwas sagt man nicht, so etwas muss man mit sich selber abmachen. Selbstmitleid ist eine ganz scheußliche, große Schwäche, die man nicht preisgeben darf, sonst wird man als minderwertig angesehen. Ja, minderwertig fühle ich mich immerzu. Als kleiner Dreck in der Gosse, als kleiner Wicht, der dem Vater beim Klauen und bei sämtlichen scheußlichen Taten half.

Ich war Untertan und gehorchte, ob die Tat gut oder schlecht war. Was Vater sagte, war heilig. Ihm wollte ich auch nichts tun, weil ich ja sonst seine kleine Zuneigung zu mir, die ich zu haben glaubte, verlieren könnte.

Doch da tauchte meine Schwester auf. Angelika wurde geboren. Ich hörte immer: ›Was sollen wir zu den Kindern sagen? Wie sollen wir es ihnen beibringen?‹ Angelika wurde geboren, und ich habe mich sehr gefreut, in der Hoffnung, dass die Ehe zwischen meinen Eltern wieder besser geht. Denn so schlechte Sachen, wie sie sie mir angetan haben, können sie doch einem so kleinen Kind nicht antun. Ich erhoffte mir sehr schöne Tage bzw. jetzt endlich eine bessere Zeit.«

Die Patientin erlebt dann, wie das häusliche Gut bei der Trennung der Eltern geteilt wird und Mutter, Schwester und sie abreisen, eine traurige Szene, in der sie schließlich Wut auf den Vater bekommt und trauert, dass der Bruder bei dem Vater zurückbleibt. Sie bedauert den Abschied vom Vater sehr. Immer wieder tauchen die Minderwertigkeitsgefühle auf, weil der Vater sich ihr nicht zuwendet, sondern »etwas Besseres« ist, etwas darstellt und auf sie herunterblickt.

»Was mir unangenehm aufgefallen war, war, dass ich mich mit Leib und Seele in die Rolle hineinlebte, die mir von der Umwelt (Erwachsenen) hingestellt wurde. Ich war blöd, so musste ich glauben, dass ich es war, und ich war es. Alles, was ich bisher getan hatte, hatte ich nur gemacht, weil ich das von den Erwachsenen so vorgeschlagen bekam. Das war das Beste für mich, und so fügte ich mich.

Dann war es auch für mich ein unangenehmes Gefühl, dick zu sein. Ich sah wohlgenährt aus und hatte ja alles gehabt, was ich brauchte, um so auszusehen. Ich sollte mich nicht beschweren. Doch ob ich mich dabei wohl fühlte, hatte mich niemand gefragt. Und ich hatte keinen Mut, etwas zu sagen…«

Kommentar: Die Inhalte sind jetzt kognitiv klar. Erinnerungen mischen sich mit Einsichten, die akzeptiert sind und Statements bilden. Das ödipale Problem wird abgehandelt mit Zeichen bedingungsloser Unterwürfigkeit.

5. Behandlung (18 mg CZ-74 i.m.)

Noch immer kann sie den Mund in der Sitzung nicht aufmachen und erinnert sich, dass man in der Familie nicht sprechen durfte und sie sich ausgeschlossen fühlte. Sie wurde weggeschickt. Der Baum wird erneut erlebt als in einer kahlen Ebene stehend, über die der Wind dahinweht, und sie ist allein und weiß nicht, wohin sie gehen und was sie tun soll. Gespräche mit der gegenwärtigen Schwester in der Therapiesitzung gelingen auch jetzt nicht, weil sie keinen Ton herausbringt, und sie reagiert auf diesen Misserfolg mit depressiven Bildinhalten und erlebt die große Leere infolge des Verlustes des Vaters und ihres Bruders. Auch zeigen sich die Misserfolge im Gespräch mit anderen Menschen, die sich bald von ihr wenden, weil sie nicht unterhaltsam ist. »Furchtbare Grimassen mit bösen Augen und scharfen Zähnen« tauchen auf und erregen ihre Angst. Die Gestalt eines riesengroßen Adlers erscheint, mit dem sie sich identifiziert. Er ist jedoch verkrüppelt und kann nicht fliegen, und sie kommt nicht vom Fleck. Auch wird ihr gesagt, sie sei nun groß und müsse sich selbst um sich kümmern. Der Vater widme ihr keine Liebe. Nachträglich bemerkt sie, sie könne sich jetzt inzwischen besser mit dem Vater unterhalten, als es vor der Behandlung der Fall gewesen sei. Ihr Verlangen nach Liebe und Verständnis, das Gefühl, ausgestoßen und aussätzig zu sein, werden ausgesprochen, in Verbindung mit dem Gefühl, vom Vater, der etwas Besseres sei, abgelehnt zu sein. Der Hass gegen das männliche Geschlecht wird ihr jetzt besonders deutlich und schlägt um in Hass gegen sich selbst. Auch in der erlebten Not während der Behandlung gelingt es ihr nicht, darüber mit dem gegenwärtigen Therapeuten zu sprechen, nach dem Motto: »so etwas muss man mit sich selbst abmachen«. Sie gerät in Verzweiflungsstimmung: »Niemand will bei mir sein. Wenn ich allein Schluss mache, ist auch nicht viel geschehen. Niemand wird es merken.« Dann beginnt sie einen imaginären Ringkampf mit ihrem Vater, in dem sie sich zunächst sehr stark fühlt, ihn immer unterdrückt, damit er kleiner wird. Sie ist zwar ohne Schuldgefühl, lässt aber einen Teil von ihm übrig, so dass er in voller Macht über sie wiedererstehen kann. Immer wieder taucht das Gefühl auf, sie sei »ein kleiner Dreck«.

»… Als ich nach Hause kam, war ich ein ganz anderer Mensch. So lustig und gut aufgelegt war ich noch nach keiner Behandlung. Auch mein Vater, mit dem ich gleich über meinen Traum gesprochen habe, war so heiter und aufgeschlossen, das hat mich noch lustiger gemacht. Doch am Mittwoch, den darauffolgenden Tag, hatte ich einen ganz schlechten Tag. Ich war nicht gut gelaunt, und ich habe auch jedem patzige und kurze Antworten gegeben.«

Kommentar: Fantasien von männlicher Identifikation und Stärke (Identifikation mit dem Angreifer = Vater) kommen auf und scheinen, trotz eines begrenzten Erfolges, zu einer ersten, vorübergehenden Verhaltensänderung dem Vater gegenüber im Sinne gestärkten Selbstbewusstseins zu führen. Vorher wird Verzweiflung wegen ihrer Ablehnung erneut durchlebt und durchlitten.

6. Behandlung (20 mg CZ-74 i.m.)

»Heute habe ich mich nicht sehr wohl gefühlt. Ich bin mit mir nicht zufrieden. Meine Zähne klemmen nicht mehr so stark aufeinander, doch von mir aus konnte ich keinen Ton von mir geben. Hätte man mich gefragt, dann hätte ich bestimmt Antwort gegeben. Die Ehe meiner Eltern ist auseinander. Ich sehe meinen Vater nicht mehr als Hauptperson. Diesmal steht meine Mutter im Vordergrund. Leider nicht so positiv, wie ich sie in Erinnerung habe. Sie war sehr schwach und ließ alles mit sich machen. Mein Vater war eine Partei, meine Mutter die andere. Von der Partei meines Vaters wurden meiner Mutter die Hände gebunden, und sie wurde mit dem Gesicht zur Wand hingestellt. Nun konnte mein Vater machen, was er wollte, und meine Mutter sah nichts und konnte sich nicht wehren…«

Die Patientin bedauert, gegen die Macht des Vaters nicht anzukommen, um der Mutter zu helfen, weil sie selbst Angst vor dem Vater habe.

»Schreckliche Spinnen oder auch nur lange, haarige Spinnenbeine verfolgen mich, dann sehe ich einen langen Dorn, der etwas aufschlitzt, und das Blut fließt heraus. Das geschieht direkt vor meinen Augen, so dass ich vor Ekel zittere und mich schüttele. Dieses Schütteln und Zusammenzucken kommt ganz oft. Ich merke, dass ich mich gar nicht frei bewegen kann…«

Ein altes Ehepaar, das auf einem Sofa sitzt, sich anlächelt und sie auffordert, die beiden Gestalten zu streicheln, taucht auf. Sie erkennt darin später das Paar der Großeltern väterlicherseits mit der dominierenden Großmutter, die das frühere Elternhaus beherrschte und den Vater, die Mutter und die Kinder zu einem traditionsbewussten, konventionellen Verhalten anhielt. Sie erlebt sich mit ihren Eigenschaften als übergangen, erlebt ihren Widerwillen gegen die Dominanz der Großmutter sowie ihre Ohnmacht ihr gegenüber. Dazwischen tauchen wieder Schlangen, Spinnen, spitzige Zähne und viele Eingeweide mit Blut und Dornen auf. Sie erlebt starken Ekel und Wut auf ihre Umwelt, die ihr diese Szenen zumutet. Sie erkennt, dass sie »das Schreckliche« durchleben muss, um später zu positivem Erleben durchzustoßen. Mangel an Liebe und Kameradschaft macht sie traurig und führt sie zu dem Gedanken, dass es Männer, die Macht haben wie der Vater, im Leben besser haben. Sie fantasiert sich auch in die Rolle eines Jungen von sechs Jahren, den der Vater sehr liebt, weil er überlegen handeln kann und sportlich ist. Das macht sie glücklich, denn nun sind alle nett zu ihr. Schließlich erkennt man ihre Mädchenrolle und wendet sich von ihr ab. Der Vater trennt sich von ihr, die Großmutter grinst. Die Patientin gerät in Wut, versteht nicht, warum Mädchen nichts gelten. Das traditionelle Schema der Großeltern gibt die Erklärung. Sie fühlt, dass sie dadurch ihre Familie verliert, den

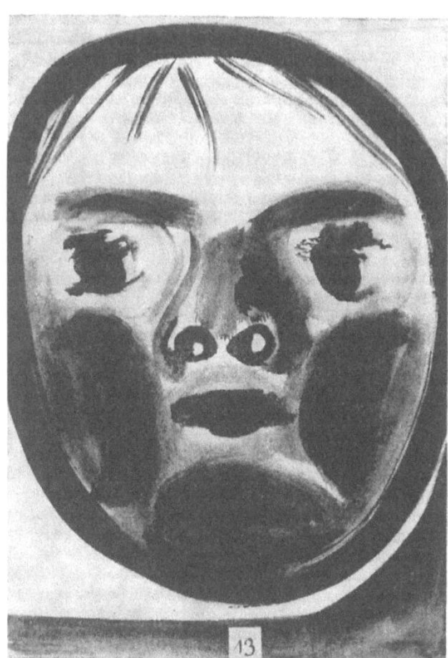

Abb. 17: »Ich hatte einen riesig großen Hass auf mich, weil ich so hässlich aussehe. So habe ich mich gesehen, mit wenig Haaren und einem schrecklich dicken Gesicht.«§

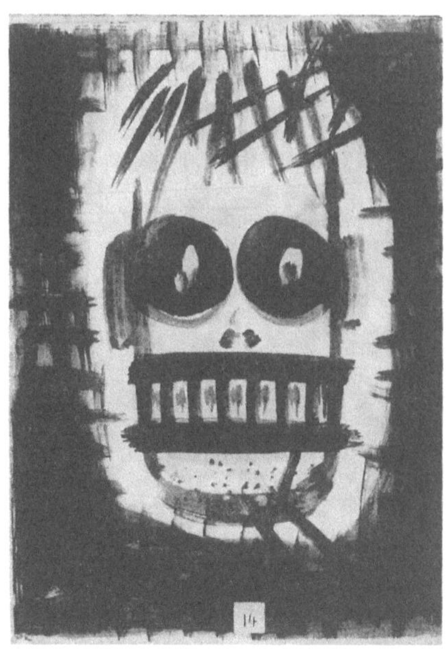

Abb. 18: »Eine Grimasse von den vielen, die ich sah. Die Augen glotzten mich an, und der Mund war vergittert. Ich habe furchtbare Schwierigkeiten mit dem Sprechen.« (vgl. LEUNER 1974).

Vater, das Elternhaus, und fühlt sich allein und verlassen. Allein hat sie Angst und schließt ihre Augen, weil sie nicht weiß, was sie erzählen soll. Sie fantasiert zu heiraten, wenn sie nur jemanden finde, um frei zu sein. Frühere Bilder des Elternpaares erscheinen und die Angst vor einer Heirat, um nicht das gleiche Schicksal einer geschiedenen Ehe zu erleben, obgleich sie Liebe so dringend braucht. Damit tauchen »scheußliche Bilder mit vergammelten Leibern« auf. Ihr Leib wird durch den Wind aufgerissen, und Eingeweide und Knochen erschrecken sie. Erneut hat sie Wut auf sich (weil sie ein Mädchen ist) und auf die Männer, die etwas Besseres sind, weil niemand etwas von ihr, einem hässlichen Mädchen, das von allen weggestoßen wird, wissen will. Schließlich sieht sie sich als großen Vogel, der nunmehr nicht gehindert wird, fortzufliegen, eine schöne Rolle, die sie beglückt, aber trotzdem kann sie nicht fliegen. Ihre Kraft staut sich und ihre Wut, dass sie beinahe platzen könnte. Sie ärgert sich über ihre Kraftlosigkeit, und dass sie keinen Anfang findet ohne eine fremde Hilfe. Am Ende der Behandlung heult sie erbittert und fühlt sich danach sehr erleichtert.

Kommentar: Die Rolle der Mutter und das familiäre Kräftespiel wird klarer erkannt, einschließlich der Rolle der dominanten Großmutter, unter der sie gelitten habe. Eine

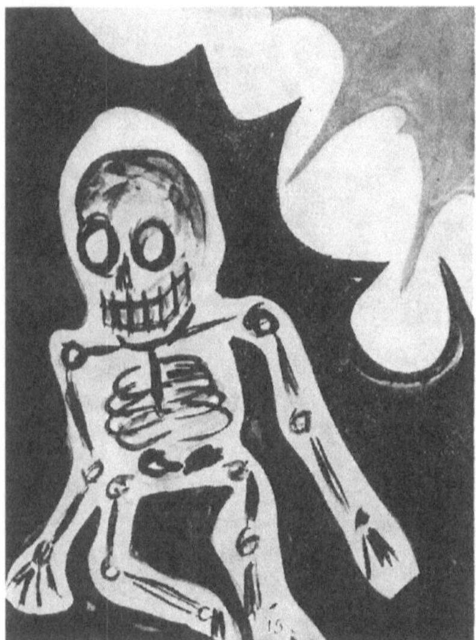

Abb. 19: »Ich sah mich am Anfang oft als ganz kleines, verkümmertes Gerippe in der Gosse liegen. Die roten und schwarzen Zacken sind die Außenwelt, die mich los sein will. Niemand kann mich leiden.«

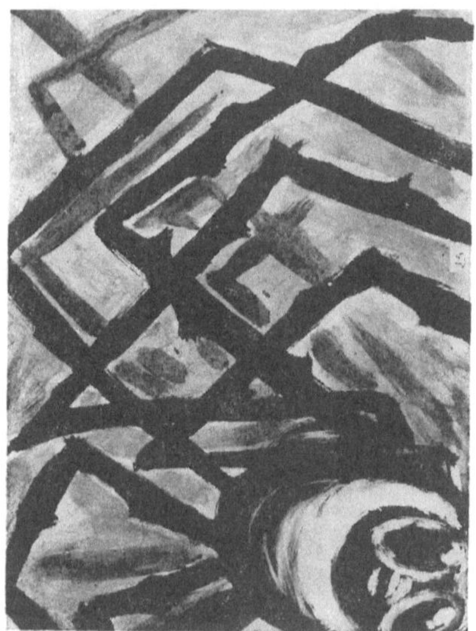

Abb. 20: »Diesmal tauchen Schlangen auf, häßliche Spinnen und viel Ungeziefer. Ich verband sie mit meiner Mutter, weil sie immer nur mit diesen Gebilden auftrat. Diese große Spinne war mir am unangenehmsten. Sie hockte immer in einer Ecke und bewegte nur ihre langen Beine, die sehr behaart waren.«

archaische Symbolik des sexuellen (ödipalen) Themas ist eingeblendet, ohne dass der Bezug schon ganz deutlich würde. Das Thema des »Penisneides« der Psychoanalyse tritt hervor, vielleicht als Abwehr der vorher symbolisierten weiblichen, als blutig und eklig signalisierten Hingabewünsche.

7. Behandlung (18 mg Psilocybin i. m.)

Ein langes, festes Band umschlingt die Patientin und presst sie zu einer kleinen Gestalt. Unvermittelt jedoch wird sie größer, lebt in ihrer Familie und erkennt, dass sie zu ihrer Mutter eigentlich keine Bindung hatte. Diese war noch wortkarger als sie selbst, konnte sich mit dem Vater nicht unterhalten und hatte kein »freies Verhältnis«. Immer blieb sie im Hintergrund und redete kein Wort. Die Rolle der Schwester wird ihr deutlich, die nicht in die Familie integriert war.

»Die ganze Traumzeit war wahnsinnig lustig. Am Anfang hatte ich sehr stark den Wunsch, unbedingt einen Partner zu finden. Ich möchte so gerne mit jemanden befreundet sein. Alle haben einen Freund, nur ich nicht. Ich gehe also auf Suche, aber ich kann keinen finden. Mir schweben die tollsten Typen vor, aber es ist keiner dabei, der auch mich gerne hat. Ich kenne viele, die mir gefallen, aber die haben entweder schon jemanden oder ich gefalle ihnen nicht. Doch dieses Problem war lange nicht so groß wie das, von meinem Vater loszukommen. Ich bin schon zu lange und zu eng mit ihm verbunden. Wir beide zusammen sind ein Ganzes. Plötzlich werden wir getrennt. Kurz davor war es am Zerbrechen, aber meinem Vater passierte dann irgendetwas, und er brachte andere in Gefahr, so dass es an seinen Kragen ging. Da konnte ich nicht nur dabeistehen. Ich musste ihm helfen. Genau so ging es dann auch ihm. Wir kamen einfach nicht voneinander los. Durch das Gespräch mit Schwester J. wurde ich kurz zum Nachdenken gebracht. Ich kam darauf, dass ich meinen Vater stärker festhalten wollte als er mich. Darüber war ich traurig. Ich wollte ihn nicht verlieren. Er war mein Ein und Alles. Mir rollten ganz langsam die Tränen herunter.

Zwischendurch sah ich die tollsten Grimassen und wieder viele Zähne. Offene Wunden, aus denen das Blut tropfte, konnte ich ganz dicht vor mir sehen. Nur komisch, ich musste darüber lachen. Ich fragte mich immer, was soll denn das? Ich sang leise während der ganzen Behandlung kurze Melodien. So war meine Stimmung die Behandlung hindurch ganz prima. Es gab schon Stellen, an denen ich etwas traurig war, aber die Stellen sind mir gar nicht so sehr in Erinnerung geblieben. Ich finde sie auch gar nicht so wichtig. Dann sah ich einen Berg, an dem ich saß bzw. an dem ich bis zur Hälfte hinaufgestiegen bin. Doch bis zur Hälfte wurde ich von der vorher aufgezählten Verwandtschaft gestützt und geschoben. Doch als die Hälfte erreicht war, rutschen die Leute, die mich geschoben hatten, in die Tiefe hinunter. Ich konnte sie nicht mehr sehen und hatte furchtbare Angst um sie. Doch dann ärgerte ich mich, dass ich immer nach der Verwandtschaft schaute und mich um sie kümmerte. Ich will und muss alleine fertig werden. Das wäre doch gelacht, wenn ich das nicht hinbekommen würde. Mir wurde es immer leichter, und plötzlich merkte ich, wie ich schwebte. Die Berge lagen tief unter mir, ich war frei. Nein, fast frei. Mit einer ganz kleinen Spitze war ich noch irgendwo festgebunden. Ich flog schon, aber ich konnte meinen Standort noch nicht ganz verlassen. Ich würde, glaubte ich, erst frei sein, wenn ich einen guten netten Freund gefunden hätte, der mich sehr gerne hätte und verstehen würde. Dann sah ich wieder meinen Vater, meinen Bruder und mich in einem Gebilde vereint. Es wurde auseinandergerissen. Ich fühlte, dass das irgendwelche höheren Mächte waren, die da mithalfen. Mir tat das so sehr weh, ich kann das gar nicht beschreiben. Ich habe geheult, bis ich wieder erleichtert war. Ich war richtig verschnupft, doch die Tränen mussten sein. Ich fühlte mich anschließend ganz prima. So frei und erleichtert. Ich sang und lachte über die Grimassen und die langen Zähne, die immer auf mich zukamen.

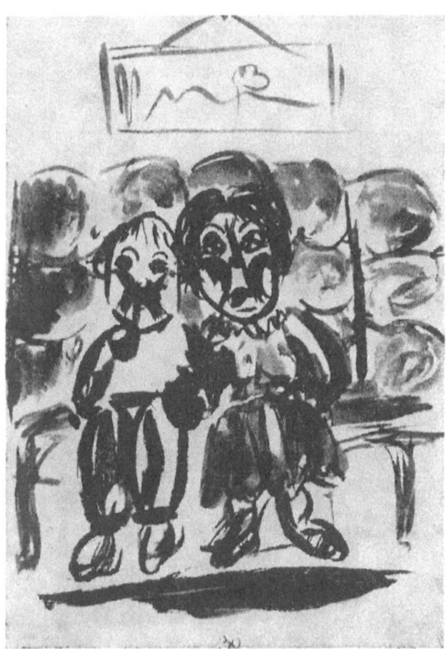

Abb. 21: »Ein altes Ehepaar, das auf einem Sofa saß, hat mich furchtbar aufgeregt, denn es forderte immer mit Gewalt meine Hilfe. Ich konnte nicht selbstständig etwas unternehmen, sie lachten mir immer entgegen und bekamen mich so immer auf ihre Seite. Mich ärgerte das sehr. Besonders die alte Dame war so hinterhältig. Es war meine Großmutter. Das merkte ich aber erst zu Hause, als ich ihr gegenübersaß.«

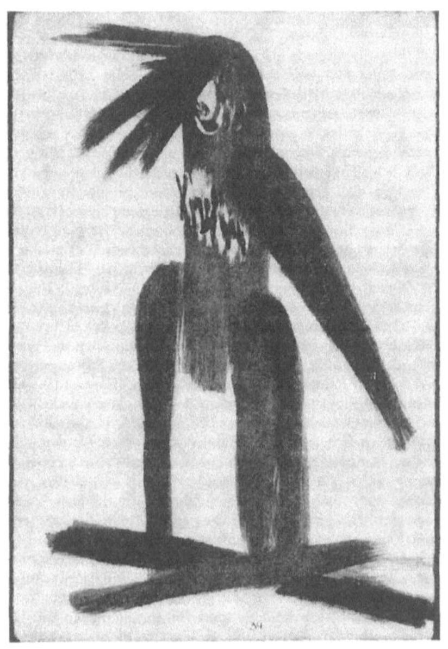

Abb. 22: »Dieses Bild drückt aus, dass ich beim Gehen ewig hinfalle, da ich auf meine eigenen Füße trete. Auch hier komme ich nicht vorwärts.«

Die Gebisse, die so gefährlich aussahen, waren gar nicht gefährlich. Manche fingen sogar an, mit mir zu lachen. Die langen spitzigen Zähne schrumpften zu kleinen stumpfen Zähnchen zusammen ... Doch dabei sagte ich mir: Was soll das denn, das ist doch überhaupt nicht gefährlich! Es verschwand wieder und ich sang dabei ... Langsam wurden die Träume schwächer und ich fühlte mich furchtbar stark. Niemand konnte mir etwas in den Weg stellen.

Wenn ich denke, mit was für einer Angst ich dort hingegangen war. Ich war in den paar Stunden ein ganz anderer Mensch geworden. Mein Vater wurde von mir getrennt. Ich war endlich frei, die scheußlichen Sachen konnten mir nichts mehr tun. Ich hatte den großen Wunsch, hinaus in die frische Luft zu gehen. Schwester J. schlug vor, dass wir doch zusammen gehen könnten. Es war ein herrlich schöner Tag. Ich bin rundherum glücklich.«

Kommentar: Die Lösung aus der als symbiotisch erlebten Beziehung zu Vater und Bruder wird sehr deutlich. Mit ihr verbindet sich der noch etwas resigniert vorgebrachte Wunsch nach einem angemessenen männlichen Partner. Das Thema der von den Eltern manipulierten beruflichen Leistung klingt ebenso an wie die Herausforderung zur Selbstständigkeit als Moment der Ablösung.

Kurzer Kommentar zur gesamten Therapie

In dem vorliegenden Fall wird zunächst wohl deutlich, dass die Patientin vorerst einen nicht geringen Teil unvollzogener Trauerarbeit leistet, der sich auf den Verlust des bergenden Elternhauses, der Familienharmonie (wie sie von der Siebenjährigen gesehen worden ist) und den Verlust des Bruders und des Vaters richtet. Erst gegen Ende der Therapie werden realitätsbezogene Kommentare etwa im Versagen der stark gehemmten Mutter, im Kräfteungleichgewicht zwischen ihr und dem mächtigen Vater bewusst. Auch das Problem der weiblichen Rollen-Identität und die sehr ausgeprägte Frustration der ödipalen Beziehung zum Vater wird eingehend im Durchleben und Durchleiden bearbeitet. Die phallisch-narzisstische Konkurrenzproblematik mit dem Vater klingt kurze Zeit an. Die Korrektur hin zur Akzeptierung der weiblichen Rolle durch den Vater tritt in den psycholytischen Fantasien kaum in Erscheinung. Hier muss an die ergänzende oder umwälzende Übertragungslage in der Einzeltherapie mit mir gedacht werden. Die regelmäßigen Gespräche (die sie bislang mit dem Vater nie führen konnte), das Akzeptieren ihrer neurotischen Nöte, die Hilfe bei der Bearbeitung und Auseinandersetzung mit diesen und die damit verbundene Wertschätzung ihrer eigenen Person, bis hin zur Wertschätzung ihrer kreativen Darstellungen in der Gestaltungstherapie, können wohl als Etablierung einer neuen, korrigierenden Vaterübertragung in die Betrachtung einbezogen werden. Auf archaischer Ebene kommt es, wie die Malereien zeigen, zu Auseinandersetzungen mit den »bösen« Introjekten, die schließlich als die übermächtigen Großelterngestalten personifiziert werden. Indem hier die bekannte Drei-Generationen-Konstellation von der Patientin realistisch (sekundär prozesshaft) und in ihrer Unabänderlichkeit erkannt wird (neben der gegebenen Ohnmacht der Mutter), werden entscheidende Schritte zur Reifung des Ichs und seiner Objektbeziehungen vollzogen. Die Bearbeitung der archaischen Selbst-Objekt-Repräsentanz geschieht im Rahmen dieser Stufe in der adäquaten, stark affektiven, präverbalen Form des Durchleidens, das umso drastischer in den bildhaften Darstellungen zum Ausdruck kommt. Der therapeutische Prozess ist jedoch viel facettenreicher, als in einem derart kurzen Kommentar behandelt werden könnte.

Nachuntersuchung

Im November 1980 hat Leuner eine schriftliche Katamnese vorgenommen. Die Patientin hat seine Anfrage folgendermaßen beantwortet:

»Mein Problem war, dass ich alles für mich alleine machen wollte und nichts zustande brachte. Ich war still und hoffte, dass andere schon etwas für mich machen würden. Ich wollte nichts falsch machen, und ich wollte nicht ausgelacht werden. Einfach, man sollte mich gerne haben. Ich schwieg dann lieber!

Die Behandlung hat mir sehr geholfen. Da bin ich mir sicher. Es war nur ein halbes Jahr, doch das reichte, um einen Anfang zu machen.

[...] Ich hatte viel mit meinen Eltern gesprochen, besonders mit meinem Vater. Sie waren sehr aufgeschlossen und bemüht, mir zu helfen. Leider musste ich erkennen, dass es einfach nicht mehr möglich ist, noch ein richtiges Vater-Tochter-Verhältnis herzustellen. Ich war wohl auch zu alt dazu. Ich musste mein eigenes Leben leben.

Ich zog von Göttingen weg und meldete mich bald in H. zur Meisterprüfung an. Während dieser Zeit hat sich sehr viel geändert. Ich war mit vielen Leuten zusammen, ich hatte mich nicht mehr zurückgezogen oder an den Rand gestellt. Ich war mittendrin.

Es war auch wichtig, dass mich keiner von früher her kannte. Ich konnte also endlich anders sein! Meinen ersten Freund habe ich dort kennengelernt. Leider hatte ich noch viel zu viele Schwierigkeiten und mein Partner auch. Ich musste mit meinen Problemen klarkommen und musste auch versuchen, seine zu verstehen und zu akzeptieren. Das ging auf die Dauer nicht gut. Wir sind wieder auseinandergegangen, doch leider viel zu spät.

Mit meinem Beruf, das war immer ein großes Zweifeln. Doch jetzt weiß ich, dass ich beim Goldschmieden bleibe. Leider hat man viel zu sehr über mich bestimmt. Ich konnte nichts alleine entscheiden. Ich habe mich dann selbstständig gemacht, lebe jetzt auf dem Land und habe meine eigene Werkstatt. Jetzt wo ich ganz allein bin, klappt es einfach besser. Ich kann auch besser arbeiten, wenn ich mir meinen Tag selber einteile. Ich bin mein Chef! Es geht besser und ich komme auch ganz gut über die Runden. Ich fühle mich wohl, ich kann eigenständig arbeiten. Meine Arbeit und meine Freizeit kann ich selber bestimmen. Ich werde von vielen Leuten besucht, man ist gerne mit mir zusammen. Man gibt sogar etwas auf meine Meinung.

Wenn Schwierigkeiten auftreten, habe ich keine Angst mehr. Ich habe einfach unheimlich viel Mut bekommen, und ich mache alles, was auf mich zukommt.

[...] Ich bin seitdem nicht mehr krank gewesen. Ich habe auch keine Beschwerden mehr gehabt.«

Wirkfaktoren der Psycholytischen Therapie*

Michael Schlichting

In der Diskussion über die Wiederzulassung der Psycholytischen Therapie als substanzunterstützte psychotherapeutische Behandlungsmethode wird immer wieder auf die klinischen Erfahrungen der 1950er bis 1970er Jahre verwiesen. Nach dem Eindruck der damaligen Therapeuten wie auch nach Selbsteinschätzung der Patienten steht die grundsätzliche Wirksamkeit dieser Behandlungsform außer Frage, jedoch konnten die Ergebnisse bis heute noch nicht ausreichend mit modernen und anerkannten statistischen Methoden belegt werden. Bezugnehmend auf die katamnestische Nachuntersuchung von Mascher (1967), haben Leuner et al. (1992) folgende Behandlungsergebnisse der Psycholytischen Therapie zwischen 1953 und 1965 ermittelt (Tabelle 7):

Gruppen	Anzahl Fälle	Anwendungsformen	Anteil »sehr gut» / »gut« gebessert
Gruppe 1	87	Nur eine Sitzung nach gründlicher psychoanalytischer Vorbereitung	56%
Gruppe 2	701	Wiederholte LSD-Sitzungen in Kombination mit individueller Psychotherapie	56%
Gruppe 3	425	Kombination aus wiederholten LSD-Sitzungen mit Einzel- und Gruppentherapie	62,5%
Gruppe 4	363	Ausschließliche Anwendung im Gruppensetting	40%

Tabelle 7: Psycholytische Therapie: Formen der Anwendung und klinische Ergebnisse (1953–1965); nach Mascher (1967)

Differenziert nach der Zeitdauer und den verschiedenen Settings zeigt sich, dass die Kombinationsbehandlung mit mehreren LSD-Sitzungen in Einzeltherapie und gruppentherapeutischen Elementen das klinisch beste Ergebnis mit 62,5 Prozent guter bis sehr guter Besserung erbracht hat und dies bei einer ausgewählten Patientengruppe von schwer gestörten und chronifizierten Neurotikern, die auf konventionelle Psychotherapie kaum oder überhaupt nicht angesprochen haben (sog. »non-responder«). Eine ausschließliche Gruppenbehandlung hat sich nach dieser Untersuchung als etwas weniger erfolgreich erwiesen, was möglicherweise auf unterschiedliche Auswahl- und Erfolgskriterien zurückgeführt werden kann. Hervorzuheben ist, dass auch bereits einzelne psycholytische

* Überarbeitete Version eines Vortrages auf dem 2. Internationalen Kongress des Europäischen Collegiums für Bewusstseinsstudien (ECBS) vom 22. bis 25. Februar 1996 in Heidelberg. Erstveröffentlichung in Schlichting M (Hrsg.) Welten des Bewusstseins, Band 10: Pränatale Psychologie und Psycholytische Therapie. Berlin: Verlag Wissenschaft und Bildung 2000, p. 67–75

Anzahl LSD-Sitzungen (Range)	**7** (2-15)	**23** (16-30)	**38** (31-45)	**52** (46-60)	**70** (61-75)
Klinische Besserung in %	28	36	50	37	28

Tabelle 8: Psycholytische Therapie: Prozent der klinischen Besserung in Beziehung zur Anzahl der LSD-Sitzungen; nach MASCHER (1967)

Sitzungen, eingestreut in eine längerfristige Einzeltherapie, einen stagnierenden oder blockierten psychotherapeutischen Prozess wesentlich fördern können.

Tabelle 8 zeigt noch einmal den von MASCHER (1967) gefundenen Zusammenhang zwischen der Anzahl der psycholytischen Sitzungen und dem Grad der klinischen Besserung. Eine Besserungsrate von 50 Prozent findet sich bei der Gruppe von Patienten mit durchschnittlich 38 Sitzungen im Rahmen eines längeren, etwa zweijährigen Behandlungsverlaufes, während eine weitere Erhöhung der Frequenz psycholytischer Sitzungen das Behandlungsergebnis nicht mehr unbedingt verbessert. Dieser Befund bestätigt noch einmal, dass es auch in der Psycholytischen Therapie ein Wirkungsoptimum gibt, abhängig vom Setting und Timing wie auch von der Frequenz der Sitzungen.

Auch wenn die Wirksamkeit, der Nutzen und die Sicherheit der Psycholytischen Therapie als erwiesen gelten können, sind die zugrundeliegenden Wirkungsmechanismen noch weitgehend ungeklärt. In Abhängigkeit von der jeweiligen therapeutischen Schule sind verschiedene Hypothesen und theoretische Modelle entworfen worden, die jedoch überwiegend spekulativ geblieben sind und auch unter Therapeuten kontrovers diskutiert werden. Das entscheidende, zugleich aber auch am meisten missverstandene Spezifikum der Psycholytischen Therapie ist die Verwendung einer halluzinogenen psychoaktiven Substanz wie LSD oder Psilocybin oder auch einer anderen, kürzer wirksamen psychoaktiven Substanz wie MDMA, 2C-B, 2C-D, 5-MeO-DMT o.a.

Welche Rolle spielt nun die psychoaktive Substanz als zusätzlicher Parameter in der Psychotherapie? Gerade in der Diskussion mit Psychotherapeuten, aber auch mit Journalisten, Politikern und Vertretern der Gesundheitsbehörden begegnet man immer wieder der falschen Vorstellung, dass es sich hierbei um eine besondere Form von Pharmakotherapie handelt, bei der die Substanz wie ein Medikament – gleichsam mit einer intrinsischen Wirkung – einen Psychotherapieeffekt hervorbringt, ähnlich wie z.B. ein Antidepressivum bei einer Depression, ein Anxiolytikum bei einer Angsterkrankung oder ein Neuroleptikum bei einer psychotischen Störung wirksam sind. Aber auch bei

Patienten, die sich bei uns nach einer Behandlungsmöglichkeit erkundigen, wie auch bei Psychiatern und Psychotherapeuten, die diese Methode persönlich kennenlernen und selber anwenden wollen, findet sich eine Tendenz, die Bedeutung und Funktion der psychoaktiven Substanz falsch einzuschätzen. Es muss daher noch einmal betont werden, dass es sich bei der Psycholytischen Therapie primär um ein psychotherapeutisches Verfahren auf tiefenpsychologischer Grundlage handelt, also nicht um eine Arzneitherapie, bei der z.B. dem Patienten über einen längeren Zeitraum täglich ein Medikament verordnet wird in der Erwartung, dass sich dadurch eine psychopathologische Symptomatik bessert. Die Wirksamkeit der Psycholytischen Therapie lässt sich daher auch nicht nach den Kriterien der klinischen Arzneimittelprüfung beurteilen. Als eine besondere Form der Psychotherapie setzt sie – neben einer fundierten psychiatrischen und psychotherapeutischen Grundausbildung – eine gründliche und umfassende Weiterbildung in dieser Behandlungsmethode voraus, einschließlich Selbsterfahrung und Supervision, um die spezifischen Wirkeigenschaften der verwendeten psychoaktiven Substanz und deren Bedeutung für den psychotherapeutischen Prozess kennenlernen und sie in der Praxis gezielt anwenden zu können.

Als These vertrete ich daher, dass die bloße Verabreichung eines Halluzinogens und der laienhafte Austausch über die Erlebnisse allein noch keine psychotherapeutische Wirkung entfaltet, wie nicht zuletzt auch die gelegentlich auftretenden abnormen Erlebnisreaktionen nach unkontrolliertem Halluzinogen-Konsum bestätigen. Die Substanz selber hat natürlich eine Wirkung, das ist unbestritten, möglicherweise hat sie auch positive Auswirkungen auf die momentane Stimmung, jedoch nach psychotherapeutischen Kriterien kann eine solche Anwendung nicht beanspruchen, »Psycholytische Therapie« genannt zu werden. Zunächst muss eine – vorzugsweise tiefenpsychologisch fundierte – Psychotherapie initiiert und eine vertrauensvolle und tragfähige therapeutische Beziehung mit dem Patienten aufgebaut werden, bevor mit der adjuvanten Gabe einer psychoaktiven Substanz (im Sinne eines zusätzlichen Hilfsmittels, eines Verstärkers oder Katalysators) der therapeutische Prozess angereichert und intensiviert werden kann. Die Bedeutung und Funktion der psychoaktiven Substanz liegt allein darin, bereits vorhandene psychotherapeutische Wirkfaktoren zu verstärken, d.h. also, eine schlechte oder unwirksame Psychotherapie wird durch die zusätzliche Anwendung einer psychoaktiven Substanz nicht plötzlich zu einer hochwirksamen Behandlung.

Auf welche Wirkfaktoren kommt es aber bei einer Psychotherapie an und wie kann die Wirksamkeit der Psycholytischen Therapie genauer begründet werden? Als Ausgangspunkt und Beurteilungskriterium können die allgemein anerkannten und inzwischen auch empirisch gut belegten Wirkfaktoren von Psychotherapie überhaupt herangezogen werden.

Was passiert nun in einer Therapiesitzung *unter dem zusätzlichen Einfluss einer psychoaktiven Substanz?*

– Im therapeutischen Setting und unter dem Angstschutz einer tragenden dyadischen Beziehung zum Einzeltherapeuten (bzw. zu der ständig anwesenden Betreuungsperson) induziert die Substanz eine kontrollierte Regression auf psychogenetisch frühere Erlebnisstufen (sog. Altersregression).
– Dadurch wird ein wesentlicher Teil rationaler, intellektueller und charakterlich erstarrter Abwehrformationen unterlaufen.
– Latente Triebstrukturen, Konflikte und Impulse, individuelle Abwehrmechanismen und neurotische oder auch psychosomatische Symptombildungen treten deutlicher hervor und werden für den Betreffenden unmittelbar einsichtig. Dieser Aspekt hat nicht zuletzt auch psychodiagnostische Bedeutung und kann bei der Therapieplanung, z.B. in Form einer niedrigdosierten Probesitzung, Berücksichtigung finden.
– Die therapeutische Regression ermöglicht zusammen mit der (substanzinduzierten) erhöhten inneren Reizproduktion eine verfeinerte Introspektion und Wahrnehmung von normalerweise unterschwelligen emotionalen Regungen von unmittelbarer Evidenz.
– Internalisierte frühkindliche Beziehungserfahrungen stellen sich – und das ist gerade für die Psychotherapie entscheidend – zusammen mit den dazugehörigen Affekten auf einer frühen Ebene symbolisch dar und können in der prägnanten Gestalt eines traumähnlichen Bildes, einer imaginierten Erlebnisszene oder auch in Form einer körperlichen Empfindung wahrgenommen werden.
– Das intrapsychische, affektdynamische Geschehen gewinnt dadurch Objektcharakter und kann vom Patienten direkt beobachtet, beschrieben und kommuniziert werden. Die – bei der Dosierung im Auge zu behaltende – Aufrechterhaltung kognitiver Funktionen, d.h. eines beobachtenden und reflektierenden Ich-Anteils (»observer-ego«), fördert die sog. »Ich-Spaltung« in einen reifen, realitätsorientierten, beobachtenden Ich-Anteil einerseits und einen erlebenden, regressiven Ich-Anteil andererseits.
– Auf diese Weise werden dem Patienten Möglichkeiten zur Problemanalyse und Problemlösung (z.B. in Form eines antizipierenden Probehandelns in der Fantasie) eröffnet, ferner zur Erweiterung der individuellen Erlebnisperspektiven und Verhaltensmöglichkeiten sowie zur kreativen Gestaltung und Integration des Erlebnismaterials.
– Die Regression auf frühe Konfliktebenen begünstigt aber auch die Wiederbelebung traumatischer infantiler Erlebnisse, die zu Fixierungen der Persönlichkeitsentwicklung geführt haben. Die damit verbundenen emotionalen Erfahrungen

und Einstellungen werden auf diese Weise leichter der psychotherapeutischen Bearbeitung zugänglich.

- Eine Sonderform der Regression stellt die sog. »Regression vor den Konflikt« dar, d.h. die Wiederbelebung des infantilen »narzisstischen Grössenselbst« mit Befriedigung archaischer Bedürfnisse, wodurch strukturelle Defizite aufgefüllt sowie die emotionale Matrix des Selbst und damit das Selbstwertgefühl gestärkt werden können.
- Das Zusammenwirken von emotionaler Selbsterfahrung und gleichzeitig einsichtsfördernder Selbstbeobachtung lässt aufgrund der dynamischen Rückwirkung auf die Person einen zirkulären Entwicklungsprozess entstehen, der ergänzt wird durch die anschliessende Verbalisierung und psychotherapeutische Bearbeitung der Erlebnisse im einzeltherapeutischen Dialog oder auch in einer Patientengruppe.
- Ein weiteres, wichtiges therapeutisches Element ist der Transfer der emotionalen Erlebnisse, Einsichten und Wahrnehmungen unter dem Einfluss der psychoaktiven Substanz in das Alltagsleben und die soziale Realität des Patienten. Die Anwendung und Einübung neuer Sichtweisen, Einstellungen und Verhaltensmöglichkeiten im Alltag ist ein unverzichtbarer Bestandteil der Behandlung und eine Voraussetzung für weitere Therapiefortschritte.

Kehren wir nach der Darstellung der spezifischen Behandlungstechnik und der Psychodynamik während einer Erlebnissitzung mit einer psychoaktiven Substanz noch einmal zurück zu den allgemeinen therapeutischen Wirkfaktoren.

Was wirkt überhaupt in einer Psychotherapie und was macht die Behandlung tatsächlich effizient?

Als Vorläufer der »Common-factor-Forschung« hat Frank (1981) in einem transkulturellen Vergleich aller bekannten psychotherapeutischen Verfahren inkl. schamanischer Heilmethoden folgende Faktoren ermittelt, die eine wirksame Behandlung auszeichnen:

1. Eine ***spezifische Beziehung zwischen Patient und Therapeut/Heiler:*** Dabei spielen auch die Hoffnungen und Erwartungen des Patienten in Bezug auf den Therapieverlauf und die Fähigkeiten des Behandlers – mit seiner besonderen Qualifikation und Kompetenz – eine grosse Rolle. Zudem unterscheidet sich die therapeutische Kommunikation in vielen Aspekten von einem gewöhnlichen Alltagsdialog.
2. Ein ***besonderer geschützter Ort,*** der abgegrenzt und herausgehoben ist aus dem Alltagsleben des Patienten (d.h. das räumliche Setting).
3. Ein ***spezielles Erklärungssystem,*** ein Mythos oder eine Krankheitslehre mit einer dazugehörigen Behandlungstheorie, die die Grundlage bildet für
4. ein ***zielgerichtetes therapeutisches Handeln*** nach bestimmten Regeln und mit definierten Methoden.

Für jegliches psychotherapeutisches Handeln ist es also notwendig, dass der Patient auch versteht, wie Psychotherapie funktioniert, wie sie durchgeführt wird, welche Rolle er selber darin spielt und auch, wie die Entstehung seiner Symptome und Beschwerden wie auch die therapeutischen Effekte erklärt werden können. Nach den Erfahrungen von Leuner (1981) haben sich in der Psycholytischen Therapie die Erklärungsmodelle und Konzepte der Tiefenpsychologie bewährt. Während die psychoaktive Substanz nur ein Hilfsmittel und Verstärker ist, gehören die ***Setting-Variablen,*** die ***therapeutische Beziehung*** und die ***speziellen Interventionen des Therapeuten*** zu den entscheidenden Wirkfaktoren. Dies ist auch bei der Diskussion über zukünftige Möglichkeiten und Formen der Psycholytischen Therapie zu berücksichtigen.

Auch von der modernen Psychotherapieforschung wird ***die therapeutische Beziehung als der zentrale Wirkfaktor*** hervorgehoben (vgl. das »Generic Model of Psychotherapy«, Orlinsky 1994). In diesem Modell finden sich die bereits erwähnten Basisvariablen von Arzt-Patient-Beziehung, Setting, Behandlungstheorie und therapeutischen Interventionen, wobei die Beziehung und Kommunikation zwischen dem Patienten und dem Therapeuten eine Schlüsselrolle spielt und die wichtigste Effektstärke für das Behandlungsergebnis darstellt. Dies konnte in vielen empirischen Studien nachgewiesen werden, wobei interessant ist, dass nach diesem Modell sich diese Zusammenhänge und Einflussvariablen – theorieunabhängig und schulenübergreifend – als die entscheidenden Wirkfaktoren herausgestellt haben (Federschmidt 1996).

Die Qualität der therapeutischen Beziehung (mit Therapeuten-Eigenschaften wie Kohäsion, Bezogenheit, Resonanz und Empathie) sowie die besondere Form und der Stil der Kommunikation zwischen Patient und Therapeut sind also auch für die Psycholytische Therapie als die entscheidenden Wirkungsebenen hervorzuheben und dementsprechend in der Aus- und Weiterbildung entsprechend zu berücksichtigen.

Abschliessend soll das Wirkpotenzial der Psycholytischen Therapie auch noch einmal gemäss den ***Kriterien der Meta-Analyse*** von Grawe et al. (1994) untersucht werden. In einer breit angelegten Meta-Studie haben Grawe und Mitarbeiter fast sämtliche etablierte Psychotherapiemethoden daraufhin untersucht, inwieweit sie ihre Wirksamkeit auch wissenschaftlich belegen können. Auch wenn an dieser Stelle nicht im Detail auf diese Studie eingegangen werden kann, soll der auf dieser Grundlage entwickelte ***»Grundriss einer Allgemeinen Psychotherapie«*** (Grawe 1995) als Maßstab für die Beurteilung des Wirkpotenzials der Psycholytischen Therapie herangezogen werden. Als ***»gesicherte Bestandteile einer allgemeinen psychotherapeutischen Veränderungstheorie«*** beschreibt Grawe auf empirischer Basis folgende Faktoren, die in jeder wirksamen Psychotherapie – und zwar jeweils in einer intrapersonellen und einer interpersonellen Perspektive – enthalten sind:

1. Aktivierung der individuellen Ressourcen
Dieser vor allem von der Humanistischen Psychologie und Psychotherapie besonders hervorgehobene Aspekt wendet sich gegen die einseitige Pathologisierung, d.h. den verkürzten Blick auf Krankheitssymptome und Defizite, sondern betont vielmehr die eigenen Ressourcen, Potenziale, Stärken und Entwicklungsmöglichkeiten des Patienten und seine Kreativität als Motor des Veränderungsprozesses. Zudem sollten auch weitere externe Ressourcen (z.B. Angehörige, Hobbys etc.) als Therapieverstärker mit in die Behandlung einbezogen werden.

2. Problemaktualisierung
Hiermit ist gemeint, dass sich das Problem oder die Störung des Patienten auf irgendeine Weise auch in der therapeutischen Situation darstellen muss und für den Patienten erlebnismässig präsent ist, d.h. von ihm nicht nur auf intellektueller Ebene benannt, sondern auch mit emotionaler Beteiligung und Leidensdruck erlebt wird. Im Kontext einer tiefenpsychologisch fundierten Psychotherapie gehören hierzu auch die Phänomene der Übertragung und Gegenübertragung.

3. Aktive Hilfe zur Problembewältigung
Dieses Behandlungselement spielt traditionell in der kognitiven Verhaltenstherapie eine grössere Rolle als in den abstinenzorientierten psychoanalytischen Therapieformen. Neben praktischen Übungen zur Verhaltensmodifikation in den Situationen, in denen die Störung auftritt (z.B. Expositionsbehandlung, Angst- oder Selbstsicherheitstraining zu Hause, in der Partnerschaft, am Arbeitsplatz oder in der Öffentlichkeit, diverse Entspannungsverfahren u.a.) können auch konkrete, praktische Ratschläge und direkt ich-stärkende Interventionen Anwendung finden.

4. Klärungsperspektive
Hiermit ist der intrapersonelle bzw. motivationale Aspekt angesprochen. Der Patient wird angeregt herauszufinden, woher seine Schwierigkeiten kommen. Ausserdem werden durch Konfrontationen und Interpretationen (Deutungen) Einsichten in intrapsychische Zusammenhänge vermittelt und vertiefende Bearbeitungsangebote gemacht. Dieser Ansatz ist eine Domäne der erlebnis- und einsichtsorientierten tiefenpsychologisch fundierten Behandlung wie auch der non-direktiven Gesprächspsychotherapie.

Diese vier Hauptfaktoren sind nicht isoliert zu betrachten, sondern wirken in jeder guten und effizienten Psychotherapie zusammen. So kann z.B. eine vorbereitende Klärung der inneren Zusammenhänge auch eine gute Grundlage sein, um in den nächsten

Schritten eine aktive Hilfe bei der Einübung neuer Lösungsstrategien zu bieten und damit den Transfer in die Alltagsrealität des Patienten zu erleichtern.

Unter Berücksichtigung dieser von Grawe beschriebenen Grunddimensionen psychotherapeutischer Wirksamkeit lassen sich auch in der ***Pycholytischen Therapie*** – wenn sie lege artis (d.h. in der von Leuner entwickelten Form) durchgeführt wird – durchaus potenzielle Wirkfaktoren nachweisen. Da sich in einer Erlebnissitzung unter dem Einfluss einer psychoaktiven Substanz nicht nur die individuelle Pathologie darstellt, sondern eben auch die Erlebnisfähigkeit, Gefühle der Liebe und der Bindung und andere intensive positive Affekte für den Patienten (wieder) erlebbar werden, kann er lernen, zur ***Problemlösung*** auf seine eigenen emotionalen ***Ressourcen*** zurückzugreifen und damit auch sein Selbstkonzept und sein Bild von seinen eigenen Kompetenzen positiv korrigieren.

Ebenso nutzt die Psycholytische Therapie den Faktor der ***Problemaktualisierung*** und der Konfrontation, wenn sich in der Erlebnissitzung eben auch problematische Beziehungs- und Verhaltensmuster, Ängste, neurotische oder psychosomatische Symptombildungen und individuelle Abwehrvorgänge sehr plastisch und erlebnisintensiv für den Pateinten darstellen. Im Unterschied zum unkontrollierten oder eher hedonistischen Freizeitgebrauch psychoaktiver Substanzen strebt die psycholytische Behandlung nicht die Befriedigung narzisstisch-regressiver Bedürfnisse oder eine Flucht vor den realen Problemen in eine illusionäre Fantasiewelt an, sondern arbeitet gezielt und systematisch an den jeweiligen sich darstellenden Störungsbereichen in der Persönlichkeit des Patienten, so dass auch dieses Effizienz-Kriterium von Grawe als erfüllt angesehen werden kann.

Den ***aktiven Hilfen*** zur Problembewältigung hat man sich in psychoanalytisch orientierten Therapeutenkreisen aus dogmatischen Gründen bisher zu wenig gewidmet. Sie sollten jedoch ebenso wie der wichtige Transfer der gewonnenen Einsichten in die soziale Realität des Patienten auch in der Psycholytischen Therapie verstärkt Berücksichtigung finden, um die therapeutische Wirksamkeit noch zu erhöhen.

Das weitere zentrale Element in einer wirksamen Psychotherapie, die ***Klärungsperspektive,*** besitzt auch in der Psycholytischen Therapie einen besonderen Stellenwert, indem vertiefte Einsichten in die Psychogenese der Störungen und Probleme, in die Wurzeln und Kräfte der eigenen Lebensgeschichte, aber auch in die kreativen Potenziale sowie in die eigenen Erlebens- und Verhaltensmöglichkeiten angeregt werden.

Diese Wirkfaktoren und ihre Rolle in der Psycholytischen Therapie noch einmal gezielt und systematisch zu untersuchen, könnte – neben den ebenfalls erforderlichen statistischen Effizienz- und Katamnese-Studien – eine weitere wichtige Forschungsaufgabe auf dem Gebiet der therapeutischen Anwendung psychoaktiver Substanzen sein. Für die Psychotherapie besonders relevant erscheinen mir dabei folgende Fragestellungen:

– Gibt es therapeutisch besonders effiziente Kombinationen der genannten Wirkfaktoren unter dem Einfluss bestimmter psychoaktiver Substanzen?

– Durch welche konkreten therapeutischen Vorgehensweisen und Interventionen lassen sich einzelne Wirkfaktoren besonders gut nutzen?

– Können Therapiephasen – während einer einzelnen Erlebnissitzung wie auch im Gesamtverlauf der Behandlung – abgegrenzt werden, in denen ein Faktor von grösserer Bedeutung ist als die anderen? Und welche Konsequenzen ergeben sich hieraus für die Therapieplanung und das Timing für den Einsatz einer psychoaktiven Substanz?

– Lassen sich differentielle Indikationen angeben für eher klärungsorientierte und für eher bewältigungsorientierte Vorgehensweisen, für bestimmte Modifikationen des Settings oder auch für den Einsatz bestimmter Substanzen mit einem spezifischen Wirkungsprofil?

Dies scheint mir nur ein kleiner Teil der Fragen zu sein, die zukünftig nicht nur in der allgemeinen Psychotherapieforschung sondern gerade auch von der neuen Generation von Vertretern der Psycholytischen Therapie bearbeitet werden sollten.

Literatur

Federschmidt H (1996) Wirksamkeit und Nutzen von psychotherapeutischen Behandlungsansätzen. Deutsches Ärzteblatt 93 (1-2): 34-38

Frank J (1981) Die Heiler. Stuttgart: Klett

Grawe K (1995) Grundriss einer Allgemeinen Psychotherapie. Psychotherapeut 40: 130-145

Grawe K, Donati R, Bernauer F (1994) Psychotherapie im Wandel. Göttingen: Hogrefe

Leuner H (1981) Halluzinogene. Bern: Huber

Leuner H, Mascher E, Schultz-Wittner T (1992) Die Effizienz der durch psychoaktive Substanzen gestützten Psychotherapie (Psycholytische Behandlung). Jahrbuch des Europäischen Collegiums für Bewusstseinsstudien 1992: 197-218

Mascher E (1967) Psycholytic Therapy. Statistics and Indications. In: Brill J, Cole JO, Hippius H, Bradley PB (eds.) Neuro-Psychopharmacology. Amsterdam: Excerpta Medica Foundation, S. 441-444

Orlinsky DE (1994) «Learning from many masters«. Ansätze zu einer wissenschaftlichen Integration psychotherapeutischer Behandlungsmodelle. Psychotherapeut 39: 2-9

Studien zur Effizienz der Psycholyse: Indikationen und Ergebnisse

Torsten Passie

Geht es um die Wirksamkeit oder Effizienz eines medizinischen Behandlungsverfahrens, so werden heute strenge Maßstäbe zur Beurteilung angelegt. Es geht um wissenschaftliche Untersuchungen, die zeigen sollen, dass unter vereinheitlichten Bedingungen für das Gros der getesteten Patienten die Effektivität eines Behandlungsverfahrens bzw. Medikamentes gegeben ist. Dazu gehören Strategien des Studienaufbaus, die verhindern sollen, dass Patienten und Behandler durch Vorannahmen und Erwartungen (positiv wie negativ) die Ergebnisse beeinflussen. So weiß bei einer sogenannten Doppelblindstudie weder der behandelnde Arzt noch der Patient, welchem Patienten das aktive Medikament und welchem ein Placebo verabreicht wurde. Findet dann noch eine zufallsgenerierte Zuordnung der Patienten zu den in der Studie untersuchten Gruppen statt, so spricht man von Randomisierung. Durch die zufallsgenerierte Verteilung auf die Experimentalgruppen kann verhindert werden, dass in einer Gruppe ungleich mehr Patienten mit bestimmten Eigenschaften (Alter, Bildung, Vorerkrankungen u.a.) eingeschlossen werden, was die Ergebnisse verfälschen würde. Wenn diese Voraussetzungen erfüllt werden, so wird von einer »randomisierten placebo-kontrollierten Studie« gesprochen, die heute den »Goldstandard« zur Prüfung von Medikamenten und Behandlungsverfahren (z.B. in Chirurgie und Pharmakotherapie) darstellt.

Besonderheiten der Effizienzforschung zur Psycholytischen Therapie

Schon früh wurde darauf hingewiesen, dass die Belege für die Wirksamkeit der Psycholytischen Therapie nach wissenschaftlichen Maßstäben nur eine sehr begrenzte Evidenz darstellen. Das hat u.a. mit der damals erst in den Kinderschuhen steckenden Psychotherapieforschung zu tun, die noch keine ausgereifte Methodik entwickelt hatte. Es war auch nicht möglich, die deutlich einfacheren Modelle und Untersuchungsdesigns der Pharmakologen zu nutzen, da diese jene für die Ausprägung der Reaktion auf Halluzinogene entscheidenden »extrapharmakologische Variablen« wie die innere Verfassung des Patienten vor der Sitzung, die konkreten äußeren Umstände oder die Behandlungsatmosphäre nicht berücksichtigen.

Weitere Gründe, warum die Halluzinogenforschung besondere Schwierigkeiten mit doppelblinden Studien hat, ist die Tatsache, dass diese Substanzen offensichtliche und leicht wahrnehmbare Wirkungen hervorrufen. Diese werden vom Patienten, aber auch von den Behandlern bzw. Versuchsleitern mit hoher Wahrscheinlichkeit identifiziert. Das bedeutet, dass Patient und Behandler, obwohl sie vorher nicht wissen, ob ein aktives Medikament oder ein unwirksames Placebo gegeben wurde, dies beim Eintreten der Wirkung sehr schnell merken werden. Damit kann eine randomisierte Doppelblind-Studie nicht mehr wirksam vor Verfälschungen schützen.

Da Medikamentenwirkungen (ebenso wie Nebenwirkungen) auch bei der Testung anderer Medikamente wahrgenommen werden können, haben sich Wissenschaftler damit auseinandergesetzt und Lösungen vorgeschlagen. Eine Methode versucht, das aktive Medikament mit einem – auf das Zielsymptom unwirksamen – Mittel zu vergleichen, welches aber ähnliche wahrnehmbare Effekte erzeugt. Ein solches Mittel wird als »aktives Placebo« bezeichnet, da ein solches Vergleichsmedikament nicht unwirksam ist, sondern von ihm eine »aktive« Wirkung ausgeht. Diese soll es dem Patienten und Behandler schwerer machen zu erkennen, ob es sich um einPlacebo oder das Testmedikament handelt. Manchmal wird auch eine sehr geringe Dosis des zu testenden Medikaments gegeben, um dessen Nebenwirkungen zu imitieren, so dass die Patienten in der Placebogruppe ähnliche Effekte verspüren.

Mit aktiven Placebos haben einige der elaborierteren Studien zur psychedelischen (z.B. Kurland et al. 1971) und zur MDMA-unterstützten Psychotherapie gearbeitet (z.B. Oehen et al. 2013). Neuere Studien mit Psilocybin und LSD haben versucht, trotz der o.g. Probleme mit Placebogruppen ohne aktive Placebos zu arbeiten (z.B. Gasser et al. 2014, Ross et al. 2016).

Wie steht es nun um die Belege für die Effizienz der Psycholytischen Therapie? Gibt es dazu systematische Untersuchungen? Diese Fragen sind zu bejahen, aber es sind Einschränkungen zu berücksichtigen.

Eine Übersichtsarbeit zur Effizienz der Psycholytischen Therapie

Mascher (1967) berichtet in einer Übersichtsarbeit über Ergebnisse der psycholytischen Behandlung verschiedener psychischer Störungen, wie sie in 28 Publikationen für 1603 Patienten dargestellt wurden. Der Autor stellt zunächst klar, dass bei der Varianz des therapeutischen Vorgehens und der Heterogenität des Patientenguts ein striktes statistisches Vorgehen unmöglich ist. Zudem wurden die Studien in unterschiedlichen Ländern durchgeführt und man hatte es mit einer neuen Therapieform zu tun. Daher müssten, so Mascher, Unsicherheiten und ein gehöriges Maß an »Herumprobieren« berücksichtigt werden.

Mascher zufolge lassen sich in den ausgewählten Publikationen vier Grundmodalitäten psycholytischer LSD-Anwendungen unterscheiden:

Die Behandlungszeiten betrugen im Durchschnitt ein Jahr (Range: 1 bis 32 Monate). Im Durchschnitt wurden 14,5 psycholytische Sitzungen abgehalten.

Gruppe 1 (87 Fälle)	Nur eine Sitzung nach gründlicher psychoanalytischer Vorbereitung.
Gruppe 2 (701 Fälle)	Wiederholte LSD-Sitzungen in Kombination mit individueller Psychotherapie.
Gruppe 3 (425 Fälle)	Kombination von wiederholten LSD-Sitzungen mit Einzel- und Gruppentherapie.
Gruppe 4 (363 Fälle)	Ausschließliche Anwendung in der Gruppentherapie.

Maschers Analyse der Behandlungsergebnisse von 28 Autoren folgt dem Vorschlag von Sandison & Spencer (1954), die eine vierstufige Wertung von klinischen Besserungen vorgeschlagen hatte. Die Kategorien lauten: »sehr gut gebessert«, »gut gebessert«, »leicht gebessert« und »nicht gebessert«. Hier die Prozentsätze der Patienten, die in den unterschiedlichen Gruppen nach Therapieabschluss als »sehr gut gebessert« oder »gut gebessert« eingestuft wurden.

Die besten Resultate wurden demnach in der Gruppe 3 erzielt, welche Einzel- und Gruppentherapie kombinierte. Dies unterstützt Argumente von Fontana (1961), Leuner (1963) und Perez Morales (1963), dass LSD-Sitzungen sowohl für die individuelle Psychotherapie als auch für die Gruppenbehandlung förderlich seien.

Gruppe 1	56 Prozent
Gruppe 2	56 Prozent
Gruppe 3	62,2 Prozent
Gruppe 4	40 Prozent

In der Übersicht von Mascher kristallisierten sich Indikationsgruppen heraus, bei denen die Psycholytische Therapie vorwiegend angewandt wurde (Tabelle 9). Bei einigen lag das Behandlungsergebnis eher niedrig, was durch die besondere Schwere der behandelten Fälle erklärbar ist. Bedenkt man, dass es sich in 68 Prozent der berichteten 1603 Patienten um schwere und chronifizierte Fälle handelt, so erscheinen die Zahlen durchaus ermutigend, denn die überwiegende Zahl dieser Patienten war mit den konventionellen Psychotherapiemethoden nicht oder nur mangelhaft behandelbar.

Es fällt auf, dass keine psychosomatischen Störungen genannt sind. Das ist darauf zurückzuführen, dass die Psycholytische Therapie damals nur an psychiatrischen Kliniken durchgeführt wurden, wo kaum psychosomatische Patienten behandelt wurden.

Vergleicht man diese Ergebnisse mit denen anderer Psychotherapien, so sind die Ergebnisse trotz der heterogenen Patientengruppe erstaunlich einheitlich. Sehr viele Behandlungsergebnisse zeigen 55 Prozent bis 85 Prozent als »sehr gut« und »gut« gebessert und fallen somit unter die sogenannte »Zweidrittel-Heilung« wie sie für Psychotherapien – egal welcher Provenienz – zu finden ist. Es ist nochmals darauf hinzuweisen, dass

Gruppe	Anzahl Publikationen	Erfolgsrate
Angstneurosen	9	70 Prozent
Reaktive Depression	4	62 Prozent
Charakterneurosen, Soziopathen	10	61 Prozent
Borderline-Störungen	4	53 Prozent
Zwangsstörungen	10	42 Prozent
Histrionische und Konversionsstörungen	2	31,5 Prozent
Alkoholiker, Drogenabhängige	6	31 Prozent

Tabelle 9: Ergebnisse der Psycholyse bei verschiedenen Patientengruppen (Mascher 1967)

mehr als zwei Drittel der behandelten Patienten als mit konventioneller Psychotherapie nicht behandelbar galten, was die Ergebnisse in eine andere Perspektive rückt.

15 der referierten Publikationen schlossen eine Nachuntersuchung ein, die nach durchschnittlich 25 Monaten vorgenommen wurde. Demnach zeigten 62 Prozent der erfolgreich behandelten Patienten stabile Ergebnisse (bzw. weitere Verbesserungen nach Behandlungsende), während 38 Prozent eine leichte Verschlechterung zeigten. Eigentliche »Rückfälle« erlebten 3 Prozent der Patienten.

Viele Autoren hoben die Abhängigkeit der Prognose von folgenden Faktoren hervor: dem intellektuellen Niveau, der Ich–Stärke, dem Leidensdruck und der Motivation zur Wiederherstellung sowie der Bereitschaft, eine positive Beziehung zum Therapeuten einzugehen.

Eine Studie zur Wirksamkeit von »Abreaktionen« unter LSD

Robinson et al. (1963) haben untersucht, ob die LSD-unterstützte Psychotherapie im Vergleich mit einer psychotherapeutischen Standardbehandlung oder einer Behandlung mit dem Einsatz einer Medikamentenkombination (Barbiturat und Methamphetamin) besser wirksam ist. Die Studie fokussierte auf die sogenannte «Abreaktion« (Weinen, Lachen, Wut u.a.), d.h. auf die Freisetzung von Affekten und Erinnerungen von biografischer Relevanz.

Alle Patienten wurden unter den gleichen Bedingungen einer stationären Psychotherapie behandelt. Diese bestand aus drei wöchentlichen einzeltherapeutischen Gesprächen. Außerdem waren die Patienten in ein Spektrum sozialer Aktivitäten eingebunden wie Gruppentherapien, angeleiteten Sportübungen und einem soziotherapeutischen Programm mit Spielen, Tanzen und Gesprächen über vorgegebene Themen. Im Sinne der therapeutischen Gemeinschaft wurde ein kollegiales Klima zwischen Patienten und Behandlerteam gepflegt.

An der betreffenden Klinik, dem Roffey Park Rehabilitation Center in Horsham (England) wurde die psycholytische Behandlung seit 1960 durchgeführt. Alle Patienten waren nicht gravierend körperlich erkrankt. Patienten mit Persönlichkeitsstörungen und Zwangsneurosen wurden nicht eingeschlossen, da bei diesen Störungsbildern keine relevanten Änderungen in so kurzer Zeit zu erwarten waren.

Für die doppelblinde Studie wurden die Teilnehmer randomisiert zu einer von drei Gruppen â 29 Patienten zugeordnet, die wiederum nach 3 und 6 Monaten nachuntersucht wurden. Die erste Gruppe erhielt die 8-wöchige stationäre Standardtherapie, die aus Einzel- und Gruppentherapie sowie dem soziotherapeutischen Programm bestand. Die zweite Gruppe erhielt neben der Standardbehandlung einmal wöchentlich LSD (initial 50 µg, dann jede Woche 25 µg mehr). Die dritte Gruppe erhielt die Standardbehandlung und einmal pro Woche eine Infusion mit dem Barbiturat Cyclonal (100 mg) kombiniert mit Methamphetamin (20 mg).

Bewertungen bezüglich der Art und Schwere der Symptome bzw. der sozialen und arbeitsbezogenen Beeinträchtigungen und deren etwaiger Besserung wurden durch die ambulanten Behandler vorgenommen, die die Patienten der Behandlung zugewiesen hatten. Zu diesem Zweck wurden Fragebögen an die Allgemeinmediziner und Psychiater unmittelbar nach der stationären Behandlung sowie 3 und 6 Monaten danach versendet, die von ca. 85 Prozent der Behandler beantwortet wurden.

Zur Bewertung des Therapieerfolges wurden drei Scores vergeben, die die Symptomatik, die Arbeitsfähigkeit sowie die Adaptation an das familiäre und soziale Umfeld erfassten: 0= befriedigend/symptomfrei, 1= gut, mit einigen Symptomen, doch keine Arbeitsunfähigkeit bedingend, 2= Arbeitsunfähigkeit durch die bestehenden Symptome. Das bedeutet, dass Patienten mit einem Score von 0 weitgehend symptomfrei waren und eine befriedigende soziale Anpassung aufwiesen.

Im Ergebnis zeigte sich, dass die drei Gruppen bezüglich Symptomlast und beruflicher und sozialer Beeinträchtigungen nach Behandlungsende keine signifikanten Unterschiede aufwiesen. Nach 6 Monaten zeigten die Ergebnisse, dass 69,6 Prozent der mit LSD behandelten Patienten einen Besserungs-Score von 0 aufwiesen, während es bei der Standardbehandlung lediglich 52,4 Prozent und bei der Cyclonal/Methamphetamin-Behandlung 57,0 Prozent waren. Dieses Ergebnis markiert einen statistischen Trend.

Um Aufschluss über Ergebnisse bei verschiedenen diagnostischen Gruppen zu gewinnen, wurden zusätzlich die Diagnosen, die Dauer der Symptome und einige Persönlichkeitscharakteristika der Patientengruppen untersucht. Die Ergebnisse wiesen darauf hin, dass die Dauer der Symptome ebenso wie die Diagnosen keine relevante Korrelation mit dem Behandlungserfolg zeigten.

Kritisch ist anzumerken, dass der genaue Ablauf der Behandlung und das therapeutische Konzept (z.B. psychodynamische oder verhaltenstherapeutische Orientierung) nicht beschrieben werden. Die Untersuchung fokussierte zudem stark auf «Abreaktionen« und weniger auf eine psychodynamische Aufarbeitung der Erlebnisinhalte, wie sie Leuner favorisiert hat. Die Autoren merken denn auch selber kritisch an «...since abreaction was as frequent in the unimproved as in those who benefited by treatment might be deduced that the milieu in which the project was carried out was an important factor in the recovery of the patients. It is clear that abreaction alone is not essential for recovery« (Robinson 1963: 52). Die Studie dürfte in zweifacher Hinsicht einen Einfluss gehabt haben: Erstens auf die Kritiker, die sich bestätigt sahen, dass die Erfolge der LSD-Therapie auf unspezifischen Effekten beruhten, und zweitens auf diejenigen, die die Abreaktionen nur für einen Bestandteil der Psycholytischen Therapie hielten.

Leuners Studien zur Effizienz

Die beiden umfassendsten Studien zur Effizienz der Psycholytischen Therapie wurden von Leuner über einen Zeitraum von 25 Jahren (1959–1985) durchgeführt. Bei beiden Untersuchungen gab es keine Kontrollgruppe. Eine solche wäre ideal, da man damit die Wirkung der unterstützenden Medikamente im Vergleich zu einer gleichartigen psychotherapeutischen Behandlung ohne Medikamente untersuchen könnte. Doch durch die Marginalsierung der Psycholyse Ende der 1960er Jahre konnten solche Studien nicht mehr durchgeführt werden.

Wie schon erwähnt, konzentrierten sich die damaligen Behandler auf Patientengruppen, die mit konventioneller Therapie nicht hinreichend oder gar nicht behandelt werden konnten. Hier hoffte man, durch die medikamentöse Unterstützung eine »Auflockerung« des Ichs und seiner Symptomfixierungen und Abwehrstrukturen zu erreichen. Besonders schwere und wiederholt erfolglos behandelte Fälle machten etwa 75 Prozent der von Leuner behandelten und von Mascher (1966) und Schulz-Wittner (1989) nachuntersuchten Fälle aus. Bei diesen therapierefraktären Patienten, so die Überlegung, wären praktisch alle erreichten Besserungen als Erfolg zu werten und eine Analyse der prä-/post-Ergebnisse kann demnach als Evidenz für die Wirksamkeit gelten. Vor diesem Hintergrund wurden von Leuners Arbeitsgruppe Patienten nachuntersucht, die von 1959 bis 1985 an der Göttinger Klinik behandelt wurden.

Die katamnestische Untersuchung von Mascher

Mascher führte 1966 eine katamnestische Untersuchung an 83 Patienten durch, die von 1959 bis 1965 mit der Psycholyse behandelt wurden. Die Untersuchung war auf klinische und psychosoziale Parameter orientiert. Sie sollten die Frage beantworten, in welchem Umfang die Psycholyse geeignet ist, als psychotherapeutisch unbehandelbar geltende Patienten in einem ökonomisch vertretbaren Rahmen wesentlich zu bessern.

Da die Einladung zu einer persönlichen Nachuntersuchung für die meisten der Patienten mit einer längeren Anreise verbunden gewesen wäre, wurden Fragebögen versandt und ergänzend um eine freie schriftliche Auskunft über Therapieerfahrungen und Rekonvaleszenz gebeten. Es wurden 16 Fragen gestellt aus den Bereichen Behandlungsergebnis, Verlauf seit Behandlungsabschluss, aktueller Zustand, Wohlbefinden, Arbeitsfähigkeit, Einfluss der Behandlung auf persönliche Entwicklung, interpersonale Beziehungswelt, Berufsleben und Durchsetzungsfähigkeit. Der vollständige Fragebogen ist abgedruckt in Schulz-Wittner (1989: 28/29).

In Bezug auf die Art und Durchführung dieser katamnestischen Untersuchung sind einige Vor- und Nachteile kritisch zu benennen. Nachteilig für die Zuverlässigkeit der Ergebnisse dürften sich folgende Faktoren ausgewirkt haben:

- Heterogenes Patientengut
- Unterschiedliche Anzahl psycholytischer Sitzungen
- Unterschiedlich lange Behandlungszeiträume
- Unterschiedliche Dauer vom Behandlungsende bis zur Katamnese
- Keine testpsychologischen Daten
- Nichterreichbarkeit von einigen Patienten für die Katamnese

Ein Teil der Nachteile dürfte sich über eine »Ausmittelung« vermindern, da anzunehmen ist, dass in Bezug auf verschiedene der genannten Parameter sowohl mehr als auch weniger gebesserte Patienten in nahezu gleicher Anzahl betroffen gewesen sein dürften.

Als positive Aspekte, welche die Validität der Ergebnisse dieser Nachuntersuchung erhöhen, sind zu nennen:

- Gleicher Forschungsleiter
- Gleiches tiefenpsychologisches und psycholytisches Behandlungskonzept
- Gleiches klinisches Setting
- Standardisierte Auswahlbedingungen der Patienten
- Gleiche Bewertungsmethodik in der Prä-, Post- und Katamnese-Erhebung

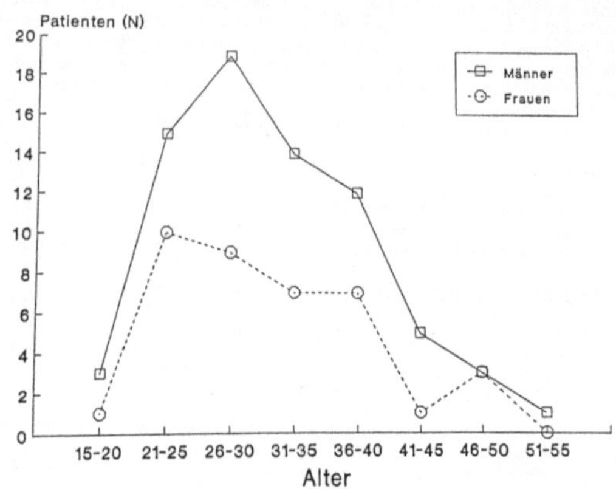

Diagramm 5: Verteilung von Altersgruppen bei beiden Geschlechtern.

Berufe (Männer)	
Handwerker, Arbeiter	10
Kaufmännische und Verwaltungsangestellte	9
Studenten, Schüler, Lehrlinge	9
Lehrer	7
Physiker, Techniker, Ingenieure	5
Andere akademische Berufe	5
Selbstständige Kaufleute, Unternehmer	3
Berufe (Frauen)	
Hausfrauen	12
Sekretärinnen, Büroangestellte	7
Akademische Berufe und Studentinnen	7
Kindergärtnerinnen, Krankenschwestern	4
Laborantinnen, Schriftsetzerinnen	2
Verkäuferinnen, Hausangestellte	2
Handwerksmeisterinnen	1

Tabelle 10: Die Berufe der von Mascher nachuntersuchten Patientengruppe.

Diagnosen	
Charakterneurosen und Persönlichkeitsstörungen	21
Depression (neurotisch/endo-reaktiv)	12
Phobien	7
Angstneurosen	1
Psychotische Grenzzustände	8
Sexuelle Störungen	8
Herzneurosen	6
Konversionsneurosen	4
Alkoholismus	4
Stotter-Neurosen	4
Zwangsneurosen	4
Impotenz	2
Infantile Persönlichkeiten	2

Tabelle 11: Die Diagnosen der 83 behandelten Patienten.

Diagramm 5 zeigt die Alters- und Geschlechterverteilung der nachuntersuchten Patienten.

Tabelle 10 zeigt die Berufe der beiden Patientengruppen.

Die folgenden halluzinogenen Substanzen wurden verabreicht, jeweils abgestimmt auf das Körpergewicht und die psychophysische Reaktionsbereitschaft des Patienten.

- LSD (i.m. oder p.o.) durchschnittlich 125 µg (Range: 30–350 µg)
- Psilocybin (i.m.) durchschnittlich 5–14 mg (Range: 3–20 mg)
- Die Psilocin-Derivate CEY-19 und CZ-74 (i.m.), durchschnittlich 12 mg (Range: 5–20 mg).

Das Setting für die psycholytischen Sitzungen war in fast allen Fällen zunächst ein mehrwöchiger stationärer Aufenthalt auf der Psychotherapiestation des Universitätsklinikums Göttingen. Daran anschließend wurde die Behandlung so weitergeführt, dass die Patienten in mehrwöchigen Abständen für knapp zwei Tage für die als »Block« zusammengefasste Therapie stationär aufgenommen wurden (auch als »Intervallbehandlung« bezeichnet).. Die Intervallbehandlung erfolgte nach dem von Leuner präferierten Schema: Individuelle LSD–Sitzungen am Tag der Klinikaufnahme. Direkt im Anschluss an die Sitzung fand eine Gruppenanalyse des Materials in kleinen Gruppen (3–5 Patienten, Hilfstherapeuten und Therapeuten) statt. Außerdem fand am Nachmittag des Behandlungstages eine Kunsttherapie (Malen, Ton kneten) statt. Am nächsten Morgen gab es eine weitere Gruppensitzung zur Aussprache, Diskussion und Analyse des in der psycholytischen Sitzung hervorgebrachten Materials. Zum Abschluss des zweiten Behandlungstages fand dann eine Einzelpsychotherapiesitzung statt.

Nach Auswertung der Fragebögen der Katamnesestudie erfolgte die Einteilung der Patienten nach den Kategorien zur Bewertung psychotherapeutischer Katamnesen von Böhm (1942). Die vier Bewertungsstufen erlauben eine Zuordnung des Krankheitszustandes und seiner Auswirkungen im sozialen und beruflichen Bereich sowie im Hinblick auf die Genussfähigkeit. Eine solche Auswertungstechnik entspreche, so Leuner, der für sozialwissenschaftliche und klinische Studien geläufigen Methode des »Behaviorally Anchored Rating Scales« (de Cottis 1978, Bortz 1984). Untersuchungen solcher parametrischer Verfahren zufolge ist die Anzahl der Skalenpunkte von untergeordneter Bedeutung. Vier oder fünfstufige Skalen sind durchaus üblich (Bortz 1984). Untersuchungen mit dem gleichartigen Instrument Clinical Global Impression (CGI) zeigen, dass gerade die Einteilung in wenige Stufen bei der Beurteilung des klinischen und psychosozialen Gesamtzustandes zuverlässige Ergebnisse liefert. Die Bewertungsstufen nach Böhm sind wie folgt definiert:

Eine sozialmedizinische Zäsur besteht zwischen den Bewertungsstufen 1–2 sowie 3–4 in Bezug auf die Arbeitsfähigkeit.

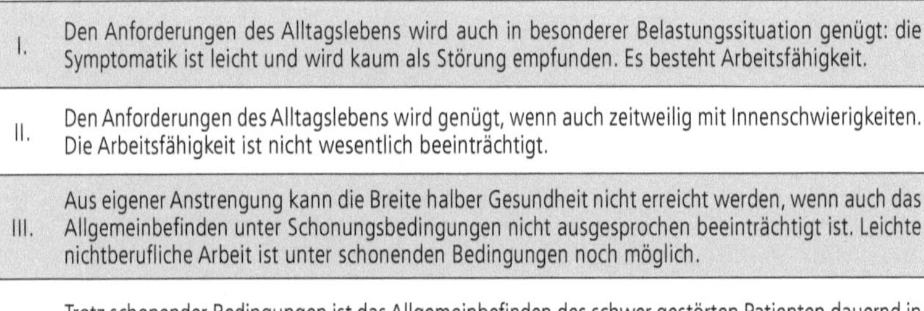

I.	Den Anforderungen des Alltagslebens wird auch in besonderer Belastungssituation genügt: die Symptomatik ist leicht und wird kaum als Störung empfunden. Es besteht Arbeitsfähigkeit.
II.	Den Anforderungen des Alltagslebens wird genügt, wenn auch zeitweilig mit Innenschwierigkeiten. Die Arbeitsfähigkeit ist nicht wesentlich beeinträchtigt.
III.	Aus eigener Anstrengung kann die Breite halber Gesundheit nicht erreicht werden, wenn auch das Allgemeinbefinden unter Schonungsbedingungen nicht ausgesprochen beeinträchtigt ist. Leichte nichtberufliche Arbeit ist unter schonenden Bedingungen noch möglich.
IV.	Trotz schonender Bedingungen ist das Allgemeinbefinden des schwer gestörten Patienten dauernd in seinem Verhalten und seiner Genussfähigkeit beeinträchtigt. Es besteht Arbeitsunfähigkeit.

Tabelle 12: Bewertungsstufen zur Schwere psychischer Beeinträchtigungen nach Böhm (1942).

Die Beurteilung des Schweregrades psychosozialer Beeinträchtigungen fand vor Beginn der Behandlung, unmittelbar nach Behandlungsende und zum Zeitpunkt der Katamnese statt. Zur Abschätzung des Zustandes vor und nach Therapie wurden die Krankenunterlagen sowie Äußerungen der Patientin und deren Angehörigen herangezogen. Für die Nachuntersuchung wurde ein Fragebogen ausgesandt (dreimalige Anfrage). Die Auswertung oblag einem Ratingteam von 3 bis 4 Personen.

Es folgt zunächst die Einstufung des Schweregrades der Erkrankung bzw. der Beeinträchtigungen vor Beginn der Behandlung.

Bewertungsstufe	**I**	**II**	**III**	**IV**
	0	3	23	57

Hier die Ergebnisse zum Zeitpunkt direkt nach Abschluss der Behandlung:

Bewertungsstufe	**I**	**II**	**III**	**IV**
	19	27	23	14

Der Vergleich mit den Ergebnissen vor Behandlungsbeginn zeigt, dass durch die Therapie 43 der 83 Patienten (52 Prozent) aus den Bewertungsstufen III und IV in die Stufen I und II verholfen werden konnte, obgleich die Behandlung in 17 Fällen von Seiten der Patienten abgebrochen wurde.

Der Zustand der Patienten bei der Katamnese wurde wie folgt beurteilt:

Bewertungsstufe	**I**	**II**	**III**	**IV**
	12	43	13	14

Die Ergebnisse zum Katamnese-Zeitpunkt deuten darauf hin, dass sich ein Teil der Patienten etwas verschlechtert zu haben scheint, sichtbar an der geringeren Zahl von Patienten mit der Bewertungsstufe I. Im Unterschied dazu kam es bei anderen Patienten nach Therapieende noch zu Nachbesserungen, worauf die Steigerung der Patientenzahl mit der Bewertungsstufe II hinweist.

Werden die Ergebnisse der Katamnese zu den Diagnosen in Beziehung gesetzt, so zeigt sich, dass einige diagnostische Gruppen besonders günstig auf die Therapie ansprachen. Dazu gehörten: Angstneurosen und Phobien (7 von 8 Fällen), Herzneurosen (5 von 6 Fällen), Charakterneurosen (16 von 21 Fällen), Patienten mit Konversionssymptomatik (3 von 4 Fällen), neurotischen und reaktiven Depressionen (9 von 12 Fällen), psychotischen Grenzzuständen (5 von 8 Fällen), die heute als Persönlichkeitsstörungen firmieren würden, und sexuellen Deviationen (5 von 8 Fällen).

Sieht man sich die Ergebnisse der nicht gebesserten Patienten an, so fällt auf, dass eine Gruppe mit sehr wenigen Sitzungen und eine andere Gruppe mit sehr vielen Sitzungen behandelt wurde. Bei 24 von 37 Fällen war, Leuner und Mascher zufolge, entweder eine zu kurze Behandlung oder eine von vornherein sehr ungünstige Prognose der Grund für den Misserfolg, während bei 13 Fällen kein solcher Grund zu finden war.

Die katamnestische Untersuchung von Schulz-Wittner

Die Nachuntersuchung von Schulz-Wittner (1989) für den Behandlungszeitraum 1968–1985 richtete sich an insgesamt 110 Patienten, von denen 62 antworteten und in die Katamnesestudie aufgenommen wurden. 48 waren unbekannt verzogen oder verstorben. Der durchschnittliche Abstand des Nachuntersuchungszeitpunktes vom Behandlungsende war mit 7,7 Jahren (Streuung: 0,5 bis 15 Jahre) erheblich länger als in der Studie von Mascher (1966). Es wurden die gleichen Auswertungsmethoden angewandt.

Was die Behandlungsdauer angeht, so ergaben sich für den Zeitraum 1968–1985 zwei Gruppen. Die erste Gruppe hatte eine Behandlungsdauer von einem Monat bis fünf Jahren, davon 96 Personen (87 Prozent) mit einer durchschnittlichen Behandlungsdauer von 16,8 Monaten. Die zweite Gruppe wurde über Zeiträume von 5–12 Jahren in z.T. sehr langen freien Intervallen über eine Reihe von Jahren behandelt.

Die Bewertung des klinischen und des psychosozialen Funktionsniveaus der Patienten wurde durch Schulz-Wittner und zwei neutrale Personen, die ansonsten nicht in die Untersuchung involviert waren, auf Grundlage von Fragebögen und Briefen vorgenommen. Auf dieser Grundlage erfolgte eine Einteilung in die Bewertungskategorien von Böhm. Die Situation vor Behandlungsbeginn stellte sich so dar:

Bewertungsstufe	I	II	III	IV
	0	4	26	14

Berufe (Männer)	
Handwerker, Arbeiter	18
Kaufmännische und Verwaltungsangestellte	11
Studenten, Schüler, Lehrlinge	18
Lehrer	12
Physiker, Techniker, Ingenieure	4
Andere akademische Berufe	4
Selbstständige Kaufleute, Unternehmer	5
Berufe (Frauen)	
Hausfrauen	12
Sekretärinnen, Büroangestellte	9
Studentinnen/Schülerinnen	18
Kindergärtnerinnen, Krankenschwestern	3
Akademische Berufe	6
Gelernte Fachkräfte, Handwerkerinnen	4
Selbständige Unternehmerinnen/Künstlerinnen	3
Arbeitslose	1

Tabelle 13: Die Berufe der von Schulz-Wittner nachuntersuchten Patientengruppe.

Diagnosen	
Charakterneurosen und Persönlichkeitsstörungen	25
Depression (neurotisch endo-reaktiv)	19
Phobien, Herz- und Angstneurosen	13
Zwangsneurosen, neurotische Fehlentwicklung	1
Psychotische Grenzzustände	4
Sexuelle Störungen	5
Herzneurosen	6
Hysterie, Konversionsneurosen	10
Alkoholismus, Tablettenabhängigkeit	5
Stotter-Neurosen	–
Prolongierte Reifungsstörungen	5
Sonstige	7

Tabelle 14: Die Diagnosen der 110 von Schulz-Wittner nachuntersuchten Patienten.

Es finden sich in der Untersuchung keine Ergebnisse für den Zustand der Patienten unmittelbar nach Behandlungsabschluss. Daher werden hier lediglich die Daten zum Zeitpunkt der katamnestischen Erhebung angegeben:

Bewertungsstufe	**I**	**II**	**III**	**IV**
	15	22	4	3

Der Vergleich mit den Ergebnissen zu Behandlungsbeginn zeigt, dass die Zahl der Patienten mit den Bewertungsstufen I und II erheblich zugenommen hat.

Der Behandlungsaufwand

Der Behandlungsaufwand ist in mehrfacher Hinsicht von Interesse. Neben dem finanziellen Faktor und dem Zeitfaktor ist er auch für die Beurteilung der Wirksamkeit eines therapeutischen Verfahrens relevant. Hierzu hat Mascher (1966) detaillierte Berechnungen vorgelegt. Jeder der 83 Patienten hatte durchschnittlich 26,1 psycholytische

Sitzungen absolviert. Ferner hatten die Patienten durchschnittlich 32,8 analytisch orientierte Einzelgespräche (à 45 Minuten) und durchschnittlich 22 Mal an einer Gruppentherapiesitzung (à 90 Minuten) teilgenommen. Daraus ergibt sich für alle 83 Patienten ein Behandlungsaufwand von 16 525 Stunden. Ein Patient beanspruchte durchschnittlich 199,1 Stunden Behandlungszeit. Dies schloss die Tätigkeit der Hilfstherapeuten (geschulte Schwestern, Studenten der Psychologie und Medizin) ein, welche die psycholytischen Sitzungen begleiteten. Da der Therapeut während der LSD-Behandlungen und Gruppentherapiesitzungen jeweils fünf Patienten gleichzeitig betreute, verringerte sich sein Zeitaufwand pro Patient auf 55,5 Stunden. Die Zahlen dürften aufgrund gleicher Behandlungsbedingungen für die Patienten in der Untersuchung von Schulz-Wittner (1989) vergleichbar sein.

Diese Daten zum Behandlungsaufwand könnten den Eindruck erwecken, dass die Psycholytische Therapie ziemlich aufwändig ist. Doch ist hier zu berücksichtigen, dass mehr als 70 Prozent der Patienten mit schweren und chronischen Störungen in die Behandlung kamen, bei denen bereits frustrane Therapien durchgeführt wurden.

Wird dies berücksichtigt, so ist die Psycholyse im Vergleich mit Psychoanalyse, tiefenpsychologischer Psychotherapie oder Verhaltenstherapie eine ökonomische Therapiemethode. So bedürfen Patienten mit derart gravierenden Störungen einer Psychoanalyse von 500 und mehr Sitzungen, sofern sie überhaupt darauf ansprechen. Die in den Nachuntersuchungen beschriebenen Fälle benötigten jedoch, trotz der früheren Therapieresistenz, nur knapp 200 Stunden. Zieht man davon noch die Stunden der Hilfstherapeuten ab, so ist der Therapeut durch einen Patienten lediglich 55,5 Stunden beansprucht.

In der Summe belegen die beiden katamnestischen Untersuchungen – mit den o.g. Einschränkungen – eine gute Erfolgsquote und eine ökonomisch vertretbare Behandlungsführung, auch bei früher therapierefraktären Patienten. Sollten sich diese Ergebnisse mit verbesserter Methodik bestätigen, so könnte die Psycholyse in Zukunft einen erheblichen Beitrag zur psychotherapeutischen Versorgung der Bevölkerung leisten.

Weitere Studien

Es gibt einige weitere Studien, die für die Beurteilung der Effizienz der Psycholytischen Therapie von Interesse sind.

Katamnesen aus der Tschechoslowakei

Hausner und Dolezal (1968) untersuchten 42 Patienten, die 1966 und 1967 psycholytisch behandelt wurden. Wie damals üblich, handelte es sich um eine klinische

Beobachtungsstudie, die weder eine Kontrollgruppe zum Vergleich heranzog noch eine testpsychologische Erhebung beinhaltete. Die Anzahl psycholytischer Sitzungen pro Patient betrug im Durchschnitt 8 Sitzungen (Range: 1–50). Die Dosis betrug im Durchschnitt 250 µg (Range: 50–1000 µg). Das Behandlungssetting wurde quasi 1:1 von Leuner übernommen. Die Patienten wurden für einige Wochen stationär psychotherapeutisch behandelt und die Behandlung dann in eine Intervallbehandlung überführt.

Die Nachuntersuchung wurde 6 bis 12 Monate nach Behandlungsende durchgeführt. Sie basierte auf Einschätzungen durch die behandelnden Therapeuten und zwei unabhängige Beobachter. Außerdem wurde die Testreihe zur Prüfung der Konzentrationsfähigkeit eingesetzt. Den Auswertungen zufolge verbesserte sich der Gesundheitszustand der Patienten bei 60 Prozent erheblich und verschlechterte sich bei 7 Prozent. Eine deutliche Steigerung der Lebensqualität wurde bei 64 Prozent festgestellt. In Bezug auf die Diagnosen wurden – in absteigender Folge – gute Besserungen gefunden bei Depressionen, Angsterkrankungen, Phobien, Neurasthenie, Zwangsneurosen, impulsivem und schizoidem Verhalten.

Die Studie von Soskin

In einer Doppelblindstudie untersuchte Soskin (1973) Therapieeffekte von LSD-unterstützter Psychotherapie. Es handelte es sich um 21 Patienten mit psychosomatischen Symptomen und sieben mit Persönlichkeitsstörungen. Die Patienten wurden randomisiert zwei Gruppen zugeordnet. Alle Patienten wurden vier Wochen lang ambulant psychotherapeutisch behandelt. Danach erhielten sie im Rahmen einer 13 Wochen dauernden stationären Psychotherapie fünf LSD- bzw. Placebo-Sitzungen. In der einen Gruppe erhielten die Patienten zwischen 50 und 250 µg LSD (beginnend mit 50 µg und dann je 50 µg mehr pro Sitzung). Die andere Gruppe erhielt ein aktives Placebo (25 mg Librium mit 25 mg Ritalin).

Bezüglich der Sitzungen wurden die Patienten instruiert, sich den psychischen Veränderungen möglichst frei hinzugeben. Im Behandlungsraum saß eine Pflegeperson als Begleiterin und der Therapeut kam gelegentlich hinzu, um mit dem Patienten zu sprechen. Es wurden psychologische Tests zur Selbstbeurteilung angewandt, so etwa das Minnesota Multiphasic Personality Inventory (MMPI) und die Wittenborn Psychiatric Rating Scale (WPRS). Außerdem fand eine Fremdbeurteilung mit dem Fragebogen California Q–Set statt. Eine Nachuntersuchung erfolgte 18 Monate nach Behandlungsende.

Beurteilt wurde der Behandlungserfolg durch zwei an der Studie nicht beteiligte Rater und einen »blinden« Rater, dem nicht bekannt war, ob der Patient Placebo oder LSD erhalten hatte. Die Ergebnisse zeigten keinen Unterschied zwischen den beiden

Gruppen; dies sowohl unmittelbar nach Behandlungsende wie auch in der Katamnese. Der Autor schreibt, dass die Studie zeige, dass bei wenig für die LSD-Behandlung motivierten Patienten keine relevanten Besserungen zu erzielen seien. Er weist auch darauf hin, dass es vielen Patienten trotz wiederholter LSD-Gaben »gelungen« sei, wichtige Bereiche persönlicher Probleme zu meiden oder auszublenden. Zudem sei es keineswegs selbstverständlich, dass Patienten auf Basis der neu gewonnenen Einsichten handelten. Mit anderen Worten: LSD scheint von eher geringem Wert bei der Behandlung von Patienten, die wenig veränderungsmotiviert und nicht in der Lage sind, sich ehrlich mit sich selbst zu konfrontieren. Es ist zu vermuten, dass diese Studie einen negativen Einfluss auf die Einschätzung der Wirksamkeit der Psycholytischen Therapie in den USA gehabt hat.

Aktuelle Studien

Erfreulicherweise wurden in den letzten Jahren einige methodisch hochwertige Studien (randomisiert, doppelblind, aktive Placebos, testpsychologische Testverfahren, unabhängige Rater usw.) zum Einsatz von LSD, Psilocybin und MDMA in der Psychotherapie durchgeführt, die sehr gute Therapieerfolge demonstrieren. Jene Studien, in denen LSD oder Psilocybin verwendet worden war, sind (mit Ausnahme der Studie von Gasser et al. (2014)) alle auf Grundlage der psychedelischen Methode durchgeführt worden, so dass sie hier nicht zu darzustellen sind.

Gasser et al. (2015) fanden bei Patienten, die durch die Diagnose einer lebensbedrohlichen Erkrankung Ängste und Depressivität entwickelt hatten, erhebliche Besserungen nach zwei Sitzungen mit moderaten Dosen LSD (150 µg p.o.). Diese standen zwar auch mit mystikoformen Erfahrungen erweiterten Bewusstseins im Zusammenhang, aber eine Studie zu den subjektiven Erfahrungen der Patienten weist darauf hin, dass die Konfrontation mit Ängsten und biografischen Erfahrungen eine erhebliche Rolle bei den Besserungen gespielt haben dürfte (ebd.).

Kritisch ist für eine Bewertung die Tatsache, dass es sich bei den in den Studien von Grob et al. (2011), Gasser et al. (2014), Ross et al. (2016) und Griffiths et al. (2016) untersuchten Patienten um quasi Gesunde gehandelt haben dürfte, die erst durch die Konfrontation mit einer lebensbedrohlichen Erkrankung mit Ängsten, Depressivität und sozialem Rückzug reagiert hatten. Somit wurden weitgehend gesunde Menschen untersucht, die naturgemäß über mehr Ressourcen für eine (Selbst-)Heilung verfügen als langfristig auf neurotischer Basis an Angststörungen oder Depressionen erkrankte Patienten.

Eher als die Psychedelische Therapie ist die MDMA-unterstützte Psychotherapie mit der Psycholytischen Therapie vergleichbar, da sie nur eine Veränderung der

Ich-Funktionen hervorruft und stärker auf biografisch relevantes Material fokussiert. Die mit der MDMA-unterstützten Psychotherapie von posttraumatischen Belastungsstörungen erzielbaren Erfolge wurden in einer Reihe von methodisch hochwertigen Studien belegt (Mithoefer et al. 2019), so dass sich die MDMA-unterstützte Psychotherapie mittlerweile in der Phase 3, der letzten Studienphase vor der Marktzulassung, befindet.

Die Zukunft wird zeigen, ob sich die substanz-unterstützte Psychotherapie als so wirksam erweist, dass sie auch in Form der Psycholytischen Therapie wieder angewandt werden wird. Sollte das der Fall sein, so käme auch eine weiterführende Forschung zur Psycholytischen Therapie infrage.

Literatur

Abramson HA, Jarvik ME, Levine A, Kaufman MR, Hirsch MW (1955) Lysergic Acid Diethylamide (LSD-25): XV. The Effects Produced by Substitution of a Tap Water Placebo. Journal of Psychology 40: 367–383

Boehm F (1942) Erhebung und Bearbeitung von Katamnesen. Zentralblatt für Psychotherapie 14: 17–32

Bortz J (1984) Lehrbuch der empirischen Forschung für Sozialwissenschaftler. Berlin: Springer

De Cotiis TA (1978) A Critique and Suggested Revision of Behaviourally Anchored Rating Scales Development Procedures. Educational and Psychological Measurement 38: 681–690

Fontana AE (1961) El uso clinico de las drogas alucinogenas. Acta Neuropsiquiatrica Argentina 7: 94–98

Gasser P, Holstein D, Michel Y, Doblin R, Yazar-Klosinski B, Passie T, Brenneisen R (2014) Safety and Efficacy of Lysergic Acid Diethylamide-Assisted Psychotherapy for Anxiety Associated with Life-Threatening Diseases. Journal of Nervous and Mental Disease 202: 513–520

Gasser P, Kirchner K, Passie T (2015) LSD-Assisted Psychotherapy for Anxiety Associated with a Life-Threatening Disease: a Qualitative Study of Acute and Sustained Subjective Effects. Journal of Psychopharmacology 29: 1–12

Griffiths RR, Johnson MW, Carducci MA, Umbricht A, Richards WA, Richards BD, Cosimano MP, Klinedinst MA (2016) Psilocybin Produces Substantial and Sustained Decreases in Depression and Anxiety in Patients with Life-Threatening Cancer: a Randomized Double-Blind Trial. Journal of Psychopharmacology 30: 1181–1197

Grob CS, Danforth AL, Chopra GS, Hagerty M, McKay CR, Halberstadt AL, Greer GR (2011) Pilot Study of Psilocybin Treatment for Anxiety in Patients with Advanced-Stage Cancer. Archives of General Psychiatry 68: 71–78

Hausner M, Dolezal V (1966) Follow-Up Studies in Group and Individual LSD Psychotherapy. Activitas Nervosa Superior 8: 87–95

Hausner M, Dolezal V (1968) Follow-up Evaluation of LSD Psychotherapy of Inpatients. Activitas Nervosa Superior 10: 282–283

Kurland AA, Savage C, Pahnke WN, Grof S, Olsson JE (1971) LSD in the Treatment of Alcoholics. Pharmakopsychiatry 2: 83–94 Leuner H (1963) Die Psycholytische Therapie: Klinische Psychotherapie mit Hilfe von LSD-25 und verwandten Substanzen. Zeitschrift für Psychotherapie und Medizinische Psychologie 13: 57–64

Mascher E (1966) Katamnestische Untersuchungen von Ergebnissen der Psycholytischen Therapie. Göttingen: Göttingen University Diss. med.

Mascher E (1967) Psycholytic Therapy: Statistics and Indications. In: Brill H (ed.) Neuro-Psycho-Pharmacology. Amsterdam, New York, London, Milan, Tokyo, Buenos Aires: Excerpta Medica, pp. 441–444

Mithoefer MC, Feduccia AA, Jerome L, Mithoefer A, Wagner M, Walsh Z, Hamilton S, Yazar-Klosinski B, Emerson A, Doblin R (2019) MDMA-Assisted Psychotherapy for Treatment of PTSD: Study Design and Rationale for Phase 3 Trials Based on Pooled Analysis of Six Phase 2 Randomized Controlled Trials. Psychopharmacology 236: 2735–45

Oehen P, Traber R, Widmer V, Schnyder U (2013) A Randomized, Controlled Pilot Study of MDMA (± 3,4-Methylenedioxymethamphetamine)-Assisted Psychotherapy for Treatment-Resistant, Chronic Post-Traumatic Stress Disorder (PTSD). Journal of Psychopharmacology 27: 40–52

Perez Morales F (1963) Psicoterapia y LSD 25 (III). Acta Psiquiatrica y Psicologica Argentina 9: 226-232

Ross S, Bossis A, Guss J, Agin-Liebes G, Malone T, Cohen B, Mennenga SE, Belser A, Kalliontzi K, Babb J, Su Z, Corby P, Schmidt BL (2016) Rapid and Sustained Symptom Reduction Following Psilocybin Treatment for Anxiety and Depression in Patients with Life-Threatening Cancer: A Randomized Controlled Trial. Journal of Psychopharmacology 30: 1165–1180

Sandison RA, Spencer AM (1954) The Therapeutic Value of Lysergic Acid Diethylamide in Mental Illness. Journal of Mental Science 100: 491–507

Soskin RA (1973) The Use of LSD in Time-Limited Psychotherapy. Journal of Nervous and Mental Disease 157: 410–419

Soskin RA (1975) Dipropyltryptamine in Psychotherapy. Current Psychiatric Therapies 15: 147-156

Wirkungen des Phenethylamins DMM-PEA (2C-D) im therapeutischen Setting

Michael Schlichting

Einleitung und Fragestellung

Im Rahmen eines klinischen Forschungsprojektes unter der Leitung von Hanscarl Leuner an der Psychiatrischen Universitätsklinik Göttingen verfolgten wir Mitte der 1980er Jahre das Ziel, als Alternative zu den klassischen Halluzinogenen wie LSD und Psilocybin eine therapeutisch wirksame psychoaktive Substanz mit kürzerer Wirkdauer zu identifizieren, die auch im tagesklinischen oder ambulanten Setting der Psycholytischen Therapie sicher eingesetzt werden könnte. Als ein vielversprechender Kandidat erschien uns das synthetische Phenethylamin DMM-PEA (2,5-Dimethoxy-4-Methylphenethylamin; LE-25; 2C-D; 2C-M). Diese Substanz war zuvor unter der Bezeichnung 2C-D lediglich in einer Schwellendosis und in einem nicht-therapeutischen Setting getestet worden, hatte unter diesen Bedingungen allerdings nur eine schwach ausgeprägte psychoaktive Wirkung gezeigt (Shulgin & Carter 1975). Daher untersuchten wir im Jahr 1985 in einer Pilotstudie an 18 Versuchspersonen im Setting der Psycholytischen Therapie die pharmakopsychologischen Wirkungen dieser Substanz in einem breiteren Dosisspektrum. Unsere klinisch-experimentelle Untersuchung von DMM-PEA erfolgte auf drei Ebenen mit folgenden Fragestellungen:

1. Psychopharmakologische Ebene

- Welcher effektive Dosisbereich lässt sich für DMM-PEA bei oraler Anwendung im Humanversuch ermitteln?
- Welche psychopharmakologischen Wirkungscharakteristika kennzeichnen DMM-PEA als psychoaktive Substanz?
- Finden sich Hinweise auf mögliche medizinische oder neurotoxische Risiken?

2. Phänomenologische und testpsychologische Ebene

- Welche Erlebnisinhalte und Phänomene eines veränderten Bewusstseinszustandes treten auf?
- Lassen sich die Wirkungen der Substanz mit testpsychologischen Methoden objektivieren?

3. Tiefenpsychologische Ebene:

- Welche psychodynamischen Prozesse liegen den beobachteten Phänomenen zugrunde?
- Lassen sich die psychischen Wirkungen von DMM-PEA für psychotherapeutische Zwecke nutzen?

2. Material und Methoden

Die von uns untersuchte experimentelle Substanz DMM-PEA wurde 1975 von dem US-amerikanischen Psychopharmakologen Shulgin als eine Strukturvariante vom Meskalin synthetisiert. Chemisch handelt es sich bei diesem Molekül um ein ringsubstituiertes Phenylethylamin mit zwei Methoxy-Gruppen in der 2'- und der 5'-Position und einer Methyl-Gruppe in der 4'-Position (Abb. 22). Das Molekül ist strukturell mit Amphetamin und Meskalin verwandt (Abb. 23).

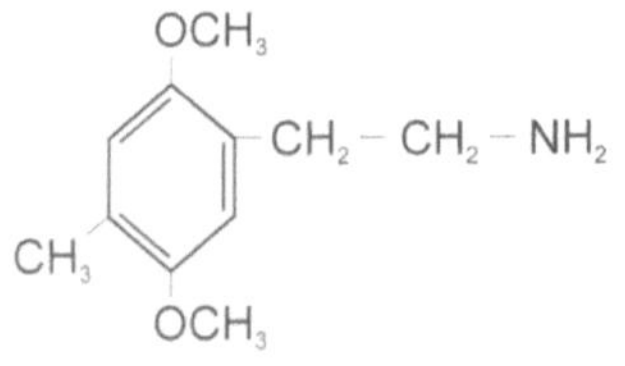

OCH_3 / $CH_2 - CH_2 - NH_2$ / CH_3 / OCH_3

Abb. 23: Strukturformel von DMM-PEA (2,5-Dimethoxy-4-Methylphenethylamin).

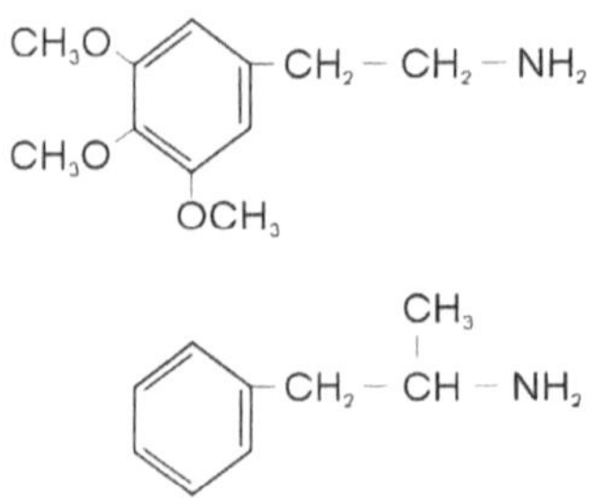

CH_3O / $CH_2 - CH_2 - NH_2$ / CH_3O / OCH_3

CH_3 / $CH_2 - CH - NH_2$

Abb. 24: Strukturformeln verwandter Phenethylamine (Meskalin und Amphetamin).

SHULGIN und CARTER (1975) beobachteten in Selbstversuchen mit einer relativ niedrigen oralen Dosis von 8–15 mg (entsprechend 0,1 bis 0,2 mg/kg Körpergewicht) eine milde Intensivierung der Wahrnehmung (»perceptual enhancement«), aber keine eigentlichen Halluzinogen-Effekte. Neben einer intensiveren Gefühlswahrnehmung (»feeling enhancement«) fanden sie eine gesteigerte Körperwahrnehmung (»increased body awareness«) sowie eine erhöhte Empfindlichkeit gegenüber externen (visuellen, auditorischen, olfaktorischen und taktilen) Sinnesreizen.

Selbstversuche

Zur Vorbereitung unserer klinischen Untersuchung führte der Autor vor Beginn der Versuchsreihe vier betreute Selbstversuche mit DMM-PEA mit einer oralen Dosierung zwischen 0.5 und 1.5 mg/kg Körpergewicht (d.h. zwischen 30mg und 90mg) durch, wobei sich dieser Dosisbereich als tatsächlich effektiv (im Sinne einer produktiv-psycholytischen Wirkung) und zugleich als gut verträglich und sicher erwies.

Versuchspersonen, Versuchsanordnung und Testmethoden

Für die Versuche wurden 18 freiwillige Versuchspersonen (Vpn) rekrutiert, von denen vier Personen Vorerfahrungen (als Patienten) in Psycholytischer Therapie hatten. Auch wenn es sich bei den Versuchen dieser Studie nicht um eine klinische Arzneimittelprüfung (im Sinne des Arzneimittelgesetzes) handelte, wurden zum Schutz der Vpn die gesetzlichen Bestimmungen sowie die Grundsätze des Weltärztebundes, festgelegt in der Deklaration von Helsinki, berücksichtigt. Dabei galt, dass die Sorge um die gesundheitlichen Belange der Vpn immer Vorrang vor dem wissenschaftlichen Erkenntnisinteresse hatte. Zum Zeitpunkt der von uns durchgeführten Pilotstudie (1985) unterstand DMM-PEA noch nicht den Bestimmungen des Betäubungsmittelgesetzes; heutzutage ist es in der Anlage 1 des deutschen BtmG als »nicht verkehrsfähige« Substanz verzeichnet und ihre Anwendung zu klinisch-wissenschaftlichen Zwecken würde eine Ausnahmebewilligung erfordern.

Nach umfassender ***Aufklärung*** der Vpn über die Substanz DMM-PEA, die Fragestellung der Studie und Einzelheiten der Versuchsanordnung, über den zu erwartenden veränderten Bewusstseinszustand sowie über mögliche vegetative und psychische Begleiteffekte wurden von jeder Vpn eine ***tiefenpsychologische Anamnese*** (zur Gewinnung biografischer Daten, zur Einschätzung der emotionalen Stabilität der Person und der Klärung der Motivation zur Teilnahme an den Versuchen) sowie eine medizinische Anamnese (im Hinblick auf den aktuellen Gesundheitszustand, Vorerkrankungen und eventuelle Risikofaktoren) erhoben.

Von den 18 Vpn waren zehn männlichen und acht weiblichen Geschlechts. Das Alter schwankte zwischen 21 und 46 Jahren und betrug im Durchschnitt 28 Jahre. Die 18 Vpn nahmen an insgesamt 66 Sitzungen im Einzelsetting in Räumlichkeiten der Abteilung für Psychotherapie und Psychosomatik der Georg-August-Universität Göttingen (ehem. Leiter Prof. Dr. med. H. Leuner) teil und wurden am Versuchstag durchgehend vom Autor betreut. Jede Vpn absolvierte in mehrwöchigen Abständen zwischen 2 und 7 (im Durchschnitt 3,67) Versuche. Die Einnahme der Substanz erfolgte per os in Form magenlöslicher Gelatinekapseln. Die Dosis betrug im jeweils ersten Versuch zwischen 0,5 und 0,7 mg/kg Körpergewicht. Sie wurde in den nachfolgenden Versuchen je nach individueller Reagibilität und Verträglichkeit bis maximal 1,4 mg/kg erhöht.

Neben der Erhebung des aktuellen neurologischen und psychischen Befundes zu Beginn und am Ende des Versuchstages und der protokollierten klinischen Beobachtungen des Betreuers fanden am jeweils ersten Versuchstag bei allen Vpn in regelmäßigen Abständen Messungen von Blutdruck und Herzfrequenz statt (worauf an den nachfolgenden Versuchstagen verzichtet wurde). Die von den Vpn während der Erlebnissitzung unter dem Einfluss von DMM-PEA geäußerten Mitteilungen über ihren psychischen Zustand wurden auf Tonband aufgezeichnet und standen den Vpn als Grundlage für das von ihnen zu verfassende Erlebnisprotokoll jeder Sitzung zur Verfügung.

Als ***testpsychologische Methoden*** wurden eine Reihe objektivierender Verfahren und Fragebögen verwendet, die sich bei klinischen Fragestellungen im Rahmen der Psycholytischen Therapie bewährt hatten und einen Vergleich mit anderen bekannten psychoaktiven Substanzen erleichtern sollten:

- Freiburger Persönlichkeitsinventar (FPI) von Fahrenberg et al. (1978);
- Polaritätenprofil I »Erleben während der Sitzung« von Bolle (1985);
- Polaritätenprofil II »Stimmung und Gefühlslage«, angelehnt an das »Semantische Differential« von Osgood (1952) und Hofstätter (1957), von Leuner leicht modifiziert;
- Fragebogen I »Häufigkeit der Erlebnisphänomene«, vom Autor in Anlehnung an den »Symptom-Fragebogen« von Bolle (1985) entwickelt zur Erfassung von Merkmalen des »psychotoxischen Basissyndroms« (Leuner 1962);
- Fragebogen II »Grunddimensionen veränderter Bewusstseinszustände« nach Dittrich (1985) mit den Subskalen »Ozeanische Selbstentgrenzung« (OSE), »Angstvolle Ich-Auflösung« (AIA) und »Visionäre Umstrukturierung« (VUS);
- Fragebogen III »Follow-up« (vom Autor): Nachuntersuchung zum Abschluss der Versuchsreihe zur Erfassung von eventuellen Veränderungen im emotionalen, kognitiven und sozialen Bereich während des gesamten Versuchszeitraumes.

Eine weitere Erkenntnisquelle bildeten die von allen Vpn nach jeder Sitzung angefertigten ***Erlebnisprotokolle mit subjektiven Selbstschilderungen*** ihrer Erfahrungen unter dem Einfluss von DMM-PEA.

3. Ergebnisse und Diskussion

3.1 Psychopharmakologisches Profil

Sowohl bei den vorangegangenen Selbstversuchen des Autors als auch bei den insgesamt 66 Versuchen der 18 freiwilligen Vpn erwies sich die von SHULGIN und CARTER (1975) verwendete orale Dosis von 0,1–0,2 mg/kg als zu gering, um tatsächlich produktive psychische Wirkungen hervorzurufen. Als effektiven und zugleich sicheren und gut verträglichen Dosisbereich ermittelten wir für die orale Anwendung von DMM-PEA eine Dosierung zwischen 0,5 und 1,5 mg/kg, d.h. effektiv zwischen 25 mg und 120 mg.

Nach klinischer Beobachtung und gemäß den neuropsychiatrischen Untersuchungsergebnissen zeigte die Wirkungskurve folgenden Verlauf: Die ersten Wirkungen setzten durchschnittlich 25 Minuten nach oraler Einnahme der Substanz ein (interindividuell variierte die Dauer dieser Inkubationsphase zwischen 10 und 50 Minuten). Zu den häufigsten initialen Wirkungen gehörten vegetative Sensationen wie Wärmegefühl, Kribbeln, Schweregefühl, Gleichgewichtsstörungen, innere Unruhe oder andere Körperempfindungen. Mit weiterer Zunahme der Wirkung traten vermehrt psychoaktive Effekte hervor. Beobachtet wurden sämtliche Merkmale des »psychotoxischen Basissyndroms« (LEUNER 1962) mit charakteristischen Veränderungen der Wahrnehmung, des Bewusstseins und der Emotionalität. Die Dauer dieser Erlebnisphase betrug durchschnittlich drei Stunden (mit individuellen Schwankungen zwischen 2 Stunden 10 Minuten und 4 Stunden 20 Minuten). Mit Abklingen der Wirkung wurden von den Vpn wieder vermehrt vegetative Sensationen und körpernahe Empfindungen beschrieben. Während sich danach innerhalb kurzer Zeit die Realitätsanpassung der Vpn sowie deren Wahrnehmungs- und Bewusstseinsfunktionen wieder normalisierten, hielt die Aktivierung der Emotionalität noch mehrere Stunden an, was sich z.B. in einem gesteigerten Bedürfnis der Vpn nach Kontakt und Kommunikation mit dem Betreuer oder vereinzelt auch in einer vorübergehenden Ich-Schwäche mit emotionaler Labilität und erhöhter Irritabilität zeigte.

In der neuropsychiatrischen Untersuchung zeigten alle Vpn nach Abklingen der akuten Substanzwirkungen (ca. 3 Stunden nach Wirkungsbeginn) ein klares oder nur noch diskret abgeblendetes Bewusstsein, sie waren vollständig orientiert und reagierten auf Ansprache adäquat, wenn auch teilweise noch etwas verlangsamt. Logisches, abstraktes Denken, Kopfrechnen und Rückwärtszählen bereiteten zu diesem Zeitpunkt noch Schwierigkeiten. Ebenso waren Auffassungsgabe und Konzentrationsvermögen noch leicht beeinträchtigt. Bis zur Befundkontrolle etwa drei Stunden später (d.h. sieben Stunden nach oraler Einnahme der Substanz) hatten sich alle zuvor leicht pathologischen Parameter deutlich normalisiert. Diskrete Gleichgewichtsstörungen fanden sich zu diesem Zeitpunkt noch bei etwa einem Viertel der Vpn. Subjektiv schilderten sie zu diesem

Zeitpunkt ein »insgesamt gutes Allgemeinbefinden«, vereinzelt aber auch noch »einen schweren Kopf«, »Müdigkeit«, »Abgespanntheit« oder ein »noch leicht beeinträchtigtes Reaktionsvermögen«.

Auch wenn bei den Vpn keine längerdauernden neuropsychiatrischen Beeinträchtigungen feststellbar waren, konnte die angemessene psychische Verarbeitung der individuellen Erlebnisse unter dem Einfluss von DMM-PEA in einigen Fällen durchaus noch einige Tage in Anspruch nehmen.

Das in der Versuchsreihe beobachtbare psychopharmakologische Wirkungsprofil von DMM-PEA legte eine vorläufige Klassifizierung als psychoaktive Substanz mit einer Mittelstellung zwischen dem Halluzinogen Meskalin und den psychostimulierenden Amphetaminen nahe. Das klinische Bild entsprach weitgehend dem von Leuner (1962) beschriebenen »psychotoxischen Basissyndrom«, wobei die psychischen Wirkungen im untersuchten Dosisbereich eine ausgesprochen individuelle, biografisch und psychodynamisch determinierte Ausgestaltung zeigten.

Äußerlich bot sich das Bild eines Passivitätssyndroms. Antrieb und motorische Aktivität waren deutlich vermindert. Innere Reize wurden dagegen gesteigert wahrgenommen. Das epikritische Bewusstsein und die Orientierung blieben weitestgehend erhalten. Im Rapport mit dem Betreuer zeigte sich, dass die Vpn ihre Aufmerksamkeit fast vollständig auf die innerseelischen Vorgänge richteten. Sie blieben jedoch ansprechbar und konnten auf Fragen oder Interventionen des Betreuers jederzeit adäquat reagieren. Im Selbsterleben der Vpn stellten sich Bewusstseinsinhalte vermehrt in traumähnlichen, pseudohalluzinatorischen Imaginationen und coenästhetischen Empfindungen dar. Die Aktivierung der Emotionalität und die Erhöhung des zentralen Erregungsniveaus (»arousal reaction«) führten zu einem breiten Spektrum von individuellen, biografisch determinierten Erlebnisinhalten und dazugehörigen Affekten.

Eine ansonsten für Amphetamine und andere Psychostimulanzien charakteristische Antriebssteigerung mit Tendenz zur Hyperaktivität wurde bei den Vpn unter Einfluss von DMM-PEA im angegebenen Dosisbereich nicht beobachtet. Auch die jeweils am ersten Versuchstag durchgeführten Messungen von Blutdruck und Herzfrequenz zeigten keine signifikanten Änderungen im Verlauf der Sitzungen. DMM-PEA scheint somit lediglich eine milde sympathikotone Stimulation ohne systemische Beeinflussung der Kreislauffunktionen zu bewirken. Die bei einigen Vpn punktuell festgestellten individuellen Schwankungen von Blutdruck und Herzfrequenz im Erlebnisverlauf schienen in erster Linie vegetative Affekt-Äquivalente zu sein.

Insgesamt bestätigten die neuropsychiatrischen Untersuchungsergebnisse den klinischen Eindruck, dass DMM-PEA im untersuchten Dosisbereich und unter den Bedingungen des beschriebenen Settings eine gute Verträglichkeit und eine hohe, durch individuelle Einflussvariablen geprägte psychoaktive Wirksamkeit aufweist.

3.2 Testpsychologische Ergebnisse

Zur Objektivierung der akuten psychotropen Effekte von DMM-PEA wurden die Fragebögen I und II sowie die Polaritätenprofile I und II verwendet. Demgegenüber dienten das Freiburger Persönlichkeitsinventar (FPI) und der Fragebogen III (»Follow-up«) der Beurteilung längerfristiger Auswirkungen sowie einer groben Evaluierung eventueller psychotherapeutisch relevanter Effekte.

Fragebogen I »Häufigkeit der Erlebnisphänomene«

Vegetative und somatische Effekte		Veränderungen der visuellen Wahrnehmung	
91%	Wärmegefühl, Schwitzen	82%	Visuelle Sinneseindrücke (Farben, Formen, tagtraumartige Imaginationen)
64%	Kribbeln, innere Unruhe	56%	Veränderte Körperwahrnehmung (leichter, schwerer, größer, kleiner)
54%	Übelkeit	32%	Verschmelzung mit der Umgebung, Heraustreten aus dem Körper
51%	Gleichgewichtsstörungen	18%	Fremdartige Körpergefühle
44%	Herzklopfen, Schwächegefühl	5%	Körperverwandlungen (in ein Tier, eine Pflanze oder in leblose Materie)
38%	Muskelzuckungen		
27%	Unwillkürliche, automatische Bewegungen, verwaschene Sprache		
22%	Schwindel, Brechreiz		

Veränderungen des Zeiterlebens		Veränderungen der auditorischen Wahrnehmung	
53%	Zeit vergeht schneller	35%	Erhöhte Geräuschempfindlichkeit
43%	Zeit vergeht langsamer	14%	Verringerte Empfindlichkeit für akustische Reize
39%	Gefühl der Synchronizität verschiedener Ereignisse	7%	Wahrnehmung von Rauschen, Stimmengewirr
37%	Zeit erscheint aufgehoben, Gefühl der Ewigkeit	1%	Wahrnehmung von Stimmen (einzeln oder im Dialog)
15%	Gefühl der Zeitreise in die Vergangenheit		

Veränderungen der Raumwahrnehmung		Veränderungen von Bewusstsein und Denken	
31%	Raum bewegt oder dreht sich	67%	Gefühl der Unaussprechlichkeit
21%	Raum erscheint kleiner oder enger	61%	Vermehrte spontane Einfälle oder Assoziationen
21%	Raum nimmt Gefühlscharakter an	52%	Reduzierter Kontakt zur Außenwelt
19%	Gegenstände erscheinen weiter entfernt oder kleiner	47%	Gesteigerte Aufmerksamkeit, erhöhte Wachheit
16%	Gegenstände erscheinen näher oder grösser	47%	Konzentrationsschwierigkeiten
14%	Raum erscheint als Tunnel oder Röhre	41%	Gefühl des Kontrollverlustes
12%	Raum erscheint unendlich	41%	Schlafbedürfnis, Müdigkeit
		36%	Eindruck beschleunigter Denkvorgänge
		32%	Ich fühlte mich in Situationen der Kindheit zurückversetzt
		25%	Dinge verloren Objektcharakter, ich war eins mit ihnen
		19%	Denken erschien verlangsamt oder gehemmt
		13%	Ich wusste nicht mehr, wer ich bin

Aktivierung affektiver Dispositionen			
78%	Glücksgefühle	38%	Wut, Aggressivität
58%	Erotische Gefühle	28%	Mystische Gefühle
57%	Gefühlskonflikt, Ambivalenz	20%	Leeregefühle, Gefühllosigkeit
50%	Verschmelzungsgefühle, Lustempfinden	18%	Abscheu, Ekel
48%	Gefühle von Kraft oder Stärke	13%	Angst vor konkreter Bedrohung
47%	Gefühle von Schwäche, Hilflosigkeit, Bedrücktheit, Einsamkeit	12%	Gefühl, älter zu sein
		8%	Fremdartige, nicht zu mir gehörige Gefühle
47%	Bedürfnis nach Zuwendung oder körperlichem Kontakt	6%	Gesteigertes Misstrauen
43%	Gefühl, jünger zu sein	4%	Schuldgefühle, Angst vor Strafe
43%	Diffuse Angst oder Panik		

Tabelle 15: Häufigkeit der Erlebnisphänomene unter DMM-PEA, Auftreten zu irgendeinem Zeitpunkt bei n=18 Vpn (100 Prozent), 66 Versuche.

Polaritätenprofil I »Erleben während der Sitzung«

Anhand dieses zweiteiligen Fragebogens charakterisierten die Vpn retrospektiv die Qualität ihrer Eindrücke und Erlebnisse als ausgesprochen »gefühlsgetönt«, relativ »nah«, »klar« und »vertraut«, während die Mittelwerte in den Polaritäten »detailliert vs. diffus«, »realitätsähnlich vs. wie auf Bildern« und »szenisch vs. fragmentarisch« im mittleren Bereich lagen und keine eindeutige Tendenz erkennen ließen.

In der retrospektiven Bewertung der Qualität der Bewusstseinsveränderungen hielten die Vpn fest, dass sie die Erlebnisinhalte »sehr gut« erinnern konnten, dass ihre Gefühlsbeteiligung »sehr stark« ausgeprägt war, dass sich ihre Aufmerksamkeit nicht auf die Außenwelt, sondern ganz auf sich selbst gerichtet hatte und dass es ihnen gut gelungen ist, die Erlebnisinhalte in Beziehung zu setzen zu ihrer Person oder Lebenssituation. Im Gesamturteil bewerteten sie ihre Selbsterfahrung als »angenehm, positiv«.

Fragebogen II »Grunddimensionen veränderter Bewusstseinszustände«

Mit Hilfe des von Dittrich (1985) entwickelten Fragebogens OAV wurde die Ausprägung von »ätiologie-unabhängigen« Grundstrukturen des von DMM-PEA induzierten veränderten Bewusstseinszustandes untersucht. Von den 49 skalierten Items dieses Fragebogens, die als Marker bzw. Indikatoren für einen veränderten Bewusstseinszustand gelten, entfallen auf die Skala »Ozeanische Selbstentgrenzung« (OSE) 13 Items, auf die Skala »Angstvolle Ich-Auflösung« (AIA) 22 Items und auf die Skala »Visionäre Umstrukturierung« (VUS) 14 Items.

Nach Selbsteinschätzung der 18 Vpn (in 66 Versuchen) trafen von den insgesamt 49 skalierten Items durchschnittlich 20 Items (41 Prozent) auf ihr Erleben unter dem Einfluss von DMM-PEA zu. Im Einzelnen verteilten sich diese Items zu jeweils etwa einem Drittel auf die Skala OSE (34 Prozent), die Skala AIA (34 Prozent) und Skala VUS (32 Prozent). Aufgrund der unterschiedlichen Item-Anzahl der einzelnen Skalen ergaben sich hieraus folgende Ausprägungsgrade:

- Skala »Ozeanische Selbstentgrenzung« 53 Prozent
- Skala »Angstvolle Ich-Auflösung« 31 Prozent
- Skala »Visionäre Umstrukturierung« 46 Prozent

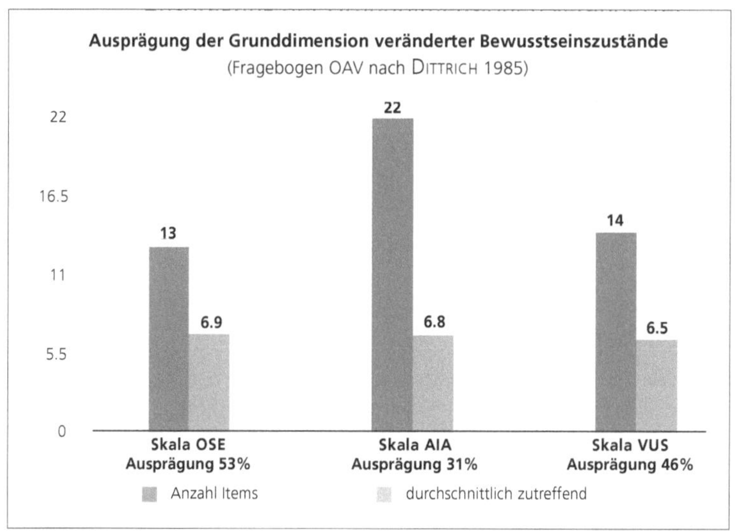

Abb. 25: Ergebnisse des Fragebogens II »Grunddimensionen veränderter Bewusstseinszustände«.

Polaritätenprofil II »Stimmung und Gefühlslage«

Mit Hilfe des Polaritätenprofils II schätzten die Vpn vor und nach jeder Sitzung ihre aktuelle Stimmung und Gefühlslage ein. Im prä-post-Vergleich bildete sich eine deutliche Verschiebung der Mittelwerte in Richtung Entspannung ab. Statistisch signifikante Veränderungen auf dem 1-Prozent-Niveau zeigten sich in sechs Skalen (von »einsam« nach »geborgen«, von »unwohl« nach »behaglich«, von »gereizt« nach »gelassen«, von »ängstlich« nach »sicher«, von »angespannt« nach »gelöst« sowie von »gehemmt« nach »selbstsicher«). Ebenfalls in Richtung Entspannung deuteten die positiven Veränderungen in den Polaritäten »kalt-warm«, »verschwommen-klar«, »dunkel-hell«, »farblos-bunt«, »verwirrt-geordnet«, »traurig-heiter« und »schwer-leicht«, sie erreichten jedoch keine statistische Signifikanz. Einzig in der Stimmungspolarität »müde-frisch« zeigte sich ein (nicht signifikanter) Trend zur Müdigkeit und Erschöpfung, was als Hinweis auf die Intensität der Erlebnisse unter DMM-PEA gewertet werden kann.

Freiburger Persönlichkeitsinventar (FPI)

Die Anwendung des Freiburger Persönlichkeitsinventars (FPI) diente zum einen der persönlichkeitsdiagnostischen Charakterisierung der Stichprobe und ermöglichte zum anderen – durch Verwendung der beiden Halbformen A und B – eine Testwiederholung nach Abschluss der Versuchsreihe (durchschnittlich 7 Wochen nach dem jeweils letzten Versuch), womit sich der mögliche Einfluss der Erlebnissitzungen mit DMM-PEA auf die Stabilität der einzelnen individueller Persönlichkeitsdimension abschätzen ließ. Für das Gesamtkollektiv (n = 18 Vpn) bildete sich im prä-/post-Vergleich lediglich auf der Skala »Depressivität« eine statistisch hoch-signifikante ($p<0,01$) Verschiebung von eher »missgestimmt, selbstunsicher« in Richtung »zufrieden, selbstsicher« ab. Zudem fand sich auf der Skala »Offenheit« eine signifikante ($p<0,05$) Verschiebung des Skalenwertes von »verschlossen, unkritisch« in Richtung »offen, selbstkritisch«.

Bezüglich sämtlicher anderer Persönlichkeitsdimensionen des FPI (»Nervosität«, »Spontane Aggressivität«, »Erregbarkeit«, »Geselligkeit«, »Gelassenheit«, »Reaktive Aggressivität«, »Gehemmtheit«, »Extraversion«, »Emotionale Labilität« und »Maskulinität«) zeichneten sich im prä-/post-Vergleich nur geringfügige Verschiebungen der Skalenwerte (innerhalb des Normbereiches) ab. Hinweise auf negative Veränderungen einzelner mit dem FPI erfassten Persönlichkeitsbereiche, die möglicherweise auf die Versuche mit DMM-PEA zurückgeführt werden könnten, fanden sich nicht.

Fragebogen III »Follow-up« (Nachuntersuchung)

Durchschnittlich sieben Wochen nach dem jeweils letzten Versuch beantworteten die Vpn den Fragebogen III. Die Fragen erstreckten sich auf eine retrospektive Einschätzung ihrer Selbsterfahrung, auf Auswirkungen ihrer Selbstversuche im psychischen und sozialen Bereich sowie auf eine mögliche Kritik an der Versuchsanordnung.

In der rückblickenden Einschätzung ihrer Selbsterfahrung mit DMM-PEA ziehen die 18 Vpn eine überwiegend positive Bilanz. Ihre allgemeine psychische Verfassung habe sich im Vergleich zur Ausgangslage vor der Versuchsreihe gebessert (11 Vpn, 67 Prozent) oder sei gleich geblieben (7 Vpn, 39 Prozent). Positive Veränderungen der Emotionalität (gehobene Stimmung oder erhöhtes Selbstwertgefühl) wurden ebenso häufig wie vorübergehende Stimmungsschwankungen oder Anzeichen emotionaler Labilität angegeben (jeweils 7 Vpn, 39 Prozent). Vegetative Beschwerden nach der Sitzung sowie kurzzeitige dysphorische Affekte wurden deutlich seltener (jeweils von 3 Vpn, 17 Prozent) berichtet. Die Verarbeitung und Integration ihrer Erlebnisse bereitete den Vpn im Rahmen der beschriebenen Versuchsanordnung mit einem psychotherapeutischen Betreuungsangebot keine Schwierigkeiten. Hervorzuheben ist, dass in keinem Fall psychotische Zustände beobachtet wurden. Diese positiven Ergebnisse unterstreichen noch einmal die stützende und integrative Funktion des therapeutischen Settings.

Als Veränderungen im sozialen Bereich berichteten die Vpn eine Verbesserung der Arbeitsfähigkeit, eine höhere Stresstoleranz sowie eine größere Selbstsicherheit und Sensibilität in persönlichen Beziehungen (7 Vpn, 39 Prozent), außerdem eine Zunahme künstlerischer Interessen (9 Vpn, 50 Prozent). Vereinzelt aufgetretene Arbeitsstörungen mit Nachlassen der Leistungsmotivation waren nur vorübergehend und dürften am ehesten auf die verstärkte introspektive Beschäftigung mit den Inhalten der Selbsterfahrung in den Tagen nach den Versuchen zurückzuführen sein.

3.3 Phänomenologie der Erlebnisinhalte (Selbstschilderungen)

Im folgenden Abschnitt werden einige charakteristische Erlebnisphänomene unter dem Einfluss von DMM-PEA anhand von Auszügen aus den Erlebnisprotokollen der Vpn dargestellt. Sie beschreiben exemplarisch auf deskriptiv-phänomenologischer Ebene Veränderungen in einzelnen psychischen Bereichen.

Geordnet nach den Kategorien des »psychotoxischen Basissyndroms« (Leuner 1962) und in Anlehnung an die Gliederung des Fragebogens I lassen sich die unter dem Einfluss von DMM-PEA auftretenden Erlebnisphänomene unterscheiden in:

- Körpersensationen und Veränderungen des Körperschemas;
- Tagtraumartige Imaginationen und Veränderungen der visuellen Wahrnehmung;
- Veränderungen des Bewusstseins, des Denkens und des Zeiterlebens;
- Aktivierung der Emotionalität.

Körpersensationen und Veränderungen des Körperschemas

Eine verstärkte Körperwahrnehmung und vegetative Sensationen wurden häufig in der Anfangsphase der Wirkung beobachtet. Parallel hierzu änderte sich nicht selten die visuelle Wahrnehmung. Im folgenden Beispiel beschreibt eine Vpn, wie initiale Körpersensationen fließend in kinästhetische und imaginative (tagtraumartige) Phänomene übergingen:

»Irgendwann kribbelte es in Händen und Füßen, vielleicht nach einer halben Stunde. Und ich hatte ein leichtes Gefühl, mich zu drehen und zu fallen, so wie manchmal vor dem Einschlafen. Mein Körper, Rumpf und Glieder, fühlten sich zu der Zeit schwerer an, der Kopf nicht so … Mir schossen die verschiedensten Gedanken durch den Kopf, alles Mögliche, manchmal auch Bilder, aber nur ganz kurz … Dann hatte ich das Gefühl, vor meinen Augen eine große Leinwand zu haben, wie in einem Autokino …«

Zu den charakteristischen körperbezogenen Phänomenen gehörten ferner Veränderungen des Körperschemas mit Fragmentierungserscheinungen. Diese waren häufig mit einer Einschränkung der motorischen Aktivität verbunden, wie das folgende Beispiel zeigt:

»Körperteile verändern öfters ihre Größe, der Kopf wird klein. Meine Hand auf meinem Bauch ist ganz nah am Kopf, ohne dass ich den Arm spüre. Entfernungen sind verzerrt, mal spüre ich meine Hand, mal die Stelle im Bauch, auf der sie liegt, das jeweils andere Körperteil gehört dann nicht zu mir, könnte einem anderen gehören.«

Ein weiteres Beispiel veranschaulicht, wie sich mit zunehmender Entdifferenzierung des Erlebens gelegentlich die Körperproportionen änderten und einzelne Körperregionen fragmentiert in Erscheinung traten. Diese Veränderungen des Körperschemas standen häufig in Zusammenhang mit einer Altersregression:

»Ich empfand meine Beine als dick, geschwollen und schwer … ich glaubte, meine Beine zögen mich von der Horizontalen in die Vertikale. Diese ganzen Vorgänge waren von einem angenehmen Wärmegefühl begleitet. Diese Wärme schien von den unteren Extremitäten aufzusteigen. Es kam mir vor, als würde ich mich unter Krämpfen winden. Dies verursachte mir aber keine Schmerzen, sondern war angenehm … Z.B. empfand ich Größenunterschiede der Hände, ich hatte das Gefühl, dass mein Körper schrumpfe. Ich kam mir vor wie ein Kleinkind. Meine Zähne fühlten sich an, als seien sie überdimensional groß.«

»Auch erschienen mir meine Proportionen asymmetrisch verzerrt: eine Körperhälfte war aufgebläht, die andere eingeschrumpft …«

»Mein Körper hat sich in tausend Teile aufgelöst, die so durch die Gegend fliegen … das ist sehr witzig.«

»Ich spüre ein Kloßgefühl im Magen und im Hals … wie ein Knäuel Blätter im Wind … dann steigt es auf und sprießt oben aus dem Kopf als Pflanze.«

»Ich habe das Gefühl, klein und eingerollt zu sein, wie in einer Kugel … es ist eng, aber warm und weich.«

Tagtraumartige Imaginationen und Veränderungen der visuellen Wahrnehmung

Die vielgestaltigen Veränderungen der visuellen Wahrnehmung wurden ausschließlich bei geschlossenen Augen beobachtet. Sie besaßen traumartigen Charakter und gingen in der Regel mit starker Gefühlsbeteiligung einher. Die folgenden Beispiele geben einen Eindruck von der Wahrnehmung ungeordneter, farbiger Traumfragmente im Sinne optischer Elementarhalluzinationen:

»Ziemlich bald ist dann alles bunt und hell. Keine Bilder, sondern nur Farben und Licht … Bildfetzen rauschen an mir vorbei. Verzerrte Gesichter, Masken.«

»Alles ist Licht, Farbe und Bewegung, und alles zusammen bildet eine schöne Einheit, einen Rhythmus.«

Häufig entwickelten sich aus diesen Elementarhalluzinationen differenziertere Wahrnehmungsgestalten und konkrete Figuren mit Objektcharakter. Dabei gingen die Imaginationen bisweilen metamorphoseartig ineinander über, fügten sich zu einem szenischen Arrangement zusammen und konstituierten auf diese Weise eine in sich geschlossene Welt innerer Bilder. Diese Phänomene kommen besonders anschaulich in folgender Schilderung zum Ausdruck:

»Etwas später sah ich so etwas wie ein sich bewegendes Meer abstrakter Strukturen. Erst sehr schwarz, dann etwas bunter. In diesem Meer tauchten kurz Gestalten auf, die sich immer sofort wieder auflösten. Ich erinnere mich an Fratzen, Masken sowie Kasperpuppen und an Delfine …

Bildermeer; farbiges Meer; Gestalten, die aussehen wie aus Bilderbüchern oder Gemälden von Chagall, die sich gleich wieder auflösen. Kinderwelt …«

Im weiteren Verlauf dieser Selbsterfahrung verdichteten sich die Imaginationen zunehmend zu einem szenischen Traumgeschehen mit eigener Dynamik. Die Vpn beschreiben detailliert traumartige Erlebnissequenzen, in denen sie selbst repräsentiert waren und sich als handelndes Ich bewegen konnten:

»Ich war in einer kleinen Bucht, Felsen ringsum, Nacht, der Mond schien. Ich sah eine Grotte, der Eingang lag im Wasser, nicht tief. Irgendwie wusste ich, dass das Tier da drin sein würde, das Hummer-Tier aus dem Traum vom Herbst. Ich watete durch das Wasser in die Höhle. Da saß das Tier auf hellem Sand … ich bleibe stehen und sehe mich um. Da sind Kerzen, Spinnweben, eine Eule, kurz die Zeichnung einer alten Frau mit faltigem Gesicht. Es erinnert mich an ein Kinderbuch von mir, in dem zwei Kinder im Keller nach einem alten Zauberbuch Zauberrezepte ausprobieren.«

»Ich sehe und fühle zugleich, wie ich in der Sonne liege … in einer weichen, grünen Landschaft, die ich selber bin.«

Veränderungen des Bewusstseins, des Denkens und des Zeiterlebens

Zu den besonders charakteristischen Bewusstseinsveränderungen zählte die Ich-Spaltung in einen emotional-erlebenden und einen kognitiv-beobachtenden Anteil. Den Vpn erschien dieser Zustand wie eine Dissoziation von Leib und Seele, als ein gleichzeitiges Funktionieren auf verschiedenen Ebenen oder auch als Überwindung der Subjekt-Objekt-Trennung mit einem Wechsel zwischen beiden Positionen. Die folgende Schilderung beschreibt dieses Phänomen eindrucksvoll und belegt damit, dass die kognitiven Ich-Funktionen erhalten blieben und der Person eine differenzierte Reflexion und Selbsteinsicht ermöglichten:

»Ich träumte mich in eine bestimmte Landschaft hinein, und zwar durchaus aktiv; es war eine bukolisch anmutende Gegend mit See, an dessen Ufer ein träumender junger Mann an einem Baum lehnt: Dies alles sah ich nicht vor Augen, sondern im Körper; die Landschaft und der Junge waren jeweils ich selbst; mir gefiel die Vorstellung, die so sehr der idealistischen Subjekt-Objekt-Durchdringung ähnelt, schon während der Sitzung. Das so schwer zu verstehende und die gängige Logik transzendierende Theorem Hegels von der ›Identität der Identität und Nicht-Identität‹ war mir ganz klar und plastisch, ja selbstverständlich … Neben dem zitierten Kernsatz Hegels fiel mir in den Kopf: ›Die Innenwelt der Außenwelt der Innenwelt‹ …«

Eng verknüpft mit diesem Wandel von Wahrnehmungs- und Erkenntniskategorien war nicht selten eine Veränderung des Zeitgefühls. So konnte eine rasche Abfolge von Bildern, Szenen oder anderen Sinneseindrücken das Gefühl eines beschleunigten Zeitverlaufs, ein gehemmtes oder stagnierendes Erleben dagegen das Gefühl der Zeitverlangsamung hervorrufen:

»Ich habe kein Zeitgefühl mehr … Mir kommen lauter Gedankenfetzen in den Kopf, aber sie flitzen vorbei, so dass ich gar nichts davon festhalten kann … Es geht mir gut! Es ist ein irres Gefühl; ich komme mir vor, als würde ich mir selbst beim Schlafen zusehen können, etwas bewusst miterleben zu können, bei dem sonst das Bewusstsein aussetzt.«

»Ich habe das Gefühl, als wäre der ganze Körper nur aus Blei und das Gewicht des Körpers zieht mich hinunter … das Gefühl, als wäre alles verlangsamt – wie in Zeitlupe läuft alles ab.«

Ebenfalls häufig traten Veränderungen entlang der biografischen Zeitachse in Form von Altersregressionen mit teilweise detaillierten Kindheitserinnerungen in Erscheinung. Die dabei auftauchenden realistischen Bilder und Szenen aus der Kindheit gingen einher mit dem Wiedererleben der damit verbundenen Gefühle:

»Ich hasse diese Hilflosigkeit, also diese Situation, in der ich mir nicht selber helfen kann. Ich denke an meine Mama – so wie oft in solchen ›hilflosen‹ Situationen – und da taucht ein Bild / eine Szene aus meiner Kindheit auf: Ich bin krank und krieche nachts zu meiner warmen Mama in ihr weiches Bett. Ich sehe meine Mutter, so wie sie damals ausgesehen hat, ebenso das Zimmer … Andere Szenen aus meiner Kindheit folgen: Kai und mein Bruder bei uns im Garten (da muss ich so 3 oder 4 J. sein); mit Bettina (ca. 6-8 J.); Grundschule: die Mitschüler, die Lehrer, die Kinder aus unserer Straße, mein Bruder … Jetzt im nachhinein weiß ich noch ganz viel: Es ist, als wären alte Erinnerungen von weit unten auf eine Ebene angeboten, die mir mit Leichtigkeit zugänglich ist.«

Aktivierung der Emotionalität

Gemeinsames Merkmal aller geschilderten Wahrnehmungs- und Bewusstseinsveränderungen ist die starke Aktivierung der Emotionalität. Es folgen einige Beispiele, die die Variationsbreite und den individuellen Charakter der emotionalen Erlebnisse unter dem Einfluss von DMM-PEA veranschaulichen:

»Ich bin ein rundes Etwas, ganz zusammengerollt wie ein Embryo, ohne Anfang und ohne Ende. Ich weiß nicht, wo meine Arme oder Beine sind, wo sich Teile meines Körpers befinden. Unbeweglich liege ich da und genieße diese tiefe, warme Geborgenheit. Ich sehe mich und fühle mich wie ein dunkelrotes, wuscheliges, weiches, kuscheliges Wollknäuel, rund zusammengerollt, ohne Anfang und Ende. Es liegt in einer weißen Umgebung und fühlt sich sehr wohl. Ich habe den Wunsch, für immer in diesem Zustand zu bleiben, in diesem elementaren, wohligen Wärmegefühl. Meine Grenzen kann ich nicht mehr wahrnehmen; ich bin ganz in mir und doch eins mit meiner Umwelt.«

Das in diesem Protokollauszug angesprochene intensive Glücksgefühl wurde ausgesprochen körpernah erlebt und verknüpfte sich mit imaginativen und coenästhetischen Eindrücken einer pränatalen Existenz. Während sich hier die Entdifferenzierung des Erlebens in der Auflösung der Körpergrenzen zeigte, war es im folgenden Beispiel die Auflösung logisch-rationaler Kategorien, die der Person einen ähnlich befriedigenden Gefühlszustand vermittelte:

»Es war eine Stimmung, die mir Charles Baudelaire schön und prägnant beschreibt in einem seiner Gedichte mit dem Satz (Refrain): ‚›Lá, tout est qu'ordre et beauté, / Luxe calme et volupté‹ – ›Da ist alles nur Ordnung und Schönheit, Überfluss, Stille und Wollust‹. Das Schlüsselwort ist ›Ordnung‹, aber in einem ganz anderen Sinne als dem bürgerlich-rechtwinkligen, eine höhere Ordnung, die ästhetisch-erotisch durchsetzt ist, eine Erfüllung an einem Ort, bei dem das Nirwana-Prinzip nicht Tod, sondern Leben bedeutet.«

Neben ausgesprochen positiven emotionalen Zuständen berichteten die Vpn auch von Erlebnispassagen, die gekennzeichnet waren durch eine Konfrontation mit Konfliktmaterial und eine Mobilisierung der damit verbundenen Affekte:

»Das ist ein zwiespältiges Gefühl: Einerseits ist es toll, so offen, so erwartungsvoll, so aufmerksam zu sein mit dem ganzen Körper, andererseits bietet es eine große Angriffsfläche und das macht mich schutzlos und ängstlich ... Es ist ein Streit in mir – das intensive Bedürfnis, berührt und geliebt zu werden, und es ist schön, dieses Bedürfnis so intensiv erleben zu können, es zulassen zu können, und dann wieder die Angst, jemand könne mir zu nahe kommen, zu tief in mich eindringen.«

4. Diskussion tiefenpsychologischer Gesichtspunkte

Im Anhang findet sich ein ausgewähltes individuelles Fallbeispiel einer Vpn unserer Studie mit Kommentaren aus tiefenpsychologischer Perspektive. Allerdings kann diese Selbstschilderung einer einzelnen Vpn nicht als prototypisch für das Wirkungsspektrum von DMM-PEA angesehen werden, da die Inhalte der Selbsterfahrung unter dem Einfluss von DMM-PEA durch eine auffallende interindividuelle Variabilität gekennzeichnet sind. Jedoch lässt sich anhand dieser Kasuistik recht gut der gestaltende Einfluss der individuellen Psychodynamik erkennen. Beobachtet werden können eine Regression auf infantile Erlebnisstufen mit Aktivierung von Kindheitserlebnissen (Altersregression), symbolische Manifestationsformen verinnerlichter Beziehungserfahrungen wie auch die Befriedigung archaischer Bedürfnisse im Traumerleben. In psychodynamischer Hinsicht unterscheidet sich der von DMM-PEA induzierte veränderte Bewusstseinszustand grundsätzlich nicht von den Phänomenen des Nachttraumes (vgl. Freud 1900). Parallelen bestehen darüber hinaus zur therapeutischen Regression im Rahmen des Katathymen Bilderlebens (Leuner 1955, 1987).

Als Ausdruck einer »funktionalen Regression der Hirntätigkeit« (Leuner 1962) treten vermehrt primärprozesshafte Bewusstseinsformen auf, deren Inhalte sich nach den Grundsätzen der tiefenpsychologischen Symbolik interpretieren lassen. Die »therapeutische Ich-Spaltung« (Sterba 1934) in einen emotional-erlebenden und einen reflektierenden Ich-Anteil ermöglicht der Person eine vertiefte Einsicht in die eigene Psychodynamik (Introspektion), eine Verbalisierung und Kommunikation der Erlebnisse im Rapport mit dem Betreuer sowie deren Integration in die Gesamtpersönlichkeit. Das Erinnern und Wiederholen konflikthafter Kindheitsszenen, sowohl in der Imagination als auch in der Übertragung, fördert zusammen mit der anschließenden psychotherapeutischen Durcharbeitung eine Korrektur dieser emotionalen Erfahrungen. Neben einer Revision unreifer Einstellungen und Urteile werden damit die Selbst- und Objektrepräsentanzen direkt erlebbar und lassen sich, wenn nötig, modifizieren.

Bei ausreichender Ich-Stärke der Person führt die Aktivierung emotionaler und kognitiver psychischer Systeme nicht zur psychotischen Desintegration. Vielmehr ist das Erleben gerade durch die Integration von Denken und Fühlen im Sinne einer ganzheitlichen »Affektlogik« (Ciompi 1982) sowie durch die Einbettung in verschiedene, sich überschneidende Bedeutungszusammenhänge (»Polykontexturalität«, Günther 1978) gekennzeichnet. Im Rahmen einer tiefenpsychologisch fundierten Psychotherapie lassen sich auf diese Weise die Differenzierung der Wahrnehmung und die Integration unterschiedlicher Persönlichkeitsanteile und Erlebnisbereiche fördern.

Welche Vorgänge genau dem – in veränderten Bewusstseinszuständen immer wieder zu beobachtenden – regressiven Wiedererleben von Kindheitsszenen und psychogenetisch frühen Erfahrungen eigentlich zugrunde liegen, ist noch nicht vollkommen geklärt. Leuner (1962) postuliert in diesem Zusammenhang das Wirken »transphänomenaler dynamischer Steuerungssysteme«, die eben auch durch Einfluss psychoaktiver Substanzen aktiviert werden können. Ähnliche Vorstellungen finden sich in dem Modell der »perinatalen Grundmatrizen« (Grof 1978, 1983), auf denen sich psychische »Systeme verdichteter Erfahrungen« aufbauen. Kohut (1973) beschreibt eine ganz allgemeine Tendenz der Psyche, genetisch analoge Erfahrungen ähnlicher emotionaler Qualität teleskopartig ineinanderzuschieben (»telescoping«). In der therapeutischen Regression wird dieser Vorgang umkehrbar, so dass sich emotionale Erlebnisse, Triebabkömmlinge und internalisierte und verdichtete Beziehungserfahrungen bis auf die Ebene des Grundkonfliktes zurückverfolgen lassen. Kohut weist jedoch darauf hin, dass durch diesen Mechanismus die Erinnerung an eine zurückliegende traumatische Erfahrung auch verdeckt sein kann und dann nur indirekt durch das Medium stellvertretender, emotional analoger Phänomene zum Ausdruck kommt.

Auffallend häufig traten in den Erlebnissitzungen unter dem Einfluss von DMM-PEA narzisstische Erlebnisformen in Erscheinung. Libidotheoretisch kann dies auf einen Abzug der libidinösen Besetzung von der äußeren Objektwelt bei gleichzeitiger (narzisstischer) Überbesetzung des Selbst zurückgeführt werden (vgl. Freud 1914, Kohut 1973). Die von DMM-PEA induzierten regressiven Vorgänge verlaufen jedoch in Abhängigkeit von der individuellen narzisstischen Konfiguration sehr variabel. Gemäß dem psychoanalytischen Narzissmus-Konzept von Kohut (1966, 1973) lassen sich dabei verschiedene Stufen der Regression unterscheiden.

Der narzisstische Rückzug auf ein grandioses Selbsterleben im Sinne einer Wiederbelebung des »archaischen Größenselbst« geht einher mit Gefühlen unbegrenzter Freiheit und vollkommener Harmonie, mit Himmels- und Paradiesvorstellungen, mit Omnipotenzfantasien und der Illusion völliger Unabhängigkeit von der Objektwelt. Auf einer tieferen Regressionsstufe kommt es zur Fragmentierung des Erlebnisfeldes mit vielfältigen Körperschemastörungen und Depersonalisationsphänomenen. Eine weitere Entdifferenzierung des Erlebens kann zu einem völligen Gestaltzerfall und Verlust der kategorialen Ordnung führen. Diese quasi-psychotischen Erlebnisse entsprechen einer extremen Ausprägung der Dimensionen der »Ozeanischen Selbstentgrenzung« oder eben auch der »Angstvollen Ich-Auflösung« (nach Dittrich 1985).

Im Rahmen narzisstisch-regressiver Erlebnisse berichteten die Vpn unserer Versuchsreihe mit DMM-PEA häufig von Gefühlen, Eindrücken und Bildern, die im weitesten Sinne als perinatale Erlebnisse charakterisiert werden können. In diesem Zusammenhang ist hervorzuheben, dass keine der 18 Vpn mit den Konzepten der »perinatalen Grundmatrizen« (nach Grof) vertraut war. Obwohl es sich also um unvoreingenommene, spontane Erlebnisberichte handelte, muss offenbleiben, ob und inwieweit sich darin tatsächlich authentische Erinnerungen an die eigene intrauterine Existenz und den biologischen Geburtsvorgang widerspiegeln. Zweifellos können durch eine tiefe Regression auch sehr undifferenzierte, archaische Ich-Zustände und früheste Erinnerungsspuren aktiviert werden. Deren konkretistische Ausgestaltung und Überlagerung durch differenzierte, bewusste Reflexionen lässt jedoch einen starken Einfluss von Interpretationen und Fantasien aus der Erwachsenenperspektive vermuten (»Adultomorphismus«, Kohut 1973).

Der psychotherapeutische Wert perinataler Erlebnisse ist nach den Ergebnissen unserer Studie nur schwer zu beurteilen. Zumindest scheint eine – durch DMM-PEA induzierte – »therapeutische Regression auf die Ebene der Grundstörung« (Balint 1970) eine passagere »Befriedigung archaischer Bedürfnisse« (Leuner 1987) zu ermöglichen, d.h. in gewissem Umfang können damit möglicherweise auch narzisstische Defizite ausgeglichen werden; allerdings muss offenbleiben, inwieweit dies im weiteren Verlauf auch tatsächlich zu einem höheren Selbst- und Objektbeziehungsniveau der Person beiträgt. In jedem Fall eignet sich die Metapher der Geburt als anschauliches Modell für eine menschliche Werdens- und Reifungskrise und erleichtert damit die kognitive Einordnung und Verarbeitung der außergewöhnlichen, ansonsten nur schwer verständlichen regressiven Erlebnisse.

Auf weitere wichtige Aspekte des therapeutischen Umgangs mit veränderten Bewusstseinszuständen, wie sie im Setting der Psycholytischen Therapie beobachtet werden können und nach den Ergebnissen unserer orientierenden Studie auch unter dem Einfluss von DMM-PEA auftreten (z.B. die spezifischen Übertragungs- und Gegenübertragungsphänomene), kann an dieser Stelle nicht näher eingegangen werden; es wird diesbezüglich auf die entsprechende Fachliteratur zur psychoanalytisch orientierten Psychotherapie wie auch zur Katathym-imaginativen Psychotherapie verwiesen.

5. DMM-PEA als Hilfsmittel in der Psychotherapie

Im Hinblick auf die Anwendbarkeit von DMM-PEA als Hilfsmittel in einer tiefenpsychologisch fundierten Psychotherapie können nach den Ergebnissen unserer orientierenden Studie zusammenfassend folgende Feststellungen getroffen werden:

- Im therapeutischen Einzelsetting hat sich DMM-PEA (2C-D) bei oraler Dosierung zwischen 0,5 und 1,4 mg pro kg Körpergewicht als eine relativ kurzwirksame, gut steuerbare, sichere und gut verträgliche psychoaktive Substanz mit sowohl emotional aktivierenden als auch partiell halluzinogenen Eigenschaften erwiesen.
- Klinisch wird ein ca. drei Stunden andauernder veränderter Bewusstseinszustand beobachtet, der in qualitativer Hinsicht einem »psychotoxischen Basissyndrom« (nach Leuner 1962) entspricht und eine deutliche Ausprägung der Dimensionen der »Ozeanischen Selbstentgrenzung«, der »Angstvollen Ich-Auflösung« und der »Visionären Umstrukturierung« (nach Dittrich 1985) erkennen lässt. Die interindividuell stark variierenden Erlebnisinhalte und Verlaufsformen werden dabei in starkem Maße von der Persönlichkeitsstruktur, der individuellen Affektdynamik und den lebensgeschichtlichen Erfahrungen der Person geprägt.
- Aus tiefenpsychologischer Perspektive induziert DMM-PEA im therapeutischen Setting und unter dem Angstschutz einer vertrauensvollen Beziehung zu einer betreuenden (bzw. therapeutischen) Person eine kontrollierte Regression auf psychogenetisch frühere Erlebnisstufen. Dadurch wird ein wesentlicher Teil rational-intellektueller und charakterlich erstarrter Abwehrhaltungen unterlaufen.

Latente Triebimpulse, Konflikte, Abwehrmechanismen sowie neurotische oder auch psychosomatische Symptombildungen treten deutlicher hervor.
- Die therapeutische Regression ermöglicht zusammen mit der erhöhten inneren Reizbildung eine verfeinerte Introspektion und Wahrnehmung von normalerweise unterschwelligen emotionalen Regungen.
- Es stellen sich internalisierte frühkindliche Beziehungserfahrungen zusammen mit den dazugehörigen Affekten auf einer ontogenetisch frühen Ebene symbolisch dar. Sie können in der prägnanten Gestalt eines Bildes, einer Szene oder einer körperlichen Empfindung wahrgenommen werden. Das intrapsychische, affektdynamische Geschehen gewinnt damit Objektcharakter.
- Die Aufrechterhaltung kognitiver Funktionen mit einem epikritischen, reflektierenden Ich-Anteil fördert die therapeutische Ich-Spaltung. Damit werden der Person Möglichkeiten zur Problemlösung im Sinne eines antizipierenden Probehandelns, zur Erweiterung von Erlebnisperspektiven und Verhaltensmöglichkeiten sowie zur kreativen Gestaltung des Erlebnismaterials eröffnet.
- Die Regression auf frühe Konfliktebenen begünstigt die Wiederbelebung traumatischer infantiler Szenen, die zur Fixierung der Persönlichkeitsentwicklung geführt haben. Die damit verbundenen emotionalen Erfahrungen und Einstellungen werden auf diese Weise leichter der psychotherapeutischen Bearbeitung zugänglich.
- Die Regression vor den Konflikt mit Wiederbelebung des narzisstischen Größenselbst befriedigt archaische Bedürfnisse. Das Auffüllen struktureller Defizite kann damit zur Ich-Stärkung beitragen.
- Das Zusammenwirken von erlebnisintensiver Selbsterfahrung und einsichtsfördernder Selbstbeobachtung lässt aufgrund der dynamischen Rückwirkung auf die Person einen zirkulären Entwicklungsprozess entstehen. Er wird ergänzt und vertieft durch die anschließende Verbalisierung und psychotherapeutische Durcharbeitung der Erlebnisse.

Als Schlussfolgerung aus den testpsychologischen Ergebnissen und klinischen Beobachtungen unserer Studie kann DMM-PEA als eine psychoaktive Substanz charakterisiert werden, die unter bestimmten Voraussetzungen eine tiefenpsychologisch fundierte, erlebnisorientierte und konfliktbearbeitende Psychotherapie wirkungsvoll unterstützen kann. Aufgrund der Freisetzung starker Affekte und der möglichen Mobilisierung konflikthafter Erlebnisinhalte ist bei der Indikationsstellung auf eine ausreichende Ich-Stärke und Verlässlichkeit der Person sowie auf ein sicheres therapeutisches Setting und eine stabile therapeutische Beziehung zu achten. In Kenntnis des beschriebenen pharmakopsychologischen Wirkungsprofils ist die Dosis den individuellen

Persönlichkeitsvariablen anzupassen. Neben der Berücksichtigung dieser Faktoren sollten bei längerfristigen Behandlungen mit wiederholter Anwendung der Substanz in jedem Fall flexible substanzfreie Intervalle von mindestens zwei Wochen eingehalten werden, um die Realitätsanpassung der Person, die Integration der Erlebnisse in die Persönlichkeit und den Transfer der gewonnenen Einsichten in das Alltagsleben zu fördern.

Weitere klinische Studien über die therapeutische Effizienz sowie katamnestische Nachuntersuchungen erscheinen wünschenswert. Zur Beurteilung möglicher neurotoxischer Risiken bei unkontrolliertem Gebrauch oder länger dauernder Anwendung sind speziellere psychopharmakologische Untersuchungen erforderlich.

Hinweis

Seitdem DMM-PEA (2C-D) in der Anlage 1 des deutschen Betäubungsmittelgesetzes als »nicht verkehrsfähige« Substanz verzeichnet ist, erfordert ein Gebrauch zu klinisch-wissenschaftlichen oder therapeutischen Zwecken eine Ausnahmebewilligung der Aufsichtsbehörden (in Deutschland von der Bundesopiumstelle beim Bundesinstitut für Arzneimittel und Medizinprodukte BfArM, in der Schweiz vom Bundesamt für Gesundheit BAG). Zudem sind die Bestimmungen der jeweiligen Arzneimittelgesetzgbung zu beachten.

Literatur

Alexander F (1956) Zwei Formen der Regression und ihre Bedeutung in der Therapie. Psyche 9, 668-683

Balint M (1970) Therapeutische Aspekte der Regression. Stuttgart: Klett

Bolle R (1985) Traumerleben bei einer subnarkotischen Dosis des Anästhetikums Ketanest®. Eine orientierende klinische Untersuchung. Göttingen: Universität Göttingen Med. Diss.

Ciompi L (1982) Affektlogik. Stuttgart: Klett

Dittrich A (1985) Ätiologie-unabhängige Strukturen veränderter Wachbewusstseinszustände. Stuttgart: Enke

Fahrenberg J, Selg H, Hampel R (1978) Freiburger Persönlichkeitsinventar (FPI). 3. Aufl. Göttingen: Hogrefe

Freud S (1900) Die Traumdeutung. In: GesammelteWerke Bd. 23; Verlag Franz Deuticke, Leipzig 1900

Freud S (1914) Zur Einführung des Narzissmus. In: Gesammelte Werke Bd.10; Verlag Franz Deuticke, Leipzig 1914

Grof S (1978) Topographie des Unbewussten. Stuttgart: Klett

Grof S (1983) LSD-Psychotherapie. Stuttgart: Klett

Günther G (1978) Idee und Grundriss einer nicht-aristotelischen Logik. Hamburg: Meiner

Hofstätter PR (1957) Psychologie. Frankfurt: Fischer

Kernberg OF (1978) Borderline-Störungen und pathologischer Narzissmus. Frankfurt: Suhrkamp

Kernberg OF (1981) Objektbeziehungen und Praxis der Psychoanalyse. Stuttgart: Klett

Kohut H (1966) Formen und Umformungen des Narzissmus. Psyche 20: 561-587

Kohut H (1973) Narzissmus. Frankfurt Suhrkamp

König K (1981) Angst und Persönlichkeit. Göttingen: Vandenhoeck & Ruprecht

Leuner H (1955) Experimentelles katathymes Bilderleben als ein klinisches Verfahren der Psychotherapie. Psychother Med Psychol 5: 185-203

Leuner H (1962) Die experimentelle Psychose. Berlin, Göttingen, Heidelberg: Springer

Leuner H (1967) Present State of Psycholytic Therapy and its Possibilities. In: Abramson HA (Hrsg.) The Use of LSD in Psychotherapy and Alcoholism. Indianapolis: Bobbs-Merrill, S. 101-116

Leuner H (1981) Halluzinogene. Psychische Grenzzustände in Forschung und Psychotherapie. Stuttgart, Bern: Huber

Leuner H (1982) Intensivierung der tiefenpsychologischen Psychotherapie durch Medikamente. In: Eicke D (Hrsg.) Psychologie des 20. Jahrhunderts. Band 3. München: Beltz, S. 1197-1209

Leuner H (1987) Lehrbuch des Katathymen Bilderlebens. 2. Auflage. Bern: Huber

Osgood CE (1952) The Nature of Measurement of Meaning. Psychol Bull 49: 197-201

Shulgin AT, Carter MF (1975) Centrally Active Phenethylamines. Psychopharmacol Commun 1: 93-98

Spitz RA (1974) Vom Säugling zum Kleinkind. Stuttgart: Klett

Sterba A (1934) Das Schicksal des Ichs im therapeutischen Verfahren. Int Psychoanal 20: 66-73

Volkan VD (1978) Psychoanalyse der frühen Objektbeziehungen. Stuttgart: Klett

Winnicott DW (1960) Primäre Mütterlichkeit. Psyche 14: 393-399

Winnicott DW (1969) Übergangsobjekte und Übergangsphänomene. Psyche 23: 666-682

Anhang

Fallbeispiel: Psychodynamik einer individuellen Selbsterfahrung unter Einfluss von DMM-PEA

Die nachfolgende Kasuistik veranschaulicht einige Inhalte der Selbsterfahrung einer Versuchsperson unserer Studie. Das leicht gekürzte Protokoll lässt deutlich die Beziehungen zwischen den Erlebnisinhalten und der individuellen Psychodynamik der Person erkennen. Die eingefügten erläuternden Kommentare sollen eine grobe Orientierung geben bezüglich einiger tiefenpsychologischer Gesichtspunkte.
Versuchsperson: Studentin (Ethnologie), 22 Jahre, 1. Versuch, Dosis 30 mg p.o.

Protokoll

»Als Nächstes wird mein ganzer Körper warm und Stück für Stück werde ich leicht wie eine Feder. Bis jetzt habe ich mich beobachtet, meinen Körper, aber dann merke ich, dass etwas anders wird ...

Mein Bett fängt an zu wackeln und sich zu drehen. Und sein Drehen nimmt mich mit, mit in die Luft. Ich kann noch nicht fliegen, obwohl ich ja so leicht bin, aber ich weiß nicht, was ich machen soll, damit ich alleine in die Luft kann. Und dann höre ich Geräusche und spüre einen Wind mein Gesicht streifen. Ein großer schneeweißer Schwan fliegt an mir vorbei. Zuerst fliegen wir nebeneinander her, ich in einem Bett und der Schwan mit seinen kräftigen Schwingen. Wir gucken uns an, er sieht nett und einladend aus, ist aber zu schnell für mein Bett und überholt mich. Weil ich aber viel lieber mit dem Schwan fliegen will, muss ich mir etwas einfallen lassen ... Ganz langsam schwebe ich auf ihn zu und setze mich auf seinen Rücken. Festzuhalten brauche ich mich nicht, ich bin ganz sicher, obwohl wir sehr hoch fliegen. Ich gucke nach unten und dort ist alles grün - riesige dunkelgrüne Pflanzen. Ich kann schon die Blätter erkennen, dicke Blätter mit roten Maserungen. Dieser Wald ist ganz warm und feucht.

Plötzlich steht vor mir ein dicker Bär. Sein Fell ist ganz zottelig, besonders von hinten, dicke Dreckklumpen kleben in seinem Fell. Der Bär riecht so toll und ich kenne den Geruch, er kommt mir ganz vertraut vor. Er hat ganz braune, große Augen und wenn er läuft, sieht er so tapsig aus, sein ganzes Fell wackelt... Und plötzlich ist da ein roter Flummi und er nimmt mich mit, jedesmal wenn er auf den Boden kommt, dann sind wir irgendwo anders. Die Bilder wechseln sehr schnell und ich kann keines lange halten. Aber auf einmal sind wir in unserer alten Küche. Ich kann mich selber nicht sehen, ich beobachte nur.«

Kommentar

Dieser Protokollauszug beschreibt besonders anschaulich eine Verlaufsform der Selbsterfahrung, die in ihrem kontinuierlich-szenischen Charakter mit tagtraumartigen Imaginationen auf Symbolebene deutliche Parallelen zum Katathymen Bilderleben (LEUNER 1987) erkennen lässt. Die initialen vegetativen Sensationen deuten auf eine Intensivierung der Binnenwahrnehmung hin. Sie tragen Züge des »coenästhetischen Fühlens«, das SPITZ (1974) als charakteristischen Wahrnehmungsmodus des Säuglings beschrieben hat. Die partielle Regression einzelner Ich-Funktionen ermöglicht eine therapeutische Ich-Spaltung in einen emotional-erlebenden und einen kognitiv-beobachtenden Ich-Anteil.

Die auftauchenden imaginativen Symbolgestalten (Schwan, Bär, Flummi) können als primärprozesshafte Verdichtung internalisierter frühkindlicher Beziehungen (Introjekte) aufgefasst werden. Sie dienen als »Übergangsobjekt« (WINNICOTT 1969) oder »idealisiertes Selbst-Objekt« (KERNBERG 1978, 1981) der Befriedigung narzisstischer Bedürfnisse und besitzen darüber hinaus eine spannungsregulierende und angstmindernde Abwehrfunktion im Sinne eines inneren »steuernden Objekts« (KÖNIG 1981). Auf eine Regression in den primärnarzisstischen Bereich weisen die Flugerlebnisse und Größenfantasien hin, die nach KOHUT (1973) ebenfalls eine vorwiegend narzisstische Erlebniskategorie darstellen.

Die positive Grundstimmung lässt bei der Begegnung mit dem Bären ein vertrauensvolles affektives Klima entstehen, das auch als vertrauter Geruch wahrgenommen wird. Der Bär erscheint als symbolische Repräsentanz eines freundlichen Objektes, beinhaltet jedoch auch Elemente einer analen Thematik (»Dreckklumpen«).

Die rasche Bilderfolge beim Flug mit dem »Flummi« deutet einen fragmentierten Erlebnisverlauf an und kann als Abwehrvorgang gegen andrängende Affekte aufgefasst werden. Schließlich stellt sich eine Kindheitsszene in der »alten Küche« ein, die eine Altersregression mit einem oralen (bzw. mütterlich-versorgenden) Akzent ankündigt:

Fortsetzung Protokoll:

»Meine Mutter steht vor dem Küchentisch. Sie ist ganz dünn und hat ein altmodisches graues Kleid an (dieses Kleid hat sie genäht, da war ich ca. 2 Jahre alt). Vor ihr steht eine Schüssel und sie rührt einen Kuchen. Sie rührt ihn mit einem Schneebesen, der an einer Seite eine Art Kurbel mit rotem Griff hat, dabei spritzt Teig auf den Tisch.

Und schon fliege ich wieder weg aus der Küche – raus an die frische Luft ... Und dann kommen wieder konkrete Bilder. Ich sehe mich in einem Schaukelpferd sitzen und meine Mutter steht vor mir, wieder in dem grauen Kleid. Mein Schaukelpferd ist aus Holz und sein Sitz ist rot. Rund um den Sitz sind Gitterstäbe angebracht, damit ich nicht herausfallen kann. Der Pferdekopf ist ganz platt und mit grauen Flecken bemalt, die Ohren sind aus Leder. Einen Zügel hat mein Pferd nicht, aber dafür einen

Stab an jeder Seite, daran muss ich mich festhalten, damit ich schaukeln kann (dieses Schaukelpferd haben meine Eltern verschenkt, als ich 2 Jahre alt war, weil ich mich einmal damit überschlagen habe).

Meine Mutter ist auch da und guckt, was ich mache. Ich bin jetzt in meinem Kinderkörper und schaukele. Meine Mutter ist riesig groß und ich muss meinen Kopf ganz nach hinten beugen, damit ich ihr überhaupt ins Gesicht gucken kann. Sie sieht überhaupt nicht schön aus und hat böse Augen. Aber da ich mich nicht daran erinnern kann, etwas Böses gemacht zu haben, schaukele ich einfach weiter …

Und dann ist da Herr Tolksdorf mit einem Fotoapparat und er tut so, als ob er uns fotografiert; die Fotos will er dem Hausverwalter schicken, weil man an den Wäschestangen nicht turnen darf.

Von jetzt an kann ich ganz bewusst durch die Siedlung gehen und mir alles angucken. Ich weiß, was ich mir angucken möchte, und sofort sind auch die Bilder da. Ich gehe den ›Schwarzen Weg‹ entlang, der in die Gärten führt (Schrebergärten hinter der Siedlung), ich pflücke Kirschen und Beeren, lasse Kaninchen und Tauben frei usw. …

Mein Alter wechselt ständig, mal bin ich ganz klein, dann ca. 6 Jahre alt. Ich klettere auf den Balkon, was mich anstrengt, dann bin ich 10 Jahre alt, spiele Gummitwist oder bin in meinem Zimmer.

Die Nachbarn kommen immer in unsere Wohnung, ständig sind sie da und tatschen auf meinem Kopf rum. Ich stehe neben meiner Mutter und sie reden. Ich verstehe nicht, was sie sagen. Nur als sie über meine Schwester reden, kann ich verstehen, was sie sagen, und immer fassen sie auf meinen Kopf. Und plötzlich sehe ich nur noch die Münder und spüre die Hand auf meinem Kopf. Die Münder fangen an, im Raum zu schweben, und die Frauen haben sich aufgelöst. Schrecklich verzerrte Münder, die sich ständig bewegen.«

Kommentar

Die Altersregression zeigt sich in diesem Abschnitt besonders eindrucksvoll. Die verblüffend detaillierten Kindheitserinnerungen werden aus der Perspektive eines Kleinkindes mit starker affektiver Beteiligung erlebt. Im Vordergrund steht eine orale Thematik mit einem angedeuteten Konflikt in der Mutter-Kind-Beziehung. Die versagenden, »bösen« Aspekte der Mutter werden unterstrichen durch ihre dünne Gestalt und ihr »altmodisches graues Kleid«. Gefühle der oralen Frustration und vermutlich auch Enttäuschungsaggressionen werden mit dem Flug »an die frische Luft« abgewehrt.

In der folgenden Szene tritt erneut die Mutter in Erscheinung, wird jedoch distanziert erlebt. Ihre »Tragefunktion« (Winnicott 1960) übernimmt jetzt das liebevoll beschriebene Schaukelpferd, ein Übergangsobjekt zum Anklammern mit Möglichkeit zu autoerotischer Befriedigung. Die Gitterstäbe stellen einerseits einen Angstschutz vor dem Herausfallen und damit vor einem Objektverlust dar, weisen andererseits aber auch auf eine Einengung und Behinderung motorisch-expansiver Impulse hin.

Auf der Suche nach dem mütterlichen Objekt erscheinen die Größendimensionen in der Kindheitsperspektive verzerrt (»riesig groß«). Die »bösen Augen« repräsentieren als Partialobjekt die »böse« Mutter. Sie symbolisieren aber ebenso wie der »Fotoapparat« des Nachbarn und der imaginäre »Hausverwalter« auch Verbots- und Kontrollinstanzen im Sinne eines frühen Über-Ichs.

Der Weg »durch die Siedlung« und »in die Gärten« weist auf einen Individuationsprozess mit zunehmenden Autonomiebestrebungen hin. »Kirschen und Beeren« dienen der Befriedigung oraler Bedürfnisse. Wünsche nach Freiheit und Autonomie werden projiziert auf »Kaninchen und Tauben«, die freigelassen werden.

In einer weiteren Kindheitsszene erscheinen die Nachbarn als Eindringlinge in den eigenen Lebensbereich. Das Erlebnis der aggressiven Übermacht der Erwachsenen verstärkt den Eindruck infantiler Abhängigkeit und Ohnmacht. Neben Gefühlen von Hilflosigkeit und Wut tritt Angst auf, die zu einer regressiven Fragmentierung des Objektzusammenhanges führt. Die oral-aggressiven (»bösen«) Partialobjekte in Form der »schrecklich verzerrten Münder« sind dabei gleichzeitig als Ausdruck eigener projizierter Aggressionen zu sehen. Diese ängstlich getönte Erlebnispassage mündet im weiteren Verlauf in eine kompensatorische narzisstische Regression:

Fortsetzung Protokoll

»Ein Satz ist in meinem Kopf: ›Träume sind Schäume‹. Und ich merke, dass Träume keine Schäume sind; alle Bilder, die ich gesehen habe – mich als kleines Mädchen, Gerüche, Empfindungen – sind in mir und gehören zu mir. Plötzlich ist da wieder ein Bild. Eine Schaumfrau aus Badewannenschaum mit kleinen Regenbogenpunkten. Und ich erkenne in der Schaumfrau mich, und ich weiß sofort, dass mir mein Traum gegenübersteht. Die Traumfrau-Schaumfrau kommt auf mich zu und fasst mich bei den Händen. Wir fangen an zu tanzen. In einem riesigen hellen Raum, wo viel Platz für uns ist. Die Musik ist ganz sanft und ruhig, aber so, dass wir viel mit unseren Körpern tanzen können, ruhige Bewegungen, aber mit dem ganzen Körper. Manchmal lösen wir uns voneinander und tanzen getrennt, bis mich mein Traum umarmt. Ich bin ganz nackt und so kann mein Traum durch meine Haut in mich hinein. Plötzlich ist die Musik weg und ich, die Schaumfrau, bin durch meine Poren in mich gedrungen. Ich fühle mich ganz warm mit meinem Traum in mir …

Ich, der Traum, führe mich durch meinen Körper. Und da schwimme ich in einer hellen Blase mit warmem blauem Wasser. Ich bin eingerollt wie ein Igel und trage ein arabisches Hemd. Gleichzeitig sehe ich mich auch von außen; ich sehe außen genauso aus wie in mir drin. Ich fühle eine so starke Wärme in mir und eine Kraft, die in mir drin ist. Ich weiß auf einmal, wie stark ich bin. Ich und ich, ich und mein Traum, ich und meine Hände, meine Brüste, ich und meine Beine, ich und mein Körper, meine Gedanken. Und dann will ich nur noch aufwachen. Ich fühle so viel Energie, ich will gucken, mich bewegen, meine Augen aufmachen!«

Kommentar

Die regressiven Erlebnisse und Traumgestalten werden vom reflektierenden Ich-Rest als projektive Bilder erkannt und gleichzeitig innerlich erlebt. Diese Wahrnehmungseinstellung entspricht der frühkindlichen »introjektiv-projektiven Bezogenheit« (Volkan 1978) während der oralen Entwicklungsphase. Das Bild der »Traumfrau-Schaumfrau« macht deutlich, dass der Traum selbst Objektcharakter annimmt und damit als »Übergangsphänomen« (Winnicott 1969) fungiert. Darüber hinaus spiegelt sich hierin ein narzisstischer Beziehungsmodus mit Verschmelzungsfantasien und lustvollen, autoerotischen Empfindungen. Die Umarmung mit dem »Traum« steigert sich zur gegenseitigen Durchdringung, die an die »harmonische Verschränkung mit den primären Substanzen« (Balint 1970) bzw. an ein entdifferenziertes Erleben im intrauterinen Milieu (»in einer hellen Blase mit warmem blauem Wasser«) erinnert. Das absolut befriedigende Erlebnis eines harmonischen, konfliktfreien Zustandes erfüllt zum einen als »Regression vor den Konflikt« (Alexander 1956) eine Abwehrfunktion. Jedoch tragen die Wiederbelebung und (Re-)Internalisierung des narzisstischen »Größenselbst« (Kohut 1973) sowie die libidinöse Besetzung des Körper-Ichs auch zur Ich-Stärkung bei.

Die Psycholyse als modernes psychodynamisches Verfahren

Ralf H. Bolle

Gegenwärtig werden in der psychotherapeutischen Versorgung in Deutschland bei 57 Prozent der Patientinnen und Patienten verhaltenstherapeutische und bei 43 Prozent psychodynamische Verfahren angewandt. Aufgrund der wissenschaftlich nachgewiesenen Wirksamkeit dieser Verfahren werden die Kosten von den Krankenkassen übernommen. Nach der aktuellen Gutachterstatistik der Kassenärztlichen Bundesvereinigung (KBV 2020) sind etwa 80 Prozent der psychodynamischen Behandlungen tiefenpsychologisch-fundierte Psychotherapien (Möller & Kruse 2018, Rudolf 2019) und 10 Prozent psychoanalytische Behandlungen (Dreyer & Schmidt 2008), davon ca. die Hälfte niederfrequente modifizierte Psychoanalysen.

Vor diesem Hintergrund möchte ich mich mit den psychodynamischen Bezügen, die in Leuners Arbeiten zur Psycholyse, aber auch zur Arbeit mit den Imaginationen hergestellt werden, beschäftigen. Die tiefenpsychologisch fundierten und modifizierten psychoanalytischen Ansätze stellen durch ihren expliziten Bezug zur Arbeit mit maladaptiven Beziehungsmustern, deren bewussten und unbewussten Ausdrucksformen und der Berücksichtigung der therapeutischen Beziehung einen inhaltlich stimmigen Referenzpunkt für die Praxis der Psycholyse dar. Die Integration der Psycholyse in den Kanon dieser psychodynamischen Verfahren schließt die Psycholyse an den aktuellen Stand der Methoden an und eröffnet Möglichkeiten für einen fruchtbaren wissenschaftlichen Dialog.

Die psychodynamische Grundhaltung von Hanscarl Leuner

Leuner und Analytische Psychologie nach C. G. Jung

Von den frühen Arbeiten an durchzieht eine psychoanalytische Grundhaltung das Werk von Hanscarl Leuner. Er begann sein Medizinstudium im Sommersemester 1939, unterbrach es während des Krieges, setzte es danach fort. Seinen Werdegang beschreibt er in dem kurzweiligen Artikel »Psychotherapie im Nachkriegsdeutschland: persönliche Erinnerungen an meine großen Lehrer« (Leuner 1995).

Da es zu dieser Zeit fast keine psychoanalytischen Institute gab, war es der übliche Weg, sich einen Lehranalytiker zu suchen, »um in das psychotherapeutische Milieu eingeführt zu werden«. Leuner stieß auf Prof. Dr. Schmaltz, » […] einen prominenten Jungianer, der selbst noch Analysand bei C. G. Jung gewesen war. Ich rechne Schmaltz, der eine große und ungewöhnliche Persönlichkeit war, durchaus zu meinen ›großen Lehrern‹.

Er hat mir die Grundlagen für das Erleben und die Wirkungsweise symbolischer Prozesse vermittelt. Ich lernte die Macht der Übertragung kennen, die Technik der Jungschen Analyse, Formen der Amplifikation der Trauminhalte in mythologische Zusammenhänge und erlebte auch Schritte meiner eigenen Reifung. [...] Ich lernte bei ihm eine lebendige, vitale Psychotherapie. [...] Übrigens war die Literatur von C. G. Jung mir schon früher weitgehend vertraut, weil sie in den Jahren 1946 bis 48 leichter zugänglich war als die wesentlichen Publikationen von Freud« (Leuner 1995: 7ff).

Prof. Schmaltz gab in jeder Sitzung eine Entspannungsübung im Sinne des autogenen Trainings vor und führte die Behandlung unter dieser Entspannung durch (Schmaltz 1955). Im Entspannungszustand arbeitete er mit Träumen als Motiv-Vorgabe, ließ den Patienten auch traumatische Erinnerungen imaginativ einstellen und im Entspannungszustand durcharbeiten. Als Basis der therapeutischen Arbeit diente Schmaltz die Analytische Psychologie, insbesondere die Vorstellung von affektgeladenen Komplexbereichen, die im Unbewussten ein weitgehend autonomes Verhalten zeigen.

Prof. Schmaltz hatte also durchaus einen prägenden Einfluss auf den jungen Leuner. Viele Aspekte der praktischen Arbeit von Schmaltz, aber auch seine theoretischen Gedanken finden sich in den Konzepten Leuners für das Katathyme Bilderleben (später als Katathym-imaginative Psychotherapie, kurz KiP, bezeichnet) wie auch in der Psycholyse wieder.

Leuner legte in seinen frühen Arbeiten über das Katathyme Bilderleben (Symboldrama) zunächst das Symbolverständnis Jungs zugrunde (Bolle 2005), das nämlich »ein Symbol der bestmögliche Ausdruck einer bewusst-unbewussten Totalsituation des Menschen für ein vom Bewusstsein noch nicht Erfasstes« sei. Er betonte die »Realität der Bilder« und setzte sich immer wieder mit den affektiven Komplexen auseinander. Die Nähe zur Analytischen Psychologie Jungs wird zudem in der Bedeutung deutlich, die Leuner den »archetypischen Motiven« beimaß.

In einer Zusammenfassung äußerte sich Leuner (1957: 89) zu den in den Imaginationen auftauchenden »traumanalogen menschlichen, mythologischen und tierischen Symbolgestalten« wie folgt: »Wie die Landschaftsmotive sind sie repräsentativ für unbewusste, d.h. transphänomenale Affektkonstellation (Affektkomplex und Archetypen im Sinne von C. G. Jung). Durch systematische Ausgestaltung konnte ein nicht-analytisches, aktives Vorgehen in der Psychotherapie entwickelt werden. [...] Die geläufige analytische Symbolinterpretation wird durch eine dynamische Verlaufsanalyse ergänzt [...]«.

Seine Auseinandersetzung mit dynamischen Symbolisierungsprozessen und anderen Ausdrucksformen des Unbewussten – wie sie sich zum Beispiel in Tagträumen, später aber auch in der Psycholyse manifestierte – war begleitet von der Offenheit für die Durcharbeitung der Erlebnisinhalte in einem Handlungsdialog, beispielsweise in Form des künstlerischen Ausdrucks und der künstlerischen Durcharbeitung.

Diese frühen Konzepte Leuners muten radikal modern an. Sie schlagen eine Brücke zur interaktionellen Psychotherapie und zu einem modernen Verständnis der Inszenierung von unbewussten Inhalten.

Leuner und die Psychoanalyse in der Tradition Freuds

Leuners Grundhaltung war durchgehend geprägt von einer Orientierung an den Konzepten der Psychoanalyse. Die jungianischen Konzepte traten seit den späten 60er Jahren zunehmend in den Hintergrund; wohl auch weil die psychoanalytische Szene in der Universitätsstadt Göttingen überwiegend durch freudianische Ansätze geprägt war. Leuner war die Anerkennung seiner therapeutischen Methoden durch etablierte psychoanalytische Fachverbände (v.a. DPG, DPV, DGPT) sehr wichtig. Die zentrale Bedeutung der therapeutischen Beziehung und deren Reflexion und Nutzung in der KiP und der Psycholyse, ebenso wie eine Integration aktueller psychodynamischer Ansätze in die Theorie und Praxis der Psycholyse, waren ihm von zentraler Bedeutung.

Er setzte sich intensiv mit Annemarie Dührssen auseinander, deren empirische Psychotherapieforschung für die Anerkennung der Psychotherapie durch die Krankenkassen grundlegend war. Sie entwickelte u.a. die »Dynamische Psychotherapie«, eine Sonderform der tiefenpsychologisch orientierten Psychotherapie, welche die Orientierung am Alltagserleben, die Fokusbildung und den Handlungsdialog in der realen Umwelt ins Zentrum rückte. Leuner verstand sich zunehmend als freudscher Psychoanalytiker, obwohl er, wie mir aus persönlichen Gesprächen lebendig vor Augen steht, immer wieder an den Perspektiven der jungianischen Psychoanalyse sehr interessiert war.

Leuner befasste sich eingehend mit den Werken von Donald Woods Winnicott und Michael Balint zur frühen Entwicklung und mit den Narzissmuskonzepten von Heinz Kohut, deren Konzepte er sehr gut in Bezug zur Psycholyse setzen konnte und unter dem Aspekt eines »tiefenregressiven Erfahrungsraumes« im Kontext der freudschen Psychoanalyse verortete.

Zudem war Leuner sehr offen für aktuelle und interdisziplinäre Entwicklungen psychodynamischer Perspektiven auf die therapeutische Arbeit. Bezüglich der Psycholyse zeigt sich dies im Hinblick auf die Integration unterschiedlichster Zugänge, um das theoretische und praktische Wissen, aber auch die Anwendbarkeit und Wirksamkeit der Methode zu verbessern.

Leuner und die tiefenpsychologisch fundierte Psychotherapie

Vor diesem Hintergrund erscheint es mir schlüssig, dass Leuner aktuelle Entwicklungen in dem am häufigsten in der kassenärztlichen Praxis angewandten psychodynamischen

Verfahren, der sog. tiefenpsychologisch fundierten Psychotherapie, als einen wichtigen Bezugspunkt für die Entwicklung der Psycholyse genutzt hat.

Bei der Arbeit mit Imaginationen wie auch in der Psycholyse steht der emotionale Erfahrungsraum und das handelnde Traum-Ich im Zentrum. Die Integration dieser nicht-alltäglichen Erfahrungen in den Raum des Alltagsbewusstseins nimmt ebenfalls eine bedeutende Rolle ein. In der KiP werden die Tagträume im Kontext einer tiefenpsychologisch fundierten Therapie vor dem Hintergrund der Lebenssituationen der PatientIn durchgearbeitet. Auch in der Psycholyse befanden sich die PatientInnen in einer längerfristigen Psychotherapie, in welcher die psycholytischen Erfahrungen therapeutisch weiterbearbeitet wurden.

Sowohl die KiP als auch die Psycholyse verstand Leuner als nicht-deutende, erfahrungsorientierte Verfahren der psychodynamischen Therapie. Er legte den Schwerpunkt der Therapie auf den inneren Erlebnisraum und den Handlungsdialog auf der Symbolebene, also die Erfahrung in der Imagination oder während der psycholytischen Sitzung.

In der Regel fanden die psycholytischen Sitzungen im stationären Setting am Tag nach einem ausführlichen Vorgespräch statt. Die Nachbearbeitung erfolgte am Nachmittag nach der Sitzung zunächst durch eine kunsttherapeutische Gruppe und danach durch eine psychodynamische Gruppe zu den Inhalten und Erfahrungen der psycholytischen Sitzungen. Am nächsten Tag schlossen sich integrierende Einzelgespräche an.

Die weitere Bearbeitung der psycholytischen Erfahrungen erfolgte nach der stationären Behandlung in einem längerfristigen, ambulanten therapeutischen Prozess. Dieser beinhaltete (im Sinne von Grawe, 1992) Klärungsperspektiven (zwecks biografischer narrativer Integration), ferner Problemaktualisierungen (mittels Durcharbeitung der Erlebnisinhalte der Imagination bzw. der psycholytischen Sitzung unter Beachtung der Übertragungsaspekte in der therapeutischen Beziehung) wie auch eine Ressourcenaktivierung und Förderung adäquater Bewältigungsstrategien durch konkreten Transfer in den Alltag.

Somit war der Rahmen für einen fruchtbaren, integrativen, interdisziplinären therapeutischen Prozess abgesteckt: Im stationären Setting der psycholytischen Sitzung stand die vielschichtige emotionale Erfahrung im Vordergrund, im ambulanten therapeutischen Setting die Bearbeitung mit Bezug zur innerpsychischen Situation, der speziellen psychodynamischen Konstellation und der Alltagsrealität der PatientInnen.

Die Einbindung von Erfahrungen während der Imagination bzw. der psycholytischen Sitzung in ein tiefenpsychologisch fundiertes bzw. modifiziert analytisches Setting stellt eine lange bewährte Praxis dar.

Zur Aktualität der Konzepte Leuners

Eine besondere Verbindung von dynamischer Erfahrung und therapeutischer Durcharbeitung zeigt sich auch darin, dass Imaginationen und psycholytische Sitzungen sowohl verbal als auch nonverbal nachbearbeitet werden. Es ist Bestandteil des Settings, dass ein schriftliches Protokoll der Erfahrung zu erstellen ist. Dieses stellt eine wichtige Grundlage für eine therapeutische Durcharbeitung dar. Außerdem wird versucht, die erlebten Inhalte in einem kreativen Prozess in einen stimmigen gestalterischen Ausdruck zu transformieren. Dies ermöglicht eine Vernetzung von kognitiven Inhalten und impliziten, unbewussten Inhalten, die noch nicht im sprachlichen Ausdruck abgebildet werden können. Die kognitive Reflexion wird dabei ergänzt durch die Beachtung von Inszenierungen und den Handlungsspuren, die zu sichtbaren Spuren in Bildern und Gestaltungen werden. Durch die Wechselwirkungen von kognitiven Reflexionen und Einsichten mit nonverbalen Gestaltungsprozessen wird der therapeutische Raum erweitert und die innere Symbolbildung gefördert (vgl. Mentzos 2015, Ferro 2012).

Der Psychoanalytiker Daniel Stern (1985) hat auf die fundamentale Bedeutung des »impliziten Handlungs-Unbewussten«, das früheste seelische Inhalte präverbal und präsymbolisch als Handlungsmuster speichert, hingewiesen. Vor diesem Hintergrund prägte Stern (1985) den Begriff der »Representations of Interactions, that have been Generalized« (RIG), die implizite unbewusste Handlungsmuster zu untergründig steuernden Motivationssystemen vernetzen. Diese RIGs sind nicht direkt in Symbolen, Bildern oder gar Worten zu reflektieren, sondern zeigen sich über Handlungen und Handlungsspuren, so auch in gemalten Bildern und szenischen Inszenierungen. Ein sehr bedeutsamer Zugang zu impliziten Handlungsmustern ist die Wahrnehmung und Durcharbeitung von maladaptiven Beziehungsmustern, die im Zentrum der tiefenpsychologisch fundierten Psychotherapie steht. Über die Synergie von erlebnisintensiven Handlungen auf der Symbolebene (Imagination, psycholytische Erfahrung) mit künstlerischer Gestaltung und verbaler Nachbearbeitung können diese wirkmächtigen impliziten Muster ebenfalls ausdrückbar, wahrnehmbar und letztlich gestaltbar und auch veränderbar gemacht werden. Dabei werden die präverbalen und präsymbolischen Inhalte des Unbewussten über den Erfahrungs- und Handlungsraum in symbolische und verbalisierbare Inhalte transformiert.

Die Vorstellung eines impliziten Handlungs-Unbewussten ist ein Kernpunkt der aktuellen tiefenpsychologischen Theoriebildung. Sie führte dazu, dass sich ein aktiverer und interaktioneller Therapiestil herausbildete, der Inszenierungen als Teil eines fruchtbaren therapeutischen Prozesses versteht und nicht mehr primär als ein (destruktives) Ausagieren. In diesen Kontext lässt sich der erlebnisorientierte Ansatz der Psycholytischen Therapie zwanglos und effektiv integrieren.

Leuner leitete aus seinen Reflexionen der Inhalte von psycholytischen Erfahrungen die Existenz von transphänomenalen dynamischen Steuerungssystemen (tdyst) ab. Diese ähneln weitgehend dem RIG-Konzept von Stern und lassen Leuners Ansatz hochaktuell bleiben.

Leuners frühe Orientierung an den unbewussten affektiven Komplexen und den archetypischen Determinanten, wie sie C.G. Jung herausgearbeitet hat, bereitete den Boden dafür, dass Leuner später das Konzept von der untergründigen Wirkmacht transphänomenaler dynamischer Steuerungssysteme formulierte. Diese sind konzeptuell mit der Vorstellung von (archetypischen) dynamischen Themenfeldern der Psyche verbunden, lassen sich aber auch leicht mit den modernen Modellen der impliziten Beziehungs- und Handlungsmuster (RIG) verknüpfen. Das etwas später und weitgehend unabhängig von Leuner formulierte Konzept der »Systems of Condensed Experience« (COEX-Systeme) des tschechischen LSD-Forschers Stanislav Grofs (Grof 1968, 1978, 1983) stimmt weitgehend mit Leuners tdyst überein. Damit lässt sich eine Entwicklungslinie von Konzepten aus der Psycholyse zu den modernsten Vorstellungen zur Struktur des Unbewussten aufzeigen.

Die therapeutischen Methoden, die Leuner maßgeblich prägte, zeichnen sich durch die psychodynamische Orientierung aus, so dass sich auch heute die Verknüpfung mit aktuellen Positionen der psychodynamischen Therapie anbietet.

Psycholytische Erfahrung und Unbewusstes

Alle psychodynamischen Therapieverfahren gehen von der Annahme aus, dass es unbewusste Muster der Bezogenheit gibt, die im Konflikt mit der bewussten Einstellung der PatientInnen stehen können. Diese Konflikte können dazu führen, dass die Fähigkeiten im Leben, auf Krisensituationen flexibel zu reagieren, deutlich eingeschränkt sind.

Therapie zielt darauf ab, Spannungen zwischen dem ungelebten Leben und dem real gelebten Leben zu erkennen, zu verstehen und dieses Fließgleichgewicht so zu gestalten, dass sich die Entwicklungsmöglichkeiten besser entfalten können. So hat das Gerd Rudolf (2019), einer der wesentlichen Vertreter der tiefenpsychologisch fundierten Therapie, zusammengefasst.

Neuere Ergebnisse der Entwicklungspsychologie führten in den letzten zwei Jahrzehnten zu einem veränderten Verständnis des Unbewussten. So hat Daniel Stern (2007) auf eine neue Weise verschiedene Phasen der Selbst-Entwicklung beschrieben. Demnach steht in den ersten Monaten das »Auftauchende Selbst« im Vordergrund. Dieses wird dann abgelöst durch das System des »Kern-Selbst«, in dem erstmals die Urheberschaft für die eigenen Handlungen erlebt wird und eine erste konsistente Selbst-Wahrnehmung möglich ist. Danach entwickelt sich das »Interaktionelle Selbst«, das primär durch aktive

Beziehungserfahrungen strukturiert und gestaltet wird. Diese drei Selbst-Strukturen sind im impliziten Handlungs-Unbewussten verankert. Dessen Inhalte verbleiben im Verlauf der weiteren Entwicklung zum Teil im impliziten Unbewussten, zum Teil können sie durch die Entstehung des »Verbalen Selbst« mittels der Sprache neu codiert werden. Die nun allmählich entstehende Ich-Persönlichkeit entfaltet dann das »Verbale Selbst« und letztlich das »Narrative Selbst«, das sich während des gesamten Lebens weiterentwickelt und differenziert. Stern betont, dass alle früheren Organisationsstufen des Selbst parallel bestehen und für das erwachsene Leben bedeutsam bleiben. Sie prägen spirituelles und religiöses Erleben (Auftauchendes Selbst, Kern-Selbst), kreative Auseinandersetzung mit sich selbst und der Welt und gestalten das Beziehungserleben zu anderen Menschen (Interaktionelles-Selbst) als unbewusste Organisationsprinzipien.

Präsymbolische oder nicht-symbolische psychische Schemata werden als implizites Beziehungswissen (Stern 2012) bezeichnet. Dieses implizite Wissen ist ein prozessuales Unbewusstes, d.h. in Verhaltensmustern niedergelegte psychische Funktionsschemata, die sich über Handlungen ausdrücken und Möglichkeiten der Kommunikation mit sich selbst und anderen strukturieren. Es ist nicht direkt über inhaltliches symbolisches Verstehen zugänglich, sondern wird über Handlungen inszeniert. Stern (1985) spricht im Unterschied dazu von einem psychodynamischen Unbewussten, das symbolisch codiert ist. Er unterscheidet es vom prozessualen Unbewussten, das nicht-symbolisch und prozedural organisiert ist. In der Entwicklung geht implizites Beziehungswissen dem sprach- und symbolgebundenen expliziten Wissen voraus.

Was sich mit Worten und Symbolen nicht ausdrücken lässt, muss erst über symbolisierungsfördernde Handlungen bzw. Prozesse in Symbole überführt werden, bevor es bewusst integriert werden kann.

Die Psycholytische Therapie eignet sich in besonderem Maße dazu, dieses implizite Wissen – über die psycholytische Erfahrung selbst, aber auch die gestalterische und verbale Nachbearbeitung – als Handlungsspuren erlebbar und sichtbar zu machen und auf diese Weise Möglichkeiten zu eröffnen, diese in die therapeutische Arbeit einzubeziehen. So wird es möglich, implizites Wissen über den Ausdruck in Sprache, Metaphern und Symbolen in explizites Wissen zu überführen.

Das szenische Verstehen verbindet unterschiedliche Erfahrungsebenen der Sitzung und ermöglicht darüber die symbolische und sprachliche Integration der ganzheitlichen crossmodalen psycholytischen Erfahrung. Nach diesem Verständnis werden alle Verhaltens- und Ausdrucksformen während der Sitzung als Facetten einer Inszenierung verstanden.

Unter diesem Gesichtspunkt kommen in der psycholytischen Sitzung vor allem die Bereiche des »Auftauchenden Selbst«, des »Kern-Selbst« und ggf. auch des »Interaktionellen Selbst« zum Tragen. In der Fokussierung über den gestalterischen Ausdruck wird

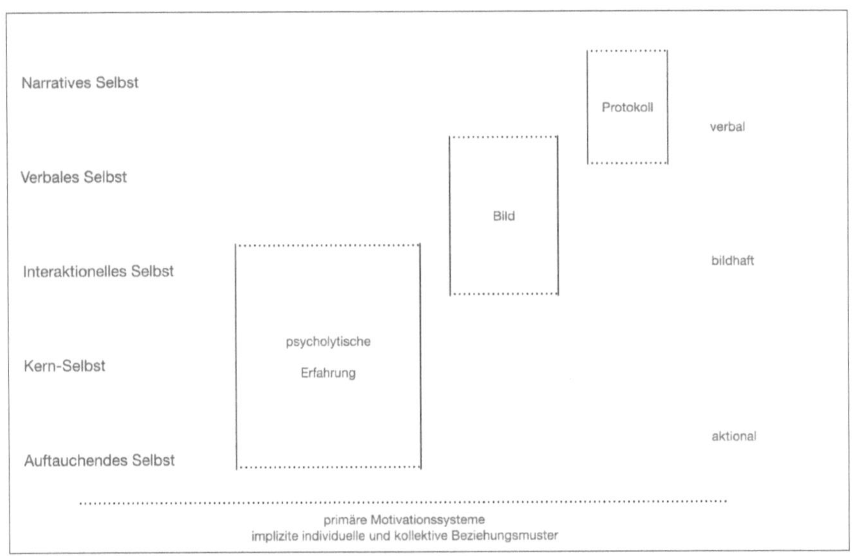

Abb. 26: Psycholytische Erfahrung als therapeutische szenische Einheit.
Die Gesamtheit der psycholytischen Sitzung kann als »therapeutische Szene« verstanden werden und integriert die unterschiedlichen Symbolisierungsebenen. Die Erlebnisse während der psycholytischen Sitzung stehen frühen Organisationsformen des Selbst nahe, die gestalterische und sprachliche Nachbearbeitung erweitern den Erfahrungs- und Reflexionsraum in das interaktionelle und narrative Selbst. Implizites nicht-symbolisches Unbewusstes kann so in psychodynamisches Unbewusstes transformiert werden, das dann symbolisch und auch sprachlich im Bewusstsein integriert werden kann.

die Erfahrung in das »Kern-Selbst« und in das »Interaktionelle Selbst« integriert – und anschließend wird durch die verbale Nachbearbeitung das »verbale Selbst« aktiviert. In der tiefenpsychologisch fundierten Therapie ist dann als quasi letzter Schritt eine umfassende Integration in das »Narrative Selbst« möglich.

Die Gesamtheit der psycholytischen Sitzung kann als »therapeutische Szene« verstanden werden und integriert die unterschiedlichen Symbolisierungsebenen. Die Erlebnisse während der psycholytischen Sitzung stehen frühen Organisationsformen des Selbst nahe, die gestalterische und sprachliche Nachbearbeitung erweitern den Erfahrungs- und Reflexionsraum in das interaktionelle und narrative Selbst. Implizites nicht-symbolisches Unbewusstes kann so in psychodynamisches Unbewusstes transformiert werden, das dann symbolisch und auch sprachlich im Bewusstsein integriert werden kann.

Obwohl die psycholytische Erfahrung die Identifizierung mit der Ich-Persönlichkeit des Alltags hinterfragt und emotional ungewohnte Zusammenhänge er- und durchlebt werden, bleiben die Erfahrungen in den Kontext der Alltags-Persönlichkeit integriert.

Durch die verbalen und nicht verbalen Repräsentationen der psycholytischen Sitzung und durch die Nachbearbeitung in der psychodynamischen Therapie wird die Sitzung zu einer zeitlich und örtlich strukturierten biografischen Erfahrung, die wie eine tiefe emotionale, lebendige Erinnerung im Bewusstsein weiterbesteht. In der Nachbearbeitung gilt es, die psycholytischen Erfahrungen in den Kontext der individuellen Alltagsrealität der Person zu integrieren und darüber Entwicklungsmöglichkeiten der Ich-Persönlichkeit anzuregen und zu erweitern.

Psycholytische Erfahrung und therapeutische Beziehung

Im Gegensatz zu den verhaltenstherapeutischen Ansätzen legt die psychodynamische Therapie bewusst den Schwerpunkt auf die Gestaltung und Nutzung der therapeutischen Beziehung. Im Unterschied zur klassischen Psychoanalyse, die ein Abstinenzverständnis mit weitgehender Beziehungsneutralität favorisiert, haben sich in der tiefenpsychologisch-fundierten und modifizierten psychoanalytischen Therapie interaktionelle Konzepte der therapeutischen Beziehungsgestaltung entwickelt. Die besonderen Qualitäten der frühen Mutter-Kind-Beziehung (mit Holding, Containing, Berührung, aktiver und dialogischer Behandlungsituation) haben Einzug in die Behandlungstechnik gefunden. »Den Patienten zu halten – sei es durch eine Deutung, durch eine direkte emotionale Äußerung wie eine Ermutigung oder andere Formen der Hilfestellung, sei es durch eine Form des körperlichen Kontakts – kann dann ebenfalls als korrekte Deutung, wenn auch nicht im engen Sinn, und folglich als analytisch gelten« (Jaenicke 2006: 191). Die Wahrnehmung des therapeutischen Prozesses als symbolisches und vor allem sprachliches Geschehen verändert sich dadurch: »Alle nicht-sprachlichen Ausdrucksweisen sowie vorsprachliche Laute, Ausrufe, phonetische Äußerungen, missglückte Ansätze zu sprechen und andere Phänomene sind willkommen als Ausdruck des sich mitteilenden frühen Selbst« (Junker 2013: 173).

Das intersubjektive Feld wird von allen Beteiligten ko-konstruiert. In diesem Feld können sich Verwicklungen ereignen, die gemeinsam gelöst werden müssen. Von daher ist ein dynamisches Verständnis der therapeutischen Beziehung einzufordern. Dieses zeigt sich auch in der Idee vom »Gegenwartsmoment« (nach Stern 2005), in welchem spontane Äußerungen der TherapeutIn als therapeutisches Handeln integriert werden. Das interaktionelle und intersubjektive Verständnis der therapeutischen Situation eignet sich besonders gut, um die vielschichtigen inneren Prozesse der psycholytischen Behandlung zu reflektieren und daraus Interventionen abzuleiten.

Der Umgang mit der therapeutischen Beziehung gliedert sich bei der Psycholyse in zwei Bereiche: 1. während der Sitzung und 2. nach der Sitzung im Kontext der begleitenden Psychotherapie.

Therapeutische Begleitung während der psycholytischen Sitzung

Im klassischen Setting der Psycholytischen Therapie nach Leuner werden 4–9 Patientinnen und Patienten in jeweils eigenen Behandlungsräumen behandelt. Die durchgängige 1:1-Betreuung während der psycholytischen Sitzung wird durch eine geschulte BegleiterIn gewährleistet. Die leitende PsychotherapeutIn hat am Vortag die Vorgespräche mit den einzelnen PatientInnen geführt, leitet die Gruppe nach der Sitzung und die Nachgespräche am Folgetag. Während der Sitzung macht die leitende PsychotherapeutIn regelmäßige Rundgänge durch die Behandlungsräume und kann bei Bedarf auch gezielt zur Intervention hinzugerufen werden.

Im Behandlungsraum entfaltet sich eine dyadische Beziehung, die deutliche Züge der frühen Mutter-Kind-Interaktion aufweist. Die Begleitperson verhält sich in der Regel achtsam und zurückhaltend und interveniert, wenn überhaupt, überwiegend stützend. Die wesentlichen Funktionen sind, die PatientIn auf das innere Erleben zu orientieren und als Hilfs-Ich zu fungieren. Körperlicher Kontakt (z.B. das Halten der Hand) gehört durchaus zum Repertoire der Begleitung während der psycholytischen Sitzung. Durch diese vielschichtige Dynamik der Begleitung können die Erlebnisphänomene während der Sitzung mitgestaltet werden. Die therapeutische Wirkung von emotionaler Abreaktion und von korrigierenden neuen Beziehungserfahrungen werden durch die therapeutisch reflektierte verbale und nonverbale Begleitung (Holding, Containing, Musik, Berührungen u.a.) gefördert. Diese Form der Begleitung steht in Resonanz zu frühen Qualitäten der elterlichen Begleitung eines Kleinkindes. Sie ist gewissermaßen die stimmige Antwort auf die Wahrnehmung von Welt und Beziehungen während des veränderten Bewusstseinszustandes. Die regressiven Phänomene während der Sitzung werden als »Regression im Dienste des Ich« verstanden, in der korrigierende Neuerfahrungen über die emphatische Begleitung mitgestaltet werden können.

Neben der dyadischen 1:1-Begleitung in der Geborgenheit des Behandlungsraumes kommt es immer wieder zu einer Triangulierung dadurch, dass die leitende PsychotherapeuIn in unregelmäßigen Intervallen zur »Dyade« von PatientIn und BegleiterIn hinzukommt. Darüber wird der therapeutische Prozess auch von der leitenden PsychotherapeutIn wahrgenommen und mitgestaltet. Zudem besteht dadurch auch eine soziale Kontrolle der Behandlungssituation. Die »frühe Intimität«, die sich z.B. auch in Berührungen äußern kann, wird so immer wieder von außen in den Blick genommen, was missbräuchliche Situationen vermeiden lässt. Die Triangulierung der Behandlungssituation durch die leitende TherapeutIn ist auch ein wesentliches Element der Nachbearbeitung. So kann sie von der PatientIn als »Störung« oder auch als Auftreten eines »rettenden Dritten« wahrgenommen werden. Durch diese komplexen Interaktionsmöglichkeiten im Setting können sowohl Phänomene der frühen dyadischen Beziehung als auch spätere ödipale Situationen konstelliert, bearbeitet und reflektiert werden.

Therapeutische Begleitung im Kontext der tiefenpsychologisch-fundierten Therapie

Während der psycholytischen Sitzung versteht sich die TherapeutIn eher als wohlwollendes und zurückhaltendes Gegenüber, das gemeinsam mit der PatientIn das in der Psycholyse aufgetretene psychische Material und die Resonanzen in der therapeutischen Beziehung exploriert. Dabei wird die Gegenübertragung überwiegend diagnostisch genutzt und trägt zum Verständnis unbewusster Inszenierungen bei. Neben dem psychodynamischen Verständnis geht es im interaktionellen Feld auch darum, ihre Weltsicht zu verstehen, auf Gefühle und Bedürfnisse aktiv einzugehen und diese vor dem Hintergrund der typischen dysfunktionalen Beziehungsmuster gemeinsam zu beleuchten. Diese größere Aktivität der TherapeutIn im therapeutischen Dialog führt zu einem behandlungstechnisch begründeten, flexibleren Umgang mit der therapeutischen Abstinenz einschließlich selektiver Authentizität und dem Prinzip Antwort (vgl. Rudolf 2019).

Entsprechend den Organisationsniveaus des Selbst stehen unterschiedliche BegleiterInnen und TherapeutInnen und deren Interventionsstrategien im Vordergrund: Während der psycholytischen Sitzung ist es der 1:1-Begleiter, bei der Nachbearbeitung im stationären Setting die Leitende Therapeutin und bei der Integration der Erfahrung in der ambulanten Therapie schließlich der tiefenpsychologisch ausgebildete Therapeut.

Während der psycholytischen Sitzung und unter der Wirkung der psychoaktiven Substanz stehen vor allem frühe Stufen der Selbstorganisation im Vordergrund. Die therapeutische Resonanz der 1:1-Begleitperson ist daher vor allem durch prinzipielle Wertschätzung und behutsame Präsenz geprägt. Im weiteren Verlauf kommen dann zunehmend interaktionelle und narrative Aspekte hinzu: Der Leitende Therapeut interveniert eher auf diesen Ebenen und gestaltet vor allem in den Nachgesprächen nach der psycholytischen Sitzung die stimmige psychische Integration der Erfahrung.

In begleitenden kreativen Therapieansätzen werden vor allem die handlungsorientierten frühen Selbst-Organisationen angesprochen und, wenn möglich, auch in sprachliche Zusammenhänge eingebunden. In der begleitenden bzw. anschließenden ambulanten Psychotherapie arbeitet die Psychotherapeutin vor allem daran, Bedeutungen und Sinnzusammenhänge mit der Patientin, dem Patienten zu erschließen und so die gesamte Erfahrung in eine gemeinsame therapeutische Narration einzubinden.

Die verschiedenen Phasen der Psycholytischen Therapie stellen daher unterschiedliche Anforderungen an eine therapeutische Begleitung, die sich an den besonders stark aktivierten Stufen der Selbst-Organisation orientieren.

Selbst-Organisation	Themen	Therapeutische Resonanz Interventionen	Therapeutisches Setting
Narratives Selbst	Integration in Narrationen Symbolische Zusammenhänge	Gemeinsamn Narration Be-Deutung suchen und finden Bezug auf Vor-Phasen	**Psychotherapeut (in)** **Leitende(r) Therapeut(in)** 1:1-Begleiter(in)
Verbales Selbst	Neucodierung der ganzheitlichen Vorerfahrungen in Sprache	Be-Nennungen suchen und finden Stimmige Sprache entdecken	**Psychotherapeut (in)** **Leitende(r) Therapeut(in)** 1:1-Begleiter(in)
Interaktionelles Selbst	Affektabstimmung mit Gegenüber Interaktion Übergangsobjekte	Empathisches Nachvollziehen der inneren nonverbalen Erfahrung durch das Narrativ der BegleiterIn und beginnende Differenzierung	**Leitende(r) Therapeut(in)** **1:1-Begleiter(in)**
Kern-Selbst	Urheberschaft des eigenen Handelns Selbstaffektivität Selbstgeschichtlichkeit Übergangsobjekte Innere Repräsentanzen werden konstanter: RIG	Empathische Strukturierung Wertschätzung	**1:1-Begleiter(in)** Leitende(r) Therapeut(in)
Auftauchendes Selbst	Crossmodale Wahrnehmung Grundgefühle Fusionserlebnisse Übergangsphänomene Innere Repräsentanzen flüssig	Generelle Wertschätzung Akzeptanz	**1:1 Begleiter(in)** Leitende(r) Therapeut(in)

Tabelle 16: Selbst-Organisation und therapeutische Resonanz.
Die unterschiedlichen Ebenen der Selbst-Organisation entsprechen spezifischen Themenfeldern der Entwicklungspsychologie, die jeweils eine entsprechende therapeutische Resonanz erfordern. Hervorgehoben sind die jeweils besonders beteiligten TherapeutInnen.

Der auf diese Weise differenzierte Bezug auf die inneren Prozesse der Patientinnen und Patienten fördert ingesamt die Mentaliserung (Fonagy 2006) und die Entwicklung der Symbolisierungsfähigkeit und somit insgesamt die Entwicklung einer »Theory of Mind«.

In Tabelle 16 werden die unterschiedlichen Ebenen der Selbst-Organisation und die entsprechenden Themen der psychischen Entwicklung in Bezug gesetzt zur therapeutischen Resonanz. Je nach therapeutischem Setting werden diese Inhalte von unterschiedlichen

TherapeutInnen gestaltet. In der ambulanten tiefenpsychologisch fundierten Therapie können die unterschiedlichen Ebenen miteinander verbunden und unter dem Aspekt der therapeutischen Szene integriert werden.

Die psycholytische Erfahrung im Setting der tiefenpsychologischen Therapie

Die Fokussierung des therapeutischen Prozesses auf ein biografisch bedeutsames Thema, auf das sich TherapeutIn und PatientIn gemeinsam als ein »Drittes« beziehen, lässt sich direkt auf die Bearbeitung von Psycholyse-Sitzungen übertragen. Die Arbeit am »Dritten« kann sowohl auf maladaptive Beziehungsmuster fokussieren (Rudolf 2019) als auch auf eine Durcharbeitung der erlebten Symbolik. Es kann aber auch um eine narrative Integration in die konkrete Lebenssituation der PatientInnen gehen.

Die Stärke psychodynamisch orientierter Therapien, den inneren konstruktiven Dialog und die Selbstfürsorge (auch noch Jahre nach der Therapie) zu fördern, ist eine günstige Voraussetzung dafür, dass die psycholytischen Erfahrungen gut integriert und genutzt werden können. Therapieansätze, wie sie in jüngster Zeit wieder aufgekommen sind (z.B. Carhart-Harris et al. 2016), die sich lediglich auf die episodische Wirkung einer »psychedelischen Gipfelerfahrung« stützen, tendieren dazu, diesen immensen therapeutischen Wirkfaktor zu ignorieren.

Die bearbeitende Integration psycholytischer Sitzungen in einer psychodynamischen Therapie wäre im Rahmen einer tiefenpsychologisch fundierten Therapie (bis 100 Therapiesitzungen) oder einer modifizierten psychoanalytischen Behandlung (bis 300 Therapiesitzungen) ohne weiteres möglich. Voraussetzung ist eine adäquate psycholytische Aus- oder Fortbildung der TherapeutInnen.

Psycholytische Sitzungen können auch bei ambulant behandelten PatientInnen in Intervallen unter stationären Bedingungen durchgeführt werden (»Intervall-Behandlung«). Die Durcharbeitung der Inhalte kann dann ambulant im gewohnten psychodynamischen Setting erfolgen. Dadurch ist ein sicherer therapeutischer Kontext für die aktivierten psychischen Inhalte gewährleistet.

Abfolge der Behandlungsphasen

In der Anfangsphase des therapeutischen Prozesses werden in den probatorischen Sitzungen und in den ersten Therapiestunden bedeutsame Themen der PatientIn erörtert und in einen Fokus überführt, der immer wieder als Referenzpunkt dienen kann. Die TherapeutIn führt in die Behandlungstechnik und die angewandten Methoden (Beziehungsarbeit, Traumarbeit, Arbeit mit Imaginationen, künstlerischer Ausdruck usw.) ein. In dieser Phase wäre es möglich, die Psycholyse als Methode einzubeziehen.

Im Verlauf der Therapie wird auf bedeutsame Themen fokussiert, die durchgearbeitet werden und zu innerlich stimmigen, symbolischen Verdichtungen führen. Ein wichtiger Teil der Therapie, insbesondere nach intensiven Erfahrungen wie in der Psycholytischen Therapie, ist auch die Bearbeitung des Abschiedes und die Beendigung der Therapie.

In der eigentlichen Durcharbeitungsphase werden diese Themen mit den therapeutischen Methoden, die der TherapeutIn zur Verfügung stehen, bearbeitet. Hier könnten psycholytische Sitzungen als in sich geschlossene Einheiten in den Prozess eingegliedert und als psychodynamisches Material im Sinne einer Traum-analogen Arbeit eingebunden werden.

Die allgemeine Struktur gliedert sich in drei Bereiche: Initialphase, Durcharbeitung und Abschlussphase. Auch vor dem Hintergrund der aktuellen Lebenssituation wird ein Fokus der Therapie erarbeitet, der im Anschluss durch Prozesse der Mentalisierung und Symbolisierung vertiefend bearbeitet wird. Im letzten Drittel der Therapie werden die Themen narrativ und symbolisch integriert und insbesondere der Abschied aus dem therapeutischen Setting thematisiert.

Während des gesamten Prozesses spiegeln sich immer wieder Aspekte der Psychodynamik der PatientIn in der therapeutischen Beziehung wider, und die Arbeit mit Übertragung und Gegenübertragung wird ein zentrales Element der Behandlung. Der Abschlussphase kommt eine besondere Bedeutung zu. Die Lösung aus der therapeutischen Beziehung ist von großer Bedeutung, da bei fast allen PatientInnen problematische Trennungserfahrungen und Trennungsängste wiederbelebt und therapeutisch bearbeitet werden können.

Alle drei Phasen (Initial-, Durcharbeitungs- und Abschiedsphase) bilden die notwendige Grundstruktur für eine adäquate Bearbeitung und Integration von psycholytischen Sitzungen.

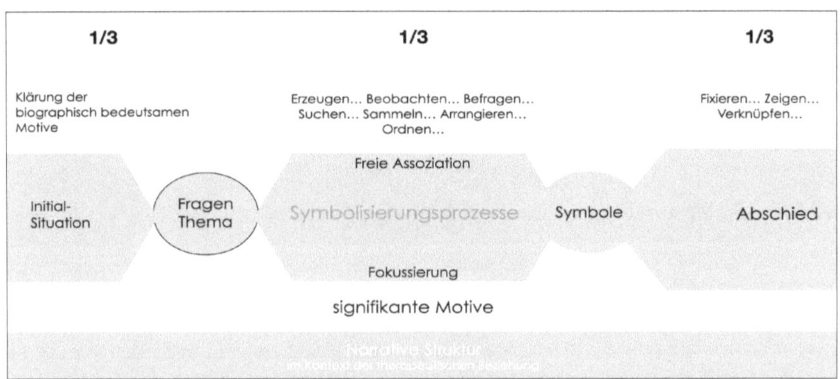

Abb. 27: Zu Beginn der Therapie wird auf bedeutsame Themen fokussiert, die dann in der Therapie durchgearbeitet werden und zu innerlich stimmigen, symbolischen Verdichtungen führen. Ein wichtiger Teil der Therapie ist auch die Bearbeitung des Abschiedes und die Beendigung der Therapie.

Die psycholytische Sitzung als Traum-analoge Therapieeinheit

Man kann die psycholytische Sitzung im stationären Setting als eine in sich abgeschlossene Therapieeinheit betrachten. Diese Einheit besteht aus

- dem Vorgespräch,
- der eigentlichen psycholytischen Sitzung mit einer persönlichen BegleiterIn,
- einer Gestaltungstherapie-Gruppe (sowie Musik- und Körpertherapie),
- einer psychodynamischen Gruppe und Einzelgespräch sowie
- dem Nachgespräch am Tag nach der psycholytischen Sitzung.

Die dynamische Verarbeitung und Verdichtung der psycholytischen Erfahrung in ein schriftliches Protokoll und in eine bildnerische Gestaltung legt die Basis dafür, dass die komplexe Erfahrung in eine begleitende Psychotherapie transferiert werden kann. Sowohl die kontinuierlich-szenische Verlaufsform als auch die stagnierend-fragmentarische Verlaufsform einer Psycholyse-Sitzung können so als »Szene« bildhaft gefasst werden. Diese Therapieeinheit, die sich in der inneren Erfahrung und im verbalen und nonverbalen Ausdruck konzentriert, wird dann im Kontext der rahmenden psychodynamischen Therapie kontinuierlich nachbearbeitet. In diesem Sinne kann die psycholytische Erfahrung wie eine intensive Traum- oder Imaginations-Erfahrung bearbeitet werden. Das umfangreiche Praxiswissen zum therapeutischen Umgang mit Imaginationen, wie es in der »Katathym-Imaginativen Psychotherapie« (KiP) erarbeitet wurde, steht so dem psychodynamischen Therapeuten in der Bearbeitung von psycholytischen Sitzungen vollumfänglich zur Verfügung (Leuner 1989; Ullmann, Wilke 2012; Bahrke, Nohr 2018).

Alle Aspekte der psycholytischen Sitzung können insgesamt als eine »szenische Einheit« verstanden werden, die in ihren verschiedenen Aspekten nachbearbeitet werden kann. Die psycholytische Erfahrung kann als ein »hypnagoges Erleben« verstanden werden, das sich von den Erlebnisqualitäten her zwischen dem Nacht-Traum und dem Tag-Traum einordnen lässt. Es gehört zum Wesen der psycholytischen Erfahrung, dass in der Regel ein »reflektierender Ich-Rest« (Leuner 1962) bestehen bleibt, der die Kommunikationsfähigkeit und das Bewusstsein über den artifiziellen Charakter der Situation aufrechterhält. Ein reflektierender Ich-Rest findet sich auch in der KiP, in dem sich ein spontaner Fluss innerer Bilder entfaltet und bei dem der Träumende sich bewusst bleibt, dass es sich um einen Tagtraum handelt. Der therapeutische Dialog während der Imagination betont den Beziehungsraum und die Möglichkeiten der Intervention. Im Nachttraum hingegen ist sich das Traum-Ich in der Regel nicht bewusst, dass es sich um einen Traum handelt.

Die psycholytische Erfahrung vereint Aspekte beider »Traumwelten«. So gibt es Phasen tiefer Selbstversunkenheit wie im Nachttraum, aber auch Phasen der interaktionellen Bezogenheit wie beim Tagtraum. Der Begleiter kann sowohl auf der Symbolebene der psycholytischen Erfahrung in Kontakt treten, als auch in Interventionen den reflektierenden

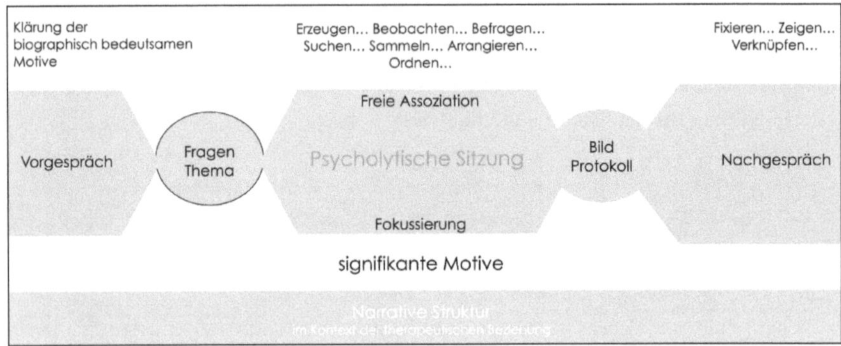

Abb. 28:: Die psycholytische Sitzung als therapeutische Einheit.
Die psycholytische Sitzung kann als Einheit »wie ein Traum« in eine psychodynamische Therapie integriert und bearbeitet werden. Alle Elemente der Sitzung sind einem szenischen und damit auch symbolischen Verständnis zugänglich, wie dies auch von der Arbeit an einem Traum-Bild geläufig ist.

Ich-Rest ansprechen und auf diese Weise den Prozess auf der Ebene der interaktionellen Bezogenheit mitgestalten.

In der psycholytischen Erfahrung zeigen sich Regressionen auf frühe Stufen der Selbst-Entwicklung, die im Zusammenhang mit biografisch bedeutsamen Erfahrungen in einen sinnvollen Zusammenhang gebracht werden können. Zusätzliche Aspekte wie Lockerung der Abwehrmechanismen, assoziative Symbolisierungsprozesse und ein verstärktes Gefühlsempfinden führen zu einer stark aufgeladenen traum-analogen Erfahrungsweise.

Traum-analoge Arbeit mit der psycholytischen Erfahrung

Die psycholytische Sitzung selbst kann im Sinne einer Inszenierung unbewusster Inhalte (Mentzos 2015) als »Szene«, als »Bild« oder als »illustrierte Erzählung« bedeutsamer Erfahrung in eine tiefenpsychologisch fundierte Therapie einbezogen werden. Als intensives, emotional bedeutsames Erlebnis geht es in der Therapie darum, diese Erfahrung in den Zusammenhang der individuellen Lebensgeschichte einzubetten und einen sinnvollen Kontext zu erarbeiten, in dem die psycholytische Erfahrung einen stimmigen Platz findet.

Das schriftliche Protokoll der Sitzung kann die Basis für eine narrative Integration im Sinne des expressiven Schreibens (Pennebaker, Evans 2014) werden, oder aber im Zusammenhang mit den künstlerischen Gestaltungen das Rohmaterial bilden für eine ästhetische Verarbeitung (wie etwa das Rote Buch von C.G. Jung 2009).

Die psycholytische Erfahrung kann insgesamt als »Traum-Bild« im Therapieverlauf immer wieder als Referenzpunkt angesprochen werden: Formale und ästhetische

Gesichtspunkte sowie die inhaltliche Ausgestaltung und Weiterführung und Erfahrung können den Hintergrund dafür bilden, die Erfahrung objektstufig oder subjektstufig zu betrachten. Auf der Objektstufe werden die Erfahrungsinhalte auf aktuelle oder biografisch bedeutsame Beziehungserfahrungen hin betrachtet und durchgearbeitet. Die subjektstufige Betrachtung versteht die Erlebnisinhalte als Ausdruck innerseelischer Dynamiken und als Symbolisierung von psychodynamisch bedeutsamen Themen. Um diese Themenfelder zu strukturieren, zu differenzieren und zu erweitern, können die klassischen Methoden der Traumarbeit wie (freie) Assoziation und Amplifikation genutzt werden. Unter der Perspektive der Amplifikation wird die Erfahrung in den Zusammenhang von Mythologemen gestellt und zum Bereich der kollektiv bedeutsamen Narrationen hin geöffnet. Philosophische und spirituelle Systeme, aber auch Märchen, Mythen (heutzutage auch Trivialmythen wie Filme, Serien und Romane) können einen strukturierenden und gelegentlich auch stabilisierenden Kontext für die Integration psycholytischer Sitzungen bieten. Die Amplifikation ist ein wichtiges Instrument bei der Durcharbeitung, da bei psycholytischen Erfahrungen häufig präpersonale und transpersonale Erlebnisse auftreten.

Die therapeutische Beziehung kann sich ebenfalls in der Dynamik der psycholytischen Sitzung abbilden: In der Beziehung zum Begleiter während der Sitzung können sich viele Ebenen von Beziehungsqualitäten inszenieren. Die Wahrnehmung der Begleitung während der Sitzung kann von impliziten Beziehungsmustern der PatientIn mitgeformt werden, die in ihren Verbindungen zu bedeutsamen persönlichen Beziehungen, aber eben auch zur therapeutischen Beziehung untersucht werden können. Die Traum-analoge Perspektive eröffnet demnach den Zugang zu einem reichhaltigen Fundus an Interventionstechniken und Verstehensmodellen psychodynamischer Therapien.

Die Psycholyse nach H. Leuner lässt sich also sehr stimmig in den Kontext eines psychodynamischen therapeutischen Rahmens einbinden und somit stehen unmittelbar große therapeutische Ressourcen zur Integration von psycholytischen Erfahrungen zur Verfügung. Alle psychodynamischen TherapeutInnen, die tiefenpsychologisch fundierte Psychotherapien oder modifizierte psychoanalytische Therapien anbieten, können prinzipiell die Erfahrungen und Inhalte von psycholytischen Sitzungen bearbeiten und effektiv in einem kontinuierlichen, ambulanten Setting begleiten. Psychodynamisches Wissen lässt sich sowohl auf das Setting der Pycholyse selbst als auch auf die begleitenden ambulanten Strategien anwenden. Der besondere Erlebnisraum des veränderten Bewusstseinszustandes erfordert die sorgfältige Reflexion des Beziehungsgeschehens während und nach den psycholytischen Sitzungen, die sich in Beachtung und Bearbeitung von Übertragung und Gegenübertragung zeigt. Flankiert von der differenzierten Arbeit mit den unterschiedlichen aktivierten Symbolisationsebenen und einem kompetenten Umgang mit dem Handlungsraum, kann die psycholytische Methode ihre ganze potentielle therapeutische Wirksamkeit entfalten.

Literatur

Bahrke U, Nohr K (2018) Katathym Imaginative Psychotherapie. Lehrbuch der Arbeit mit Imaginationen in psychodynamischen Psychotherapien. Berlin: Springer Verlag

Boll-Klatt A, Kohrs M (2018) Tiefenpsychologisch fundierte Psychotherapie. Stuttgart: Kohlhammer Verlag

Bolle R (2005) Schattengeschwister – Die Aktive Imagination nach C.G.Jung und die Katathym-Imaginative-Psychotherapie nach H. Leuner. In: Kottje-Birnbacher L, Wilke E, Krippner K, Dieter W (Hrsg.) Mit Imaginationen therapieren. Lengerich, Bremen, Berlin: Pabst

Carhart-Harris RL, Muthukumaraswamy S, Roseman L, Kaelen M, Droog W, Murphy K, Tagliazucchi E, Schenberg EE, Nest T, Orban C, Leech R, Williams LT, Williams TM, Bolstridge M, Sessa B, McGonigle J, Sereno MI, Nichols D, Hellyer PJ, Hobden P, Evans J, Singh KD, Wise RG, Curran HV, Feilding A, Nutt DJ (2016) Neural correlates of the LSD experience revealed by multimodal neuroimaging. Proc Natl Acad Sci USA 113: 4853–8

Dreyer K-A, Schmidt MG (2008) Niederfrequente psychoanalytische Psychotherapie. Stuttgart: Klett-Cotta Verlag

Ferro A (2012) Im analytischen Raum: Emotionen, Erzählungen, Transformationen. Giessen: Psychosozial Verlag

Grof S (1968) Tentative Theoretical Framework for Understanding Dynamics of LSD Psychotherapy. In: Shlien JM (ed.) Research in Psychotherapy III. Washington DC: American Psychological Association, S. 449–465

Grof S (1978) Topographie des Unbewussten. Stuttgart: Klett-Cotta

Grof S (1983) LSD-Psychotherapie. Stuttgart: Klett-Cotta

Fonagy P, Gergely G, Elliot J, Target M (2006) Affektregulierung, Mentalisierung und die Entwicklung des Selbst. Stuttgart: Klett-Cotta

Jaenicke C (2006) Das Risiko der Verbundenheit - Intersubjektivitätstheorie in der Praxis. Stuttgart: Klett-Cotta

Jung, CG (2009) Das Rote Buch. Düsseldorf: Patmos

Junker H (2013) Intersubjektivität und implizites Gedächtnis. Frankfurt/Main: Brandes & Apsel

KBV Kassenärztliche Bundesvereinigung (2020) Gutachterstatistik 2019, erreichbar unter: https://www.kbv.de/media/sp/2020_12_15_Gutachtenstatistik_2019_final.pdf, Zugriff am 6.3.21

Leuner H (1962) Die experimentelle Psychose. Berlin, Göttingen, Heidelberg: Springer

Leuner H (1989) Lehrbuch katathymes Bilderleben. Bern, Stuttgart, Toronto: Hans Huber

Mentzos S (2015) Hysterie. Göttingen: Vandenhoek & Ruprecht

Pennebaker JW, Evans J (2014) Expressive Writing: Words That Heal. Idyll Arbor: Enumclaw

Rudolf G (2014) Psychodynamische Psychotherapie: Die Arbeit an Konflikt, Struktur und Trauma, Stuttgart: Schattauer

Rudolf G (2019) Psychodynamisch denken – tiefenpsychologisch handeln. Stuttgart: Schattauer

Schmaltz G (1955) Komplexe Psychologie und körperliches Syndrom. Stuttgart: Hippokrates

Stern D (1985/2007) Die Lebenserfahrung des Säuglings. 9. erweiterte Auflage. Stuttgart: Klett-Cotta Verlag

Stern D (2005) Der Gegenwartsmoment – Veränderungsprozesse in der Psychoanalyse, Psychotherapie und Alltag. Frankfurt/Main: Brandes & Apsel

Stern D et al. (2012) Veränderungsprozesse. Frankfurt/Main: Brandes & Apsel

Ullmann H, Wilke E (2012) Handbuch Katathym Imaginative Psychotherapie. Bern: Hans Huber

Wöller W, Kruse J (2018) Tiefenpsychologisch fundierte Psychotherapie: Basisbuch und Praxisleitfaden. Stuttgart: Schattauer Verlag

Forschungen zur Psycholytischen Therapie von 1985 bis 2023

Torsten Passie

In diesem Kapitel soll die Geschichte der Psycholytischen Therapie seit der Emeritierung Hanscarl Leuners im Jahre 1985 aufgezeigt werden. Dazu gehört sowohl der Fortgang klinischer Arbeiten als auch der Grundlagenforschung, wie sie zu MDMA und niedrigen »psycholytischen« Dosierungen von LSD und Psilocybin durchgeführt wurden.

Die Behandlung von Patienten mit KZ-Syndrom in Holland

Folgt man der Chronologie, so ist zunächst erwähnenswert, dass Professor Jan Bastiaans, Ordinarius für Psychiatrie an der Universität Leiden, bis 1988 eine Ausnahmebewilligung für die psycholytische Behandlung von Patienten mit dem sog. KZ-Syndrom besaß (Bastiaans 1983). Bastiaans war eine respektierte Autorität der Psychiatrie in den Niederlanden und hatte Rückendeckung durch Organisationen der Résistance-Kämpfer, die sich dem Nationalsozialismus entgegengestellt hatten und in Konzentrationslagern gequält wurden. Die Behandlungen waren nach deren Aussagen gut wirksam. Nachdem Bastiaans 1985 emeritiert wurde, führte er LSD-Behandlungen nur noch vereinzelt durch.

Das Europäische Collegium für Bewusstseinsstudien (ECBS).

In jenem Jahr, in dem Leuner an der Universität Göttingen emeritiert wurde, gründete er, zusammen mit Albert Hofmann, dem Entdecker des LSD, und Adolf Dittrich, einem Experimentalpsychologen von der psychiatrischen Universitätsklinik Zürich, das ***Europäische Collegium für Bewusstseinsstudien (ECBS).*** Das ECBS verstand sich als ein Forum für den Austausch von Wissenschaftlern über veränderte Bewusstseinszustände und psychoaktive Substanzen in Forschung und Therapie auf europäischer Ebene. Das ECBS führte drei internationale Kongresse zur Thematik mit jeweils mehr als 500 Teilnehmern sowie einige kleinere Symposien durch. Die Kongressbeiträge wurden als Buchreihe unter dem Titel »Welten des Bewusstseins« publiziert (z.B. Dittrich et al. 1994). Außerdem stellte das ECBS eine Inspiration für diejenigen dar, die zu Beginn der 1990er Jahre erneut begannen, in Deutschland mit Halluzinogenen bzw. Entaktogenen zu forschen.

Die Forschung in Deutschland

Anfang der 1990er Jahre initiierte die Forschergruppe um Leo Hermle, Manfred Spitzer und Euphrosyne Gouzoulis-Mayfrank, damals an der Universitätsklinik Freiburg, einige Forschungsprojekte mit Meskalin. Mit einer SPECT-Studie zu Meskalin-Wirkungen auf das Gehirn wurde die erste Bildgebungsstudie mit einem Halluzinogen durchgeführt (Hermle et al. 1992). Daran anschließend, begann die Gruppe mit der Untersuchung des MDMA-ähnlichen Entaktogens MDE (3,4-Methylendioxy-N-Ethylamphetamin) und des Halluzinogens Psilocybin. Die Forschungen beschäftigten sich mit der Pharmakokinetik, subjektiven Wirkungen und Veränderungen der Hirnphysiologie. International beachtet wurde ein Experiment, in welchem Veränderungen von gedanklichen Assoziationen unter Psilocybin untersucht wurden. Dessen Ergebnisse zeigten, dass unter Psilocybin die Assoziationen breiter gestreut waren und auch »entferntere« Assoziationen genannt wurden (Spitzer et al. 1996). Dieses Ergebnis bestätigt die veränderte Assoziationswelt unter Halluzinogenwirkung. Die Autoren sahen die Resultate auch als Beleg für eine kreativitätsfördernde Wirkung von Psilocybin.

Des Weiteren wurden von der Gruppe die ersten Studien zur Pharmakokinetik von Psilocybin (Lindenblatt et al. 1998) und MDE (Ensslin et al. 1997, zusammenfassend zur Pharmakologie von MDE: Freudenmann & Spitzer 2004) durchgeführt. Eine aufwändige und methodisch sehr gute Studie führte Frau Gouzoulis-Mayfrank Ende der 1990er Jahre an der Universitätsklinik Aachen durch. Bei dieser Studie wurden drei psychoaktive Substanzen (das Stimulanz Methamphetamin, das Entaktogen MDE und das Halluzinogen Psilocybin) in ihren Wirkungen auf das Gehirn mittels PET (Positronen-Emissions-Tomographie) in einem Cross-over-Experiment verglichen (Gouzoulis-Mayfrank et al. 1999 a,b). Durch diese Arbeiten konnte das Wirkungsprofil der Entaktogene gegen das der Halluzinogene abgegrenzt werden (vgl. Hermle et al. 1993).

Nachdem Gouzoulis-Mayfrank auf einen Lehrstuhl für experimentelle Psychiatrie in Köln berufen wurde und dort erste Studien mit Halluzinogenen durchgeführt hatte (Gouzoulis-Mayfrank et al. 2005), wurde 2004 das neue deutsche Arzneimittelrecht verabschiedet. Dieses verunmöglichte de facto die Forschung mit experimentellen psychoaktiven Substanzen, so dass Gouzoulis-Mayfrank sich weitgehend aus der Forschung zurückzog und eine Stelle als Chefärztin einer psychiatrischen Klinik annahm.

Die jüngst in Deutschland durchgeführten Studien zur Depressionsbehandlung mit der ein- bis zweimaligen Verabreichung von Psilocybin nutzen das Psychedelische Therapie-Paradigma, so dass sie hier nicht erörtert werden.

Forschungsaktivitäten einer Schweizer Ärztegesellschaft

Im Jahre 1986 wurde in der Schweiz die ***Schweizerische Ärztegesellschaft für Psycholytische Therapie (SÄPT)*** gegründet. Es fanden sich damals etwa zwanzig Ärzte zusammen, die sich für eine therapeutische Anwendung von LSD, Psilocybin und MDMA interessierten. Nach Verhandlungen mit den Behörden erhielten 1988 fünf Psychiater der SÄPT eine Sonderbewilligung zur psychotherapeutischen Anwendung der genannten Stoffe. In diesem Rahmen wurden von 1988 bis 1993 etwa 120 Patienten mit der psycholytischen Methode behandelt. Im Rahmen einer Nachuntersuchung berichteten die Patienten, dass sie gut profitiert hätten und keine Gefahren resultiert waren (Gasser 1996).

Die Anwendung der Psycholyse in der Schweiz weist Besonderheiten auf. So wurden nicht nur LSD und Psilocybin eingesetzt, sondern auch das damals erst bekannt gewordene MDMA. Einige Behandler wandten die klassische psycholytische Methode an (niedriger dosierte Seriensitzungen im Einzelsetting), während andere die Substanzen in Gruppentherapien einsetzten. In den Gruppenbehandlungen wurde i.d.R. den Patienten zunächst MDMA verabreicht, da dieses besser steuerbar und leichter handhabbar war, um erst nach einigen MDMA-Sitzungen zu LSD oder Psilocybin überzugehen. Letztere Substanzen wurden im mittleren Dosisbereich (100–200 µg LSD, 15–25 mg Psilocybin per os), d.h. etwas höher als im typischen psycholytischen Dosisbereich, verwendet. In Bezug auf die theoretische Konzeptualisierung stützte man sich auf klassische Autoren wie Leuner und Grof. Es fanden sich aber auch besondere Affinitäten zur psychedelischen mystischen Erfahrung sowie zu spirituellen Autoren und Wegen, die als Bereicherung zum Verstehen der Erfahrungen und deren Entwicklungspotentialen empfunden wurde (Benz 1992).

Schon vier Jahre nach ihrer Erteilung fanden die Sonderbewilligungen jedoch ein jähes Ende. Im Jahre 1990 fand unter der Leitung eines Psychiaters mit Sonderbewilligung eine psycholytische Sitzung außerhalb der Schweiz statt, bei welcher das – behördlich nicht erlaubte – Halluzinogen Ibogain verwendet wurde. Bei dieser Sitzung verstarb eine Patientin. Letztlich stellten die Rechtsmediziner fest, dass der Tod der Patientin nicht den Wirkungen der Substanz zuzurechnen war. Im Anschluss daran wurde den anderen vier Psychiatern lediglich gestattet, die noch laufenden Therapien zu Ende zu führen, aber keine neuen mehr zu beginnen. Die Behörden teilten mit, dass man Bewilligungen für weitere Behandlungen nur dann erteilen würde, wenn diese im Rahmen einer wissenschaftlichen Forschungsstudie stattfinden würden. Damals wurde von Juraj Styk, damals Präsident der SÄPT, der Versuch unternommen, eine solche Studie zu realisieren. Doch mussten er und seine Mitarbeiter nach jahrelangen Bemühungen wegen mangelnder Ressourcen dieses Vorhaben aufgeben.

Planungen für eine Therapiestudie der SÄPT

Um das Jahr 2000 begann eine Arbeitsgruppe aus Mitgliedern der SÄPT, den Plan für eine Studie mit Psilocybin und Gruppentherapie bei depressiven Patienten auszuarbeiten. Der entwickelte Forschungsplan durchlief zwei Begutachtungen durch das US-amerikanische Heffter Research Institute (HRI), die das Forschungsprojekt für machbar und als methodisch gut beurteilten. Unglücklicherweise versagte Professor Vollenweider von der psychiatrischen Universitätsklinik Zürich seine Unterstützung, so dass die Studie nicht an die Universitätsklinik angebunden werden konnte. Letztlich wurde der Plan 2003 bei einer medizinischen Ethikkommission nahe Bern eingereicht, aber mit verschiedenen Vorbehalten abgelehnt.

Therapiestudien mit Beteiligung der SÄPT

Im Jahre 2010 kam es, gefördert durch die Multidisciplinary Association for Psychedelic Studies (MAPS) – nach 45 Jahren Pause – zu einer ersten psychotherapeutischen Studie mit LSD in der Schweiz. In dieser Studie wurden 12 Patienten, die aufgrund einer lebensbedrohlichen somatischen Diagnose unter Ängsten und Depressivität litten, mit zwei LSD-Sitzungen à 150 µg per os behandelt. Die LSD-Behandlung war eingebettet in 10 Stunden konventionelle Psychotherapie. Die Studie wurde durchgeführt vom damaligen Präsidenten der SÄPT, Dr. Peter Gasser. Die Studienergebnisse zeigen gute Erfolge, insbesondere was die dauerhafte Verminderung von Ängsten angeht (Gasser et al. 2014). Außerdem erlebten die Patienten einen erheblichen Zugewinn an Lebensqualität (Gasser et al. 2015). Diese Besserungen waren nach einem Jahr noch in gleichem Maß vorhanden. Da es sich um eine Doppelblindstudie handelte, fanden die Ergebnisse internationale Beachtung. Die Gruppe um Peter Gasser konnte seit 2020 eine weitere Studie mit mehr als 40 Patienten mit lebensbedrohlichen Erkrankungen durchführen; zugleich wurden einige Patienten mit Angststörungen behandelt. Die Ergebnisse zeigten gute Erfolge (Holze et al. 2023).

Um das Jahr 2010 startete ebenfalls in der Schweiz eine Studie mit MDMA-unterstützter Psychotherapie bei posttraumatischen Belastungsstörungen (PTBS). Diese wurde von Dr. Peter Oehen durchgeführt, einem Mitglied der SÄPT. Die Ergebnisse dieser Studie fielen nicht so gut aus wie erwartet. Es zeigte sich ein nur geringfügiger Unterschied der Gruppe, die mit 125 mg MDMA behandelt wurde gegenüber der Kontrollgruppe, die als aktiven Placebo lediglich 50 mg MDMA erhielt (Oehen et al. 2013). Durch diese Studie lernten die Forscher, dass die Gabe von 50 mg MDMA als aktives Placebo sogar zur Verschlechterung der Symptomatik führen kann. Dies vermutlich dadurch, dass bei dem Patienten zwar das Aufkommen traumatischer Erinnerungen angestoßen wird, aber diese nicht in einem – MDMA-bedingt – angstfreien Zustand durchgearbeitet und integriert werden konnten.

Nach Abschluss der Studien von Gasser et al. (2014, 2015) und Oehen et al. (2013) waren die Behörden von der Ernsthaftigkeit der psycholytischen Psychotherapeuten überzeugt und erteilten zunächst wenige Ausnahmegenehmigungen für die Anwendung von MDMA, LSD und Psilocybin in Psychotherapien. Die als Compassionate Use bezeichneten Behandlungen sehen vor, dass nachweislich kundige Therapeuten die Substanzen bei einzelnen Patienten anwenden dürfen, wenn diese schon vorher andere Therapieverfahren erfolglos durchlaufen hatten. Für jeden Patienten ist ein Einzelantrag zu stellen, in dem die Vorgeschichte des Patienten, die Diagnosen, die bisherigen Behandlungen sowie eine Prognose detailliert darzustellen ist.

Seit 2019 kam es zu einer Ausweitung des Compassionate Use, so dass heute (Stand Mai 2023) etwa 40 Ärzte in der Schweiz über Sondergenehmigungen verfügen. In den letzten Jahren kümmerte sich die SÄPT verstärkt um ethische Richtlinien, Behandlungsempfehlungen und Vorschläge für die Qualifikation von Therapeuten (SÄPT 2021).

Seit 2018 bietet die SÄPT eine Ausbildung für subtanz-unterstützte Psychotherapie an. Dies versteht sich als Weiterbildung für schon als Psychotherapeuten qualifizierte Fachleute (SÄPT 2018). Da das Problem einer Selbsterfahrung für Therapeuten mit den Substanzen neuerdings immer wieder kritisch diskutiert wird (und es seitens der Behörden keine Möglichkeit gibt, die Nutzung der Substanzen für Ausbildungszwecke zu gestatten), wurde 2022 von der SÄPT in Kooperation mit der Universität Basel eine Studie aufgelegt, welche die Machbarkeit, Sicherheit und mögliche Effizienz von Selbsterfahrungen im Rahmen einer Ausbildung zum psycholytischen/psychedelischen Therapeuten untersucht (Müller et al. 2022).

Grundlagenforschung mit MDMA

Es sei vorweg geschickt, dass Entaktogene wie MDMA im Vergleich zu den LSD-artigen Halluzinogenen ein anderes klinisches Wirkprofil haben. So sind kognitive Störungen nur relativ gering, die Ich-Funktionen (z.B. Abwehrmechanismen) zwar vermindert, bleiben aber weitgehend verfügbar. Auch Ich-Struktur und Ich-Grenzen sind deutlich weniger verändert als unter LSD-artigen Halluzinogenen.

Bevor MDMA 1986 zunächst in den USA, dann international verboten wurde, wurde es seit 1977 in der Psychotherapie verwendet (Passie 2018). Grundlagenforschung wurde bis 1992 dagegen nicht betrieben.

Nach langen Verhandlungen mit Regierungsbehörden konnten der Psychiatrieprofessor Charles Grob und seine Kollegen an der Universität von Los Angeles 1992 die erste psychophysiologische Studie mit MDMA an Gesunden durchführen. Die Ergebnisse zeigten eine stimulierende Wirkung auf das Herzkreislaufsystem, aber keine bedrohlichen Nebenwirkungen (Grob et al. 1996).

Ab Mitte der 1990er Jahre erschien es zwingend notwendig, den sich verbreitenden Gebrauch von MDMA im Freizeitbereich zu untersuchen, um mögliche Risiken und Folgewirkungen abschätzen zu können. Daher wurden vor allem in Spanien Untersuchungen mit MDMA an Gesunden durchgeführt, um die Einflüsse auf das Immunsystem, die Herzfunktionen, den Metabolismus und die Pharmakokinetik aufzuklären (z.B. de la Torre et al. 2000). Zudem konnte die ungewöhnliche Pharmakokinetik von MDMA, die einem sog. nicht-linearen Muster folgt, erstmals wissenschaftlich gesichert werden (de la Torre et al. 2002).

Im Unterschied zu den LSD-artigen Halluzinogenen gibt es bei MDMA nicht die Möglichkeit, höher oder niedriger zu dosieren, um unterschiedliche Wirkungsverläufe zu erzielen. Anfangs wurden in der Psychotherapie Dosierungen von 100–150 mg eingesetzt (Passie 2018). Später stellte sich im Rahmen kontrollierter Studien heraus, dass 75 mg per os bei der Behandlung von Patienten mit posttraumatischen Belastungsstörungen wirksamer sind als 100 oder 125 mg (Doblin 2020).

Neurobiologische Grundlagenforschung zu MDMA

Die Psychotherapie von PTBS erfordert in der Regel, dass die Patienten traumatische Erinnerungen erneut durchleben. Unter MDMA, so die Argumentation in einer weiteren Studie (Carhart-Harris et al. 2014), sei dies leichter möglich. In dieser doppelblinden Studie wurde die fMRT eingesetzt, um die Wirkung von MDMA auf positiv und negativ besetzte autobiografische Erinnerungen (AE) zu untersuchen. Mit neunzehn Teilnehmern wurde eine standardisierte Erinnerungsübung durchgeführt, nach 100 mg MDMA oder Placebo. Gute Erinnerungen wurden unter MDMA als lebendiger und emotional positiver bewertet als unter Placebo, während negative Erinnerungen unter MDMA als weniger negativ eingestuft wurden. Die fMRT-Daten zeigten Aktivierungen in Hirnregionen, von denen bekannt ist, dass sie an der Generierung autobiografischer Erinnerungen beteiligt sind. Der Hippocampus wurde bei positiven Erinnerungen stärker aktiviert, exekutive Regionen dagegen eher bei negativen. Außerdem verstärkte MDMA die Aktivierungen für gute Erinnerungen beidseits im bilateralen fusiformen Gyrus und im somatosensorischen Kortex und verminderte die Aktivierungen für schlechte Erinnerungen im linken anterioren temporalen Kortex (Carhart-Harris et al. 2014).

In einer Unterstudie wollten die Forscher mittels objektiver Tests zusätzlich herausfinden, ob MDMA Empathie, Vertrauen und kooperatives Verhalten verstärkt, wie es als subjektive Erfahrung wiederholt von MDMA-Konsumenten berichtet wurde. Fünfundzwanzig Versuchspersonen nahmen an dem doppelblinden Experiment teil. Die Teilnehmer erhielten ein Placebo oder MDMA (100 mg) und absolvierten Testaufgaben mit Bezug auf prosoziales Verhaltens, Vertrauen und empathische Fähigkeiten. MDMA erhöhte zwar subjektiv eine »Nähe zu anderen«, aber veränderte nicht signifikant die Empathie, das Vertrauen oder kooperatives Verhalten (Borissova et al. 2021).

Ein plausibler psychophysischer Mechanismus für die Entstehung des angstfreien Zustandes unter MDMA, der eine vertiefte Exploration traumatischer Erinnerungen ermöglichen kann, wurde von Gamma et al. (2000) und Gouzoulis-Mayfrank et al. (1999b) aufgezeigt, die eine Deaktivierung des Furchtnetzwerkes (Amygdala) in der linken Hemisphäre fanden.

Die Frage der Toxizität von MDMA

Eine nicht enden wollende Debatte entwickelte sich von 1985 bis etwa 2005 über eine mögliche Neurotoxizität von MDMA. Der Umfang der diesbezüglichen Forschung verbietet es, näher darauf einzugehen (Kurzübersicht in Passie 2023). Auf der Grundlage von zwei methodisch hochwertigen Studien von Halpern et al. (2011) und Thomasius et al. (2000) kann aber festgehalten werden, dass selbst ein regelmäßiger rekreationaler Konsum von MDMA (mit kumulativ 50 bis 100 Dosen) keine messbaren Veränderungen im Körper oder dem kognitivem System hinterlässt. Bei deutlich mehr konsumierten Dosen kann das anders sein.

Die regelmäßig aus Partysettings berichteten medizinischen Komplikationen durch MDMA sind unter therapeutischen Bedingungen nicht aufgetreten. Sie sind demnach auf die ungünstigen Umstände der Einnahme in typischen Partysettings (überwärmte Räume, dauerhaftes Tanzen, Kombination mit Alkohol oder anderen psychoaktiven Substanzen, wenig Flüssigkeitsaufnahme usw.) zurückzuführen.

Studien zur MDMA-unterstützten Psychotherapie

Ab 2005 wurde die erste psychotherapeutische Studie mit Verwendung von MDMA bei Patienten mit posttraumatischen Belastungsstörungen in einer ärztlichen Praxis in Charlotte (South Carolina, USA) durchgeführt. Diese Studie zeigte bei ganz unterschiedlichen Arten und Schweregraden der Traumatisierung sehr gute und dauerhafte Wirkungen (Mithoefer et al. 2011, 2013) und war eine Initialzündung für die folgenden Phase-2-Studien. Mittlerweile steht MDMA in den USA kurz vor der Marktzulassung für die Behandlung von PTBS.

Anhand von halbstrukturierten Interviews mit 8 Patienten, die eine MDMA-unterstützte Psychotherapie durchlaufen hatten, untersuchten Passie und Dürst Veränderungsprozesse in psycholytischen Psychotherapien (Passie & Dürst 2009). Die Studie wurde unter der Leitung von Torsten Passie als psychologische Diplomarbeit, zunächst an der Universität München, später an der Freien Universität Berlin durchgeführt. In dieser Arbeit wurde eine Phänomenologie der psychischen Erlebnisweisen in der MDMA-unterstützen Psychotherapie unter Zugrundelegung der Patientenperspektive erarbeitet. Auf der Grundlage dieser Arbeit wurde später von Passie und Dürst das bisher einzige Lehrbuch zur MDMA unterstützten Psychotherapie geschrieben.

MDMA ist aufgrund seiner typischen Wirkung mit Imaginationsverstärkung, Entängstigung, erweiterten Assoziationen sowie weitgehend intakten kognitiven Fähigkeiten und stabilerer Ich-Struktur (vgl. Lyvers & Meester 2012) als eine »psycholytische« und nicht als »psychedelische« Substanz (deren Definition mystische Ich-Auflösung impliziert) zu bezeichnen.

Neuere Grundlagenforschung zu LSD und Psilocybin

Eines der typischen Kennzeichen der Psycholytischen Therapie im Vergleich zur *Psychedelischen* Therapie ist die Verwendung von geringeren Dosen. Liegen die hohen Dosen bei der Psychedelischen Therapie (zwecks Induktion religiös-mystischer Erlebnisweisen) im Bereich von 250–600 µg LSD oder 20–40 mg Psilocybin, so liegt die Dosierung bei der Psycholytischen Therapie im Bereich von 50–150 µg LSD und 12–20 mg Psilocybin.

Aufgrund historischer Umständem wie z.B. des über Jahrzehnte bestehenden Verbots, diese Substanzen zu beforschen, rückte der psychedelische Ansatz ab etwa 2010 in den Vordergrund. Schon seit Ende der 1990er Jahre machten sich interessierte Forscher und Therapeuten Gedanken darüber, wie die Durchführung von Studien zu positiven Wirkungen dieser Substanzen auf psychische Erkrankungen trotz der damals nur sehr geringen Finanzmittel möglich wäre. Eine Untersuchung von Psycholytischen Therapien schien ausgeschlossen, da diese sich über längere Zeiträume erstrecken, was den Aufwand vergrößert und die Studien verteuert. Daher kam man zu dem Schluss, dass man mit der psychedelischen Methode, die in der Regel nur mit ein bis zwei intensiven Sitzungen arbeitet, schneller und billiger ans Ziel gelangen könnte. Aus diesem Grund, aber auch, weil seit den 1960er Jahren das psychedelische Paradigma in den USA und Kanada dominierte, wurden nach der Jahrtausendwende fast alle Studien mit hohen Dosen von Psilocybin durchgeführt. Daher werden diese Studien hier nicht referiert, sondern nur jene wenigen Studien, die sich mit Dosierungen im psycholytischen Bereich befassten.

Grundlagenforschung mit LSD und Psilocybin in der Schweiz

An der psychiatrischen Universitätsklinik Zürich untersuchte 1996 der Psychiater und Neurowissenschaftler Franz Vollenweider die Wirkungen von Psilocybin auf die regionale Stoffwechselaktivität des Gehirns mit der Positronen-Emissions-Tomographie (PET). 10 gesunde Freiwillige erhielten 15 oder 20 mg Psilocybin per os. Die Probanden zeigten einen globalen Anstieg des Hirnstoffwechsels. Besonders ausgeprägte Anstiege zeigten sich in den Regionen des frontomedialen und frontolateralen Kortex (24,3 Prozent), im anterioren Cingulum (24,9 Prozent) und im temporomedialen Kortex (25,3 Prozent). Geringere Anstiege wurden in den Basalganglien (18,5 Prozent), im sensomotorischen (14,7 Prozent) und okzipitalen Kortex (14,4 Prozent) festgestellt. Die Anstiege im präfrontalen Kortex, anteriorem Cingulum, temporomedialem Kortex und im Putamen korrelierten positiv halluzinatorischer Aktivität und Ich-Störungen (Vollenweider et al. 1997).

Die Gruppe um Vollenweider führte noch eine Reihe weiterer Studien mit moderaten Dosierungen von Psilocybin durch (vgl. Studerus et al. 2011). Deren Schilderung ist hier nicht angebracht, da es sich primär um akademisch ausgerichtete Grundlagenforschung handelte. Erwähnenswert aber ist, dass Vollenweider et al. zeigen konnten, dass eine Blockierung von 5-HT2A-Rezeptoren mit Rezeptorblockern (z.B. Ketanserin) dazu führt, dass keine psychedelischen Effekte mehr auftreten. Dies war der erste empirische Beleg am Menschen, dass die Wirkung LSD-artiger Halluzinogene hauptsächlich über Wirkungen am 5-HT2A-Rezeptor hervorgerufen wird (Vollenweider et al. 1998).

Grundlagenforschung mit LSD und Psilocybin in England

Am Imperial College in London wurde 2015 eine Studie mit einer LSD-Dosis von 75 µg durchgeführt (Carhart-Harris et al. 2016). Außergewöhnlich war, dass das LSD intravenös verabreicht wurde. In der Studie wurde primär untersucht, wie sich die Zusammenarbeit verschiedener Gehirnareale unter LSD verändert. Die Ergebnisse zeigten, dass in einigen Hirnregionen die Durchblutung absinkt, während sie in anderen steigt oder gleich bleibt. Dies hat erheblichen Einfluss auf die Zusammenarbeit der Gehirnareale, die sog. »funktionelle Konnektivität«. Im Mittelpunkt der Betrachtungen stand das Ruhezustandsnetzwerk (Default Mode Network, DMN), d.h. jenes Netzwerk von interagierenden Hirnarealen, das in Erscheinung tritt, wenn das Gehirn keinen gezielten Aufgaben nachkommt, also »im Ruhezustand« ist. Das DMN wird auch mit dem Funktionieren des Ichs in Verbindung gebracht. Unter LSD war die Konnektivität des Ruhezustandsnetzwerks stark verändert. So nahm die Konnektivität des Thalamus (der »Relaisstation« für eingehende Sinnesdaten) deutlich zu. Zugleich nahm die Abgrenzung der für unterschiedliche Aufgaben zuständigen Netzwerke im Gehirn untereinander ab, wohingegen die sich über das gesamte Gehirn erstreckende Zusammenarbeit der Hirnareale, die sog. »globale Konnektivität«, zunahm (Carhart-Harris et al. 2016). Diese Veränderungen werden von den Forschern auch mit einer verminderten Abgrenzung von Ich und Umwelt in Verbindung gebracht (vgl. Tagliazucchi et al. 2016).

In einer Unterstudie wurde herausgefunden, dass auch die Bereiche des visuellen Kortex (VC), in denen optische Sinnesinformationen verarbeitet werden, eine höhere Konnektivität zeigen. Dadurch ließen sich die verstärkte Imaginationstätigkeit und visuelle Pseudohalluzinationen erklären. Eine verminderte Konnektivität zwischen Parahippocampus und retrosplenialem Kortex soll mit dem Empfinden der Ich-Auflösung und verändertem Bedeutungserleben in Zusammenhang stehen (Roseman et al. 2016).

Der parahippocampale Kortex (PHC) wird mit durch Musik ausgelösten Emotionen, der Wirkung von Psychedelika und mentalen Bildern in Verbindung gebracht. In einer weiteren Unterstudie wurde deshalb untersucht, ob das Hören von Musik eine (starke) Einwirkung auf das unter LSD stehende Gehirn hat. Den Probanden wurde dafür bei geschlossenen Augen Musik vorgespielt. Die Datenanalyse zeigte eine verstärkte funktionelle Konnektivität zwischen PHC und visuellem Kortex (VC) sowie einen erhöhten Informationsfluss zwischen PHC und VC unter LSD kombiniert mit Musik. Dieses Ergebnis korrelierte mit der emotionalen Bewertung von visuellen Bildern bei geschlossenen Augen, insbesondere mit Imaginationen autobiografischer Natur. Die Autoren schlussfolgern, dass eine gezielte Kombination von LSD und Musik subjektive Erfahrungen in therapeutischen Kontexten verstärken könne (Kaelen et al. 2015, 2016).

In einer Follow up-Studie, die den Zustand der Teilnehmer Tage und Wochen nach der LSD-Einnahme untersuchte, wurde gezeigt, dass Veränderungen der globalen Konnektivität noch einige Zeit fortbestanden. Dies könnte den sog. »Afterglow« erklären, d.h. die subjektiv erlebte verstärkte Offenheit der Welt und anderen Menschen gegenüber (Carhart-Harris et al. 2016a).

Eine weitere Unterstudie fand, dass die Teilnehmer unter der LSD-Wirkung weniger in der Lage waren, ihre Vorstellungen auf die Vergangenheit zu richten (»decreased mental time travel«), während sie diese »besser« auf Gegenwart und Zukunft richten konnten. Die Autoren vertreten die Auffassung, dass dies therapeutisch nützlich sei, weil bei Depressiven eine übermäßige Fixierung auf die Vergangenheit bestehe, die dadurch aufgehoben werden könne (Speth et al. 2016).

Auch mit dem Halluzinogen Psilocybin wurden Studien im niedrigeren Dosisbereich durch die Forschergruppe um Professor David Nutt in London durchgeführt. Allerdings ist nicht wirklich gesichert, inwieweit 2 mg Psilocybin bei intravenöser Gabe tatsächlich einer niedrigen Dosis (von etwa 10–15 mg per os) entsprechen. Dazu kommt die Tatsache, dass die Wirkung bei intravenöser Gabe steil anflutet und nur 15–30 Minuten anhält. Dennoch sollen hier die Ergebnisse dieser Studie dargestellt werden. Die Gruppe untersuchte in einem fMRI-Scanner den Blutfluss und die Konnektivität während der akuten Phase der Psilocybin-Reaktion. Im Fokus der Forscher stand das Ruhenetzwerk. In diesem zeigten sich stärkere Veränderungen der Konnektivität. Diese Veränderungen sollen ursächlich für die starke Irritation des psychischen und kognitiven Systems sein.

Ganz ähnlich wie beim LSD waren unter Psilocybin-Wirkung einzelne Netzwerke, die für bestimmte Aufgaben zuständig sind, gegeneinander weniger stark abgegrenzt. Außerdem kam es ebenfalls zu einer Zunahme der globalen Konnektivität, also der Verbindungen von Hirnarealen über das gesamte Gehirn hinweg.

Von den Autoren wurde der resultierende Geisteszustand als »unconstrained cognition« beschrieben, d.h., die Gedankenbildungen laufen nicht mehr in den üblichen vorgeformten Bahnen, sondern gehen darüber hinaus – sowohl was die Assoziationen als auch den Gedankenfluss selbst angeht (Carhart-Harris et al. 2012a). Außerdem wurde untersucht, welche Art Muster von Hirnaktivierungen sich bei der Vergegenwärtigung autobiografischer Erinnerungen ergeben. Die Versuchspersonen wurden dazu gebeten, sich ein bedeutendes autobiografisches Ereignis vorzustellen. Dafür wurden ihnen dann 15 Erinnerungsstichwörter präsentiert. Sie sahen diese 6 Sekunden lang an, schlossen dann 16 Sekunden lang die Augen und stellten sich vor, das Ereignis erneut zu erleben. Die Aktivierungen während dieser Erinnerungsphase wurden mit einer Placebo-Sitzung (also sich-erinnern ohne Psilocybin) verglichen. Unter beiden Bedingungen wurden Aktivierungen in limbischen und striatalen Regionen sowie im medialen präfrontalen Kortex beobachtet. Unter Psilocybin wurden zusätzlich visuelle und andere sensorische Kortexareale aktiviert, was die stärkere Lebendigkeit der Erinnerungen unter Psilocybin erklären kann. Die Autoren interpretierten dies als Hinweis auf eine psychotherapeutische Anwendbarkeit von Psilocybin (Carhart-Harris et al. 2012b).

Eine Anzahl weiterer Studien dieser Forschergruppe befasst sich mit hohen Dosierungen von Psilocybin. Das gilt auch für die Therapiestudien. Diese folgten dem psychedelischen Behandlungsparadigma; weshalb sie hier nicht referiert werden.

Neueste Bildgebungsstudien

Da die Ergebnisse der englischen Forschungsgruppe jenen der Gruppe um Franz Vollenweider in der Schweiz widersprachen, arbeiteten die Schweizer an einer methodisch verbesserten Studie mit Psilocybin und fMRT. Diese Studie (Lewis et al. 2017) beinhaltete fünfmal mehr Versuchspersonen als die englische Studie, was die Ergebnisse erheblich sicherer macht. Die Forscher bemühten sich, mögliche Artefakte durch die komplexen statistischen Berechnungen, wie sie bei der fMRT erforderlich sind, so weit wie möglich »herauszurechnen« bzw. Methoden anzuwenden, die Verfälschungen minimieren.

Den Ergebnissen nach erhöhen psycholytische Dosen von Psilocybin (0,16 mg bzw. 0,215 mg pro Kg. per os) die Durchblutung in einigen frontalen und temporalen Regionen der rechten Hirnhälfte sowie der vorderen Insula. Eine verringerte Durchblutung fand sich im parietalen und temporalen Kortex der linken Hirnhälfte, aber auch in linken subkortikalen Regionen. Außerdem reduzierte Psilocybin die Gesamtdurchblutung im Bereich der Frontal-, Temporal-, Parietal- und Okzipitallappen sowie beidseitig in den Amygdalae, dem anterioren Cingulum, der Insula, dem Striatum und dem Hippocampus. Mit den Ergebnissen wurden einige Resultate der Gruppe um Carhart-Harris (siehe weiter oben) widerlegt. Im Bereich des Vorderhirns fand die Schweizer Gruppe (wie schon in der 1997er PET-Studie mit Psilocybin) eine verstärkte Durchblutung (Lewis et al. 2017), während die Gruppe um Carhart-Harris dort eine verminderte Durchblutung lokalisierte.

In einer weiteren Studie mit einer geringen Dosis Psilocybin (0,2 mg pro Kg. p.o.) wurden Veränderungen der Konnektivität im Zeitverlauf untersucht. Die Versuchspersonen wurden dazu nach 20, 40 und 70 Minuten durch den Scanner geschoben (Preller et al. 2020). Psilocybin verringerte die funktionelle Konnektivität in den assoziativen Arealen und erhöhte die in den sensorischen Arealen sowie die globale Konnektivität. Dieses Muster zeigte sich auch über den Zeitverlauf hinweg. Darüber hinaus konnte demonstriert werden, dass die Konnektivität im Ausgangszustand relevanten Einfluss auf das Ausmaß der Veränderungen unter Psilocybin-Einfluss hat. Dies deutet darauf hin, dass eine verstärkte Konnektivität jener Regionen vorliegt, welche die einlaufenden Sinnesinformationen empfangen – und eine Desintegration in »assoziativen« Regionen, welche die einlaufenden Sinnesdaten höherstufig verarbeiten.

Das von Vollenweider entwickelte Modell des thalamischen Filters legt nahe, dass die Hauptwirkungen von Psychedelika aus Gating-Defiziten resultieren, die auf einer Störung der Informationsverarbeitung innerhalb kortiko-striato-thalamo-kortikaler (CSTC) Rückkopplungsschleifen beruhen. Um diese Hypothese mittels fMRT zu testen, haben Preller et al. (2019, 2020) Veränderungen der Konnektivität zwischen ausgewählten Hirnregionen, die mit den CTSC-Schleifen im Zusammenhang stehen, nach Gabe von LSD (100 µg p.o.) bei 25 Gesunden untersucht. Im Fokus stand die Konnektivität zwischen Thalamus, ventralem Striatum, posteriorem zingulärem Kortex und temporalem Kortex. Die Ergebnisse scheinen das CSTC-Modell zu stützen, da sie belegen, dass LSD die Konnektivität innerhalb der CSTC-Schleifen verändert, d.h. die Weiterleitung und Filterung von sensorischen und sensomotorischen Informationen an den Kortex verändert. 100 µg LSD reduzieren demnach die assoziative und erhöhen die sensorische und globale Konnektivität sowie jene des Thalamus. Die räumliche Verteilung der LSD-Wirkungen im Gehirn erwies sich als deckungsgleich mit der Verteilungsdichte der 5-HT2A-Rezeptoren.

Schon in den 1960er und 1970er Jahren wurde untersucht, inwieweit Halluzinogene die Hirnfunktion dahingehend verändern, dass ein primärprozesshaftes Erleben (Freud) begünstigt wird (z.B. Fischer & Martindale 1977). Freud verstand den Primärprozess als eine ontogenetisch frühe, assoziative und automatische Denkweise, wie sie bspw. in Träumen auftritt. Neuerdings untersuchten Krähenmann et al. (2017) die Auswirkung von LSD auf Erlebnisweisen, wie sie von Freud für den Primärprozess definiert wurden. Bei dem Experiment führten 25 gesunde Versuchspersonen sieben Stunden nach LSD-Einnahme (100 µg p.o.) eine Imaginationsaufgabe durch. Mittels einer operationalisierten Skala wurde ermittelt, dass die Primärprozesshaftigkeit des Erlebens unter LSD erheblich zunimmt. Einem Teil der Versuchspersonen wurde vor der LSD-Einnahme ein 5HT2A-Blocker (Ketanserin) verabreicht. Bei diesen Versuchspersonen traten keine primärprozesshaften Erlebnisweisen auf.

In einer Unterstudie untersuchten Barrett et al. (2018), welche neurobiologische Grundlage das veränderte Erleben von Musik unter der LSD-Wirkung haben könnte. Die Daten zeigten, dass LSD die Reaktion auf Musik in Hirnregionen verändert, die für die Verarbeitung von akustischen und musikalischen Signalen zuständig sind und zugleich in Bereichen, die an Gedächtnis, Emotion und selbstbezüglicher Verarbeitung beteiligt sind.

Zusammenfassung und Ausblick

Wie oben erwähnt, wurde aus historischen Gründen in jüngerer Zeit hauptsächlich die Anwendung höherer Dosen beforscht; erheblich weniger jene Dosierungen, wie sie für die Psycholytische Therapie typisch sind. Bis vor kurzem standen kaum Forschungsmittel zur Verfügung, so dass deshalb bis heute kurzfristig messbare Therapieoptionen im Fokus der Forschung waren.

Die Ergebnisse der Grundlagenforschung zeigen, dass in Bezug auf die Hirnaktivierung und die funktionelle Konnektivität erhebliche Unterschiede zwischen Hirnzuständen unter geringen und höheren Dosen bestehen.

Mit Ausnahme der Studie zur MDMA-unterstützen Psychotherapie und der LSD-Studie von Gasser et al. (2014, 2015) wurde bisher praktisch alle therapeutischen Studien mit höheren Dosen – und somit dem psychedelischen Paradigma folgend – durchgeführt. Die Ergebnisse von methodisch solideren Studien, die (auch zwecks Kommerzialisierung) mittlerweile an größeren Patientenpopulationen unternommen wurden, weisen eindeutig darauf hin, dass eine Vielzahl von Patienten von diesem Vorgehen nicht relevant profitiert und viele derjenigen, die profitieren, nach recht kurzer Zeit ein Wiederauftreten der Symptome zeigen.

Zur Psycholytischen Therapie liegen bisher kaum methodisch solide Untersuchungen vor. Es ist wahrscheinlich, dass erheblich mehr Patienten profitieren könnten, wenn die substanz-unterstützten Sitzungen in der Anzahl vermehrt und in eine längerfristige Psychotherapie eingebettet werden. In den 1960er Jahren, daran sei hier erinnert, wurde die Zukunft der LSD-unterstützen Psychotherapie vor allem in der Behandlung psychotherapie-resistenter Patienten gesehen. Unter der Voraussetzung, dass das psychedelische Paradigma – wie es sich derzeit andeutet – zugunsten einer konsequenten Einbettung in eine Psychotherapie verlassen wird, bietet die Zukunft die Möglichkeit, psycholytische Anwendungen mit verbesserter Methodik zu untersuchen – und den Patienten zugänglich zu machen. Was die Methodik der klinischen Anwendung angeht, so könnten die von Leuner und Kollegen über Jahrzehnte hinweg entwickelten Techniken und Vorgehensweisen durchaus erneut wegweisend werden.

Literatur

Barrett FS, Preller KH, Kaelen M (2018) Psychedelics and Music: Neuroscience and Therapeutic Implications. International Review of Psychiatry 2018 internet e1-e13

Bastiaans J (1983) Mental Liberation Facilitated by the Use of Hallucinogenic Drugs. In: Grinspoon L, Bakalar J (eds.) Psychedelic Reflections. New York: Human Sciences Press, S. 143– 152

Benz (1992) Halluzinogen-unterstützte Psychotherapie. Jahrbuch des Europäischen Collegiums fur Bewusstseinsstudien 1992: 185–196

Borissova A, Ferguson B, Wall MB, Morgan CJ, Carhart-Harris RL, Bolstridge M, Bloomfield MA, Williams TM, Feilding A, Murphy K, Tyacke RJ, Erritzoe D, Stewart L, Wolff K, Nutt D, H Valerie Curran HV, Lawn W (2021) Acute effects of MDMA on trust, cooperative behaviour and empathy: A double-blind, placebo-controlled experiment. Journal of Psychopharmacology 35: 547–555

Carhart-Harris RL, Erritzoe D, Williams T, Stone JM, Reed LJ, Colasanti A, Tyacke RJ, Leech R, Malizia AL, Murphy K, Hobden P, Evans J, Feilding A, Wise RG, Nutt DJ (2012a) Neural Correlates of the Psychedelic State as Determined by fMRI Studies with Psilocybin. Proceedings of the National Academy of Sciences USA 109: 2138–2143

Carhart-Harris RL, Kaelen M, Bolstridge M, Williams, TM, Williams LT, Underwood R, Feilding A, Nutt DJ (2016a) The Paradoxical Psychological Effects of Lysergic Acid Diethylamide (LSD). Psychological Medicine 46: 1379–1390

Carhart-Harris RL, Leech R, Williams TM, Erritzoe D, Abbasi N, Bargiotas T, Hobden P, Sharp DJ, Evans J, Feilding A, Wise RG, Nutt DJ (2012b) Implications for Psychedelic-Assisted Psychotherapy: Functional Magnetic Resonance Imaging Study with Psilocybin. British Journal of Psychiatry 200: 238–44

Carhart-Harris RL, Muthukumaraswamy S, Roseman L, Kaelen M, Droog W, Murphy K, Tagliazucchi E, Schenberg EE, Nest T, Orban C, Leech R, Williams LT, Williams TM, Bolstridge M, Sessa B, McGonigle J, Sereno MI, Nichols DE, Hellyer PJ, Hobden P, vans J, Singh KD, Wise RG, Curran V, Feilding A, Nutt DJ (2016b) Neural Correlates of the LSD Experience Revealed by Multimodal Neuroimaging Proc Natl Acad Sci USA 113: 4853–8

Carhart-Harris RL, Wall MB, Erritzoe D, Kaelen M, Ferguson B, De Meer I, Tanner M, Bloomfield M, Williams TM, Bolstridge M, Stewart L, Morgan CJ, Newbould RD, Feilding A, Curran HV, Nutt DJ (2014) The Effect of Acutely Administered MDMA on Subjective and BOLD-fMRI Responses to Favourite and Worst Autobiographical Memories. International Journal of Neuropsychopharmacology 17: 527–540

De la Torre R, Farre M, Roset PN, Mas M, Ortuno J, Segure J, Cami J (2002) Non-linear Pharmacokinetics of MDMA ('ecstasy') in Humans. British Journal of Clinical Pharmacology 49: 104–109 de la Torre R, Farré M, Roset PN, Hernández López C, Mas M, Ortuño J, Menoyo E, Pizarro N, Segura J, Camí J (2000) Pharmacology of MDMA in humans. In: Ali SF (Ed.) Neurobiological mechanisms of drugs of abuse: Cocaine, ibogaine, and substituted amphetamines. New York: New York Academy of Sciences, S. 225–237

Dittrich A, Hofmann A, Leuner H (Hrsg.) (1994) Welten des Bewusstseins Band 4: Bedeutung für die Psychotherapie. Berlin: VWB Verlag

Doblin R (2020) Persönliche Mitteilung

Ensslin HK, Maurer HH, Gouzoulis E, Hermle L, Kovar KA (1997) Metabolism of Racemic 3,4-Methylenedioxyethylamphetamine in Humans. Isolation, Identification, Quantification, and Synthesis of Urinary Metabolites. Drug Metabolism and Disposition 24: 813–820

Freudenmann RW, Spitzer M (2004) The Neuropsychopharmacology and Toxicology of 3,4-methylenedioxy-N-ethyl-amphetamine (MDEA). CNS Drug Reviews 10: 89–116

Gamma A, Buck A, Berthold T, Liechti ME, Vollenweider FX (2000) 3,4-Methylenedioxymethamphetamine (MDMA) Modulates Cortical and Limbic Brain Activity as Measured by [H(2)(15)O]-PET in Healthy Humans. Neuropsychopharmacology 23: 388-395

Gasser P (1996) Die psycholytische Psychotherapie in der Schweiz von 1988–1993. Eine katamnestische Erhebung. Schweizer Archiv für Neurologie und Psychiatrie 147: 59-65

Gasser P, Kirchner K, Passie, T (2014) LSD-assisted Psychotherapy for Anxiety Associated with a Life-Threatening Disease: A qualitative study of acute and sustained subjective effects. Journal of Psychopharmacology 29: 57–68

Gasser P, Kirchner K, Passie, T (2014) LSD-assisted psychotherapy for anxiety associated with a life-threatening disease: A qualitative study of acute and sustained subjective effects. Journal of Psychopharmacology 29: 57–68

Gouzoulis-Mayfrank E, Schreckenberger M, Sabri O, Arning C, Thelen B, Spitzer M, Kovar KA, Hermle L, Bull U, Sass H (1999b) Neurometabolic Effects of Psilocybin, 3,4-Methylenedioxyethylamphetamine (MDE) and d-Methamphetamine in Healthy Volunteers. Neuropsychopharmacology 20: 565–581

Gouzoulis-Mayfrank E, Heekeren K, Neukirch A, Stoll M, Obradovic M, Kovar KA (2005) Psychological effects of (S)-ketamine and N,N-dimethyltryptamine (DMT): a double-blind, cross-over study in healthy volunteers. Pharmacopsychiatry 38: 301–311

Gouzoulis-Mayfrank E, Thelen B, Habermeyer E, Kunert HJ, Kovar KA, Lindenblatt H, Hermle L, Spitzer, M, Sass, H (1999a) Psychopathological, Neuroendocrine and Autonomic Effects of 3,4-Methylenedioxyethylamphetamine (MDE), Psilocybin and d-Methamphetamine in Healthy Volunteers. Psychopharmacology 142: 41–50

Grob CS, Poland RE, Chang L, Ernst T (1996) Psychobiologic Effects of 3,4-Methylenedioxymethamphetamine in Humans: Methodological Considerations and Preliminary Observations. Behavioral Brain Research 73: 103–7

Halpern JH, Sherwood AR, Hudson JI, Gruber S, Kozin D, Pope HG (2011) Residual Neurocognitive Features of Long-Term Ecstasy Users with Minimal Exposure to Other Drugs. Addiction 106: 777–786

Hermle L, Funfgeld M, Oepen G, Botsch H, Borchardt D, Gouzoulis E, Fehrenbach RA, Spitzer M (1992) Mescaline-Induced Psychopathological, Neuropsychological, and Neurometabolic Effects in Normal Subjects: Experimental Psychosis as a Tool for Psychiatric Research. Biological Psychiatry 32: 976–991

Hermle L, Spitzer M, Borchardt D, Kovar KA, Gouzoulis E (1993) Psychological effects of MDE in normal subjects. Are entactogens a new class of psychoactive agents? Neuropsychopharmacology 8: 171–6

Holze F, Gasser P, Müller F, Dolder PC, Liechti ME (2023) Lysergic Acid Diethylamide-Assisted Therapy in Patients With Anxiety With and Without a Life-Threatening Illness: A Randomized, Double-Blind, Placebo-Controlled Phase II Study. Biological Psychiatry 93: 215–223

Kaelen M, Roseman L, Lorenz R, Simmonds A, Santos-Ribeiro A, Nutt D, Carhart-Harris R (2016) Effects of LSD and Music on Brain Activity. European Neuroscience 26 (supp.2) S130

Kaelen M, Barrett FS, Roseman L, Lorenz R, Family N, Bolstridge M, Curran HV, Feilding A, Nutt DJ, Carhart-Harris RL (2015) LSD Enhances the Emotional Response to Music. Psychopharmacology 232: 3607–3614

Kaelen M, Roseman L, Kahan J, Santos-Ribeiro A, Orban C, Lorenz R, Barrett FS, Bolstridge M, Williams T, Williams L, Wall MB, Feilding A, Muthukumaraswamy S, Nutt DJ, Carhart-Harris R et al., 2016, LSD modulates music-induced imagery via changes in parahippocampal connectivity, European Neuropsychopharmacology 26: 1099-1109

Kraehenmann R, Pokorny D, Aicher H, Preller KH, Pokorny T, Bosch OG, Seifritz E, Vollenweider FX (2017) LSD Increases Primary Process Thinking via Serotonin 2A Receptor Activation Front Pharmacol 8: 814

Lewis CR, Preller KH, Kraehenmann, Michels L, Staempfli P, Vollenweider FX (2017) Two Dose Investigation of the 5-HT-Agonist Psilocybin on Relative and Global Cerebral Blood Flow. Neuroimage 159: 70–78

Lindenblatt H, Kraemer E, Holzmann-Erens P, Gouzoulis-Mayfrank E, Kovar KA (1998) Quantitation of Psilocin in Human Plasma by High-Performance Liquid Chromatography and Electrochemical Detection: Comparison of Liquid-Liquid Extraction with

Automated On-Line Solid-Phase Extraction. Journal of Chromatograpy B. Biomedical Sciences and Applications 709: 255–263

Lyvers M, Meester M (2012) Illicit Use of LSD or Psilocybin, but not MDMA or Nonpsychedelic Drugs, is Associated with Mystical Experiences in a Dose-Dependent Manner. Journal of Psychoactive Drugs 44: 410–417

Lorinczi S (2021) The Psychedelic Root, the President's Son, and the Doctor with a Messiah Complex. Available at: https://www.sethlorinczi.com/news/2021/9/30/the-psychedelic-root-the-presidents-son-and-the-doctor-with-a-messiah-complex

Martindale C, Fischer R (1977) The effects of psilocybin on primary process content in language. Confinia Psychiatrica 20: 195–202

Mithoefer MC, Wagner MT, Mithoefer A, Jerome L, Doblin R (2011) The Safety and Efficacy of ±3,4-Methylenedioxymethamphetamine-Assisted Psychotherapy in Subjects with Chronic, Treatment-Resistant Posttraumatic Stress Disorder: The First Randomized Controlled Pilot Study. Journal of Psychopharmacology 25: 439–452

Mithoefer MC, Wagner MT, Mithoefer A, Jerome L, Martin SF, Yazar-Klosinski B, Michel Y, Brewerton TD, Doblin R (2013) Durability of Improvement in Posttraumatic Stress Disorder Symptoms and Absence of Harmful Effects or Drug Dependency After 3,4-Methylenedioxymethamphetamine-Assisted Psychotherapy: A Prospective Long-Term Follow-Up Study. Journal of Psychopharmacology 27: 28–39

Müller F, Styk J, Passie T, Aicher H, Liechti M (2022) The Role of Personal Experience for the Therapeutic Attitude in the Context of Substance-Assisted Psychotherapy Training [research protocol.] Universität Basel

Oehen P, Traber R, Widmer V, Schnyder U (2013) A Randomized, Controlled Pilot Study of MDMA (± 3,4-Methylenedioxymethamphetamine)-Assisted Psychotherapy for Treatment of Resistant, Chronic Post-Traumatic Stress Disorder (PTSD). J Psychopharmacology 27: 40-52

Passie T (2018) The Early Use of MDMA ('Ecstasy') in Psychotherapy (1977–1985). Drug Science, Policy and Law Volume 4: 1–19

Passie T (2023) The History of MDMA. London et al.: Oxford University Press

Passie T, Dürst T (2009) Heilungsprozesse im veränderten Bewusstsein. Berlin VWB

Preller KH, Duerler P, Burt JB, Ji JL, Adkinson B, Stämpfli P, Seifritz E, Repov E, Krystal JH, Murray JD, Anticevic A, Vollenweider FX (2020) Psilocybin Induces Time-Dependent Changes in Global Functional Connectivity Biol Psychiatry 13: S0006–3223

Preller KH, Razi A, Zeidman P, Stämpfli P, Friston KJ, Vollenweider FX (2019) Effective connectivity changes in LSD-induced altered states of consciousness in humans. Proceedings of the National Academy of Sciences USA 116: 2743–2748

Roseman L, Sereno MI, Leech R, Kaelen M, Orban C, McGonigle J, Feilding A, Nutt DJ, Carhart-Harris RL (2016) LSD Alters Eyes-Closed Functional Connectivity within the Early Visual Cortex in a Retinotopic Fashion. Human Brain Mapping 37: 3031-3040

Speth J, Speth C, Kaelen M, Schloerscheidt AM, Feilding A, Nutt DJ, Carhart-Harris RL (2016) Decreased Mental Time Travel to the Past Correlates with Default-Mode Network Disintegration under Lysergic Acid Diethylamide. J Psychopharmacology 30: 344–353

Spitzer M, Thimm M, Hermle L, Holzmann P, Kovar KA, Heimann H, Gouzoulis-Mayfrank E, Kischka U, Schneider F (1996) Increased Activation of Indirect Semantic Associations Under Psilocybin. Biological Psychiatry 39: 1055–1057

Studerus E, Kometer M, Hasler F, Vollenweider FX (2011) Acute, Subacute and Long-Term Subjective Effects of Psilocybin in Healthy Humans: A Pooled Analysis of Experimental Studies. Journal of Psychopharmacology 25: 1434–1452

Tagliazucchi E, Roseman L, Kaelen M, Orban CV, Muthukumaraswamy SD, Murphy K, Laufs H, Leech, McGonigle J, Crossley N, Bullmore E, Williams T, Bolstridge M, Feilding A, Nutt DJ, Carhart-Harris R (2016) Increased Global Functional Connectivity Correlates With LSD-Induced Ego Dissolution Curr Biol 26: 1043–50

Thomasius R (2000) Ecstasy. Stuttgart: Wissenschaftliche Verlagsgesellschaft

Vollenweider FX, Leenders KL, Scharfetter C, Maguire P, Stadelmann O, Angst J (1997) Positron Emission Tomography and Fluorodeoxyglucose Studies of Metabolic Hyperfrontality and Psychopathology in the Psilocybin Model of Psychosis. Neuropsychopharmacology 16: 357–372

Vollenweider FX, Vollenweider-Scherpenhuyzen MFI, Babler A, Vogel H, Hell D (1998) Psilocybin Induces Schizophrenia-Like Psychosis in Humans via a Serotonin-2 Agonist Action. NeuroReport 9: 3897–3902

Die Europäische ärztliche Gesellschaft für Psycholytische Therapie (EPT) 1965–1975

Torsten Passie

Hier wird die Geschichte der ***Europäischen ärztlichen Gesellschaft für Psycholytische Therapie (EPT)*** nachgezeichnet.

Es handelt sich um eine Fachgesellschaft, die 1965 gegründet wurde, um die damals tätigen »LSD-Therapeuten« in Europa zusammenzuführen und einen fachlichen Austausch zu ermöglichen. Außerdem sollte die Psycholytische Therapie als innovatives Behandlungsverfahren verbreitet werden. Darüber hinaus ging es um eine internationale Kooperation für die Entwicklung von Therapie- und Ausbildungsstandards.

Für die Darstellung standen mir die hinterlassenen Unterlagen (etwa 200 Seiten) von Prof. Leuner, dem Präsidenten der EPT, zur Verfügung. Außerdem führte ich 1996 ein Interview mit ihm zur EPT durch. Des Weiteren wurde die von Mitgliedern der EPT publizierte Literatur ausgewertet.

Es sei vorab bemerkt, dass Leuner aufgrund seiner Forschungen zu Halluzinogenen wie auch Grundlagen und klinischer Praxis der Psycholytischen Therapie offenbar die zentrale Figur in Europa war (vgl. Passie 2004, Passie et al. 2023). Andere bekanntere Protagonisten der Psycholytischen Therapie waren der Engländer Ronald Sandison, der Tschechoslowake Milan Hausner sowie die Amerikaner Harold Abramson und Charles Dahlberg.

Die Vorsituation

Nachdem der deutsche Psychologe Freiherr von Schrenck-Notzing (1891) Ende des 19. Jahrhunderts erste Versuche zur Vertiefung hypnotischer Zustände durch »Narkotika« unternommen hatte, war es ein italienischer Psychoanalytiker, der 1931 über therapeutisch förderliche »Geständnisse im Meskalinrausch« berichtete (Baroni 1931). Doch erst die Versuche des Schweizer Psychiaters Arthur Stoll (1947) mit dem neu entdeckten hochwirksamen Halluzinogen LSD, der über das Auftreten eindrücklicher Rückerinnerungen an Kindheitserlebnisse und damit einhergehende »Abreaktionen« berichtete, gaben einen neuen Anstoß für therapeutische Anwendungen von Halluzinogenen.

Seit 1939 experimentierte der Hamburger Psychiater Walter Frederking mit Meskalin. Seit Ende der 1940er Jahre wendete er Meskalin zur Unterstützung psychotherapeutischer Behandlungen an (Frederking 1949). 1950 publizierten Busch und Johnson (1950) in den USA einen Bericht über LSD als Hilfsmittel in der Psychotherapie. Es folgten die

Arbeiten von SANDISON et al. (1954, 1955) und LEUNER (1958, 1959, 1962) sowie die Arbeiten von ABRAMSON (1956a,b, 1960) und von CHANDLER & HARTMANN (1960). 1955 baute der britische Psychiater und Psychoanalytiker Sandison mit Unterstützung der Sandoz AG ein separates Gebäude speziell für die LSD-Therapie im Krankenhauskomplex des Powick-Hospitals im englischen Worcester. Leuner eröffnete 1960 an der Universität Göttingen eine Abteilung für Psychotherapie, die auf LSD-Psychotherapie spezialisiert war. Damals wurde die mit LSD unterstützte Psychotherapie als aussichtsreiche Behandlungsmöglichkeit, insbesondere für vorher als «unbehandelbar« geltende Patientengruppen, angesehen.

Die Psychotherapie war in den westlichen Industrienationen damals durch die Psychoanalyse dominiert. Die Psychoanalyse schien gut zu den im niedrigdosierten LSD-Rausch auftretenden Erscheinungen zu passen (Regressionsphänomene, komplexgebundene Erlebnispassagen, kathartische Abreaktionen, Übertragungsphänomene u.a.).

1959 veranstaltete die US-Amerikanische Josiah Macy Foundation eine mehrtägige Konferenz über »The Use of LSD in Psychotherapy«, an der sich europäische Therapeuten beteiligten. Seit 1960 breitete sich die Psycholyse in Europa aus. Es gab Exponenten in Holland, Skandinavien, Deutschand, England, aber auch in Österreich, Ungarn, Spanien, Frankreich, Polen und der Tschechoslowakei. Um Forscher und Therapeuten zusammenzuführen, organisierte Leuner 1960 ein »Erstes Europäisches Symposion für die Psychotherapie mit LSD-25« an der Universität Göttingen. Über das viertägige Treffen schreibt BAROLIN (1961: 466): Es war ein Symposion, »das in kleinem Rahmen nur praktisch mit dem Verfahren arbeitende Therapeuten vereinigen sollte, um ihnen Gelegenheit zu Meinungs- und Erfahrungsaustausch zu geben ...« Themen waren die Methoden, die vermuteten Wirkprinzipien, Indikationen und Kontraindikationen. Sandison machte den Vorschlag, das Behandlungsverfahren als Psycholytische Therapie (kurz: Psycholyse), zu bezeichnen, was allgemein akzeptiert wurde.

Beim nächsten Treffen 1961 in London unter der Ägide der Royal Medico-Psychological Association über »Hallucinogenic Drugs and their Psychotherapeutic Use« trafen LSD-Therapeuten erneut aufeinander. Inhaltlich seien nur drei Aspekte herausgehoben. Es wurde konstatiert, dass experimentelle Untersuchungen ergeben hätten, »that some system which normally holds together and integrates mental functioning is temporarily gravely impaired after the administration of hallucinogens« (CROCKET et al. 1963: VI). Betont wurde, dass die affektiven Veränderungen von größerer Bedeutung seien als bisher angenommen. Für die therapeutische Wirksamkeit seien der Therapeut und dessen konkretes Vorgehen von entscheidender Bedeutung, nicht die Substanzwirkungen. Außerdem wurde gewarnt, »that one of the difficulties in the use of LSD arose from the therapist's very enthusiam and affective identification with the treatment situation« (CROCKET et al. 1963: VI).

Auf dem 5. Internationalen Kongress für Psychotherapie 1961 in Wien trat der holländische Psycholytiker Arendsen Hein mit einem Vortrag über die psycholytische Behandlung therapieresistenter Patienten auf. Auf den internationalen Kongressen für Psychotherapie gab es seit 1964 regelmäßig Symposien zur Psycholytischen Therapie. »Die durch die o.g. Symposien immer enger werdenden Kontakte auch mit den deutschen und später auch ausländischen Kollegen … machten deutlich, dass nur die enge internationale Kooperation der Therapeuten auf diesem Gebiet zur Entwicklung eines gemeinsamen, meines Erachtens sinngemäß nur tiefenpsychologisch zu orientierenden technischen und theoretischen Behandlungskonzeptes führen könnte« (Leuner 1981: 26). Aus dieser Zusammenarbeit entwickelte sich die EPT.

Es ist erwähnenswert, wenn auch heute kaum noch vorstellbar, wie völlig unbefangen man zu Beginn der 1960er Jahre in Bezug auf die Forschung mit Halluzinogenen war: «Bis zu Beginn der siebziger Jahre gibt es kaum einen internationalen Kongress der einschlägigen Fachgebiete, auf dem das Thema Halluzinogene nicht behandelt wurde« (Leuner 1981: 18).

Psycholytische und Psychedelische Therapie

In Nordamerika und Europa dominierten damals jeweils unterschiedliche Ansätze zur Unterstützung von Psychotherapien mit Halluzinogenen. In den USA und Kanada wurde die ***psychedelische*** Methode entwickelt. Diese sah ein oder zwei hochdosierte Sitzungen in einem spezifisch strukturierten Setting zur Erzeugung intensiver (teils religiöser) Erfahrungen mit persönlichkeitswandelnden Tiefenwirkungen vor. Die psychedelische Methode hatte somit keine Fundierung in den gängigen psychotherapeutischen Theorien. Wahrscheinlich hat sich deshalb die psychedelische Methode in Europa nie etablieren können. »European therapists have generally ignored the American method. Those who have tried it, as in the treatment of alcoholics in Norway, used a mixed system, relying on high doses and peak experience to break down defenses and inspire confidence at the beginning of therapy, turning later to the standard ›psycholytic‹ practice« (Caldwell 1968: 121). Umgekehrt war es so, dass in Kanada und den USA die psycholytische Methode nur selten angewandt wurde.

Harold Abramson, Vorsitzender der internationalen Konferenz über «The Use of LSD in Psychotherapy and Alcoholism« 1965 in den USA, schreibt, dass die Psycholytische Therapie »was clearly distinguished from psychedelic therapy by the investigators present at the … conference. Psycholytic therapy has as its goal greater maturity, with increasing social and psychological adaptive mechanisms. Psychedelic therapy, the method usually applied in this country, commonly makes use of doses of at least 300 μg of LSD … The

Merkmale	Psycholytische Therapie	Psychedelische Therapie
Dosierung	Niedrige Dosen LSD (30-200 µg) oder Psilocybin (3–15 mg)	Hohe Dosen LSD (400–1500 µg)
Angestrebte Wirkungen	Produktion traumartiger symbolischer Imaginationen, Regressionen und Übertragungsphänomene	Sog. kosmisch-mystische Erlebnisse, Einheitserleben und ekstatisches Glückserleben
Theoretische Fundierung und Zweck	Psychoanalytische Theorie Aktivierung und Vertiefung des psychoanalytischen Prozesses	Ohne Fundierung in den klassischen psychologischen Theorien. [Transpersonale Psychologie]
Sitzungsanzahl	Zahlreiche Sitzungen erforderlich	*Eine* überwältigende Erfahrung
Therapeutisches Vorgehen	Analytische Diskussion des Erfahrungsmaterials in individuellen und Gruppensitzungen	Extrem suggestive Vorbereitung und Nutzung spezifischer Umgebungsbedingungen und Musik. Keine detaillierte Diskussion der Erfahrungen
Therapeutisches Prozessieren	Realitätsabgleich und Versuch die Erfahrungen an das Alltagsleben zu adaptieren	Realitätsanpassung nicht erstrebt, eher das Festhalten des psychedelischen Gipfelerlebnisses.
Therapieziel	Heilung durch Re-Strukturierung der Persönlichkeit im Sinne eines Reifungsprozesses Lösen infantiler Elternbindungen (erfordert diverse Monate)	Symptomatische Heilung durch Verhaltensänderung
Indikationen	Klassische Indikationen der Psychotherapie: Neurosen, Psychosomatische Fälle, Persönlichkeitsstörungen, Sexualperversionen	Alkoholismus, Neurosen?

Tabelle 17: Vergleich der beiden hauptsächlichen Methoden zur Anwendung von Halluzinogenen in der Psychotherapie nach LEUNER (1967).

principal focus in psychedelic therapy is to attain the extraordinary experience produced by the drug itself ... the LSD experience leads to a symptomatic type of cure in terms of an immediate change in behavior« (ABRAMSON 1967a: IX). Professor Daniel FREEDMAN (1967: 221) aus Kalifornien, der in die frühe LSD-Forschung involviert war, meint: [it is my] »impression that the European therapists I have met and heard from don't sound to me like sons of the American therapists; and I've been wondering why. It seems to me that they have absorbed LSD into well known, well controlled patterns of clinical work. They have not looked for short cuts, by and large; they have not advertised sensational change ...«

Die Frage nach einer Fachorganisation

Aus den USA berichtet der Psychiater John Buckman (1966), dass die Sandoz AG (der Hersteller von LSD und Psilocybin) schon 1962 eine Reihe Kollegen angefragt hätte »to form some sort of international medical body which would be responsible for setting up standards of practice and for recommending to the pharmaceutical firm names of investigators who were considered competent to work with this drug«. Weiter berichtet er, dass es 1965 am Rande der Konferenz »The Use of LSD in Psychotherapy and Alcoholism« ein erstes diesbezügliches Treffen gegeben hätte. Dies sei aus seiner Sicht zu spät und erst unter dem Druck des sich ausbreitenden Drogenmissbrauchs geschehen: »To some of us it would seem like bolting the stable door after the horse has escaped« (Buckman 1966).

Es scheint, dass Harold Abramson den Anstoß gegeben hat. Um den drohenden Restriktionen entgegenzuwirken, solle man zusammenkommen, »say one person from each country, and say two from the United states or on a population level anyway, … to discuss ways and means of dealing with a committee to discuss standards of therapy, etc.« (Abramson 1967b: 668). Bei dem initialen Treffen hatte man sich dahingehend verständigt, dass es erhebliche Überschneidungen der psycholytischen und der psychedelischen Methode gäbe, so dass eine Organisation den Namen ***International Association for Pychodelytic Therapy (IAPT)*** tragen sollte.

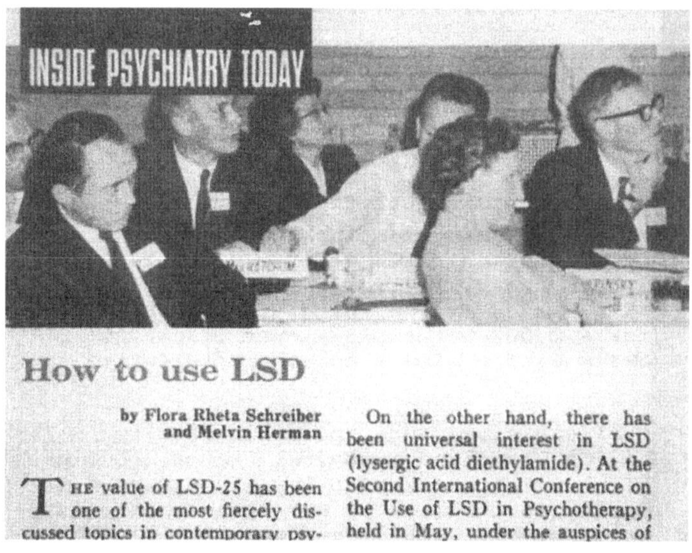

INSIDE PSYCHIATRY TODAY

How to use LSD

by Flora Rheta Schreiber and Melvin Herman

The value of LSD-25 has been one of the most fiercely discussed topics in contemporary psy-

On the other hand, there has been universal interest in LSD (lysergic acid diethylamide). At the Second International Conference on the Use of LSD in Psychotherapy, held in May, under the auspices of

Abb. 29: Bericht über die große Konferenz der LSD-Therapeuten 1965 unter der Leitung von Harold Abramson in South Oaks, Amityville (USA).

Im März 1967 schrieb der medizinische Leiter des Gesundheitsamtes, J. L. Guyton, einen offenen Brief an alle Eltern und Jugendlichen bezüglich der Gefahren durch LSD. Er führte die Gefahren durch den LSD-Konsum auf und schrieb, dass LSD den Geist eher schrumpfen ließe, als ihn zu erweitern. Außerdem betonte er die Gefahr der sozialen Isolierung von jungen Menschen durch den Konsum von LSD. Veranlasst durch diesen Brief, sahen sich die LSD-Forscher und -Therapeuten Ross McLean, Abram Hoffer, Harold Abramson und Humphry Osmond gehalten, die ***International Association for Psychodelytic Therapy (IAPT)*** zu gründen, um der zunehmenden irrationalen Dämonisierung von LSD entgegenzuwirken. Der Name der Organisation sollte zugleich eine Distanzierung vom Begriff »psychedelisch« bedeuten, da dieser mehr und mehr von den nicht-medizinischen Gebrauchern okkupiert worden war (cf. Dyck 2009: 132/3).

Auf der großen Konferenz »The Use of LSD in Psychotherapy and Alcoholism«, 1965 in Amityville (USA), wurde die Frage einer internationalen Fachorganisation erstmals besprochen. So äußterte sich der Holländische LSD-Therapeut van Rhijn »... on the question of a North American or an international organization. Such a group, although probably incapable of enforcing standards or taking disciplinary actions, would at least set forth codes and disciplines. A year ago, there was an international conference in London Portland. We were together there to propose the same type of association ... I would think set an international Association would be very useful. Why we were in London we sought we could perhaps set up rules etc. for such an organization. Its name has already been coined: The International Medical Society for Psycholytic Drugs« (van Rhijn 1967: 429).

Mechanek et al. (1968: 491) berichteten einige Zeit später, dass die ***»International Association for Pychodelytic Therapy*** was founded in May 1965«. Doch wurde diese Organisation niemals offiziell etabliert. Vermutlich ist die Gründung ins Auge gefasst worden, aber die damalige Entwicklung mit weitgehenden Verboten von Forschung und Therapie vollzog sich in den USA derart schnell, dass der Entwicklung kaum noch etwas mehr entgegenzusetzen war.

Die Gründung der EPT

Die Gründung der EPT erfolgte auf Initiative von Hanscarl Leuner aus Deutschland und Thomas Ling aus England. Primäres Anliegen war es, eine Europäische Koordination und die Verbreitung der neuen Behandlungsmethode zu fördern. Leuner schreibt über die Zeit um 1960: »Es entwickelte sich ... ein großes Interesse in verschiedenen Ländern. ... So entstand die europäische Gruppe und allmählich entwickelte sich ein Konsens. Und der war auch deshalb so wichtig, weil wir uns ja auf völlig neuem Boden befanden. Wir wussten ja gar nicht, wie viel sollen wir denn von der Substanz geben? Wie wirkt sie eigentlich? Wie wirkt sie auf diesen oder jenen Patienten? ... Und wie muss ich mich als

Therapeut verhalten? All solche Fragen wurden relevant und mussten durchgesprochen werden« (Leuner 1998).

Mitte der 1960er Jahre wurde die Psycholyse an 18 europäischen Behandlungszentren durchgeführt (Tabelle 17). Außerdem gab es etwa einhundert ambulant arbeitende psycholytische Therapeuten. 40 davon waren Engländer, 20 kamen aus der Tschechoslowakei, je etwa 10 aus Deutschland und Skandinavien. Der Rest verteilte sich auf andere europäische Länder.

Nachdem man die Idee zur Gründung einer Gesellschaft für Psycholytische Therapie auf dem ***4. Internationalen Kongress für Psychotherapie*** in London, wo es Symposien zur Psycholytischen Therapie gab, vorbesprochen hatte, wurde auf dem ***2. Symposion für Psycholytische Therapie*** am 3. Oktober 1965 in Bad Nauheim die ***EPT*** gegründet (Leuner 1981: 30).

Um Anliegen und Zwecke der Gesellschaft möglichst authentisch darzustellen, wird hier das »Statement of Purpose« der EPT wiedergegeben.

EPT

EUROPÄISCHE ÄRZTLICHE GESELLSCHAFT FÜR PSYCHOLYTISCHE THRAPIE

EUROPEAN MEDICAL SOCIETY OF PSYCHOLYTIC THERAPIE

SOCIÉTÉ EUROPÉENNE MÉDICALE POUR LA THÉRAPIE PSYCHOLYTIQUE

Die Psycholytische Therapie – Psychotherapie mit Hilfe von halluzinogenen Substanzen (LSD-25, Psilocybin und verwandte Substanzen) – wird zunehmend von klinischen Forschern und Psychotherapeuten in verschiedenen europäischen Ländern angewandt.

Veröffentlichungen der letzten 12 Jahre zeigen, dass diese Form der Psychotherapie spezielle Wirkungen und spezifische Indikationen hat. Weitere Untersuchungen und die Stimulierung ihrer Verwendung erscheinen daher als von allgemeiner Bedeutung.

Die fraglichen Medikamente sind hinsichtlich ihrer Auswirkungen auf den Menschen nicht harmlos. Körperliche Schäden und/oder anhaltende toxische Wirkungen oder Abhängigkeit sind nicht zu befürchten, aber eine fehlerhafte Anwendung durch unerfahrene Personen – ganz abgesehen von Laien – oder Ärzte, die nicht ausreichend in der Psychotherapie geschult sind, kann zu unkontrollierbaren psychiatrischen Reaktionen und Persönlichkeitsstörungen von längerer Dauer führen. Die Gefahren des Missbrauchs erfordern, dass die qualifizierte Psycholytische Therapie geschützt wird, damit sie nicht diskreditiert und von der Öffentlichkeit als schädlich angesehen wird. Daher kamen eine Reihe erfahrener klinischer Therapeuten und Forscher zusammen, um die oben erwähnte europäische Gesellschaft zu gründen.

Die Gesellschaft will die Forschung und Entwicklung der Psycholytischen Therapie fördern. Ein weiteres wichtiges Ziel ist die Entwicklung von Ausbildungsstandards für Therapeuten, technischen Bedingungen und Anforderungen an Einrichtungen, in denen diese Therapieform praktiziert wird.

Die Gesellschaft kann keine Verantwortung für den ordnungsgemäßen Gebrauch dieser Medikamente und die beruflichen Mängel ihrer Mitglieder übernehmen. Trotzdem ist sie bestrebt, die Angehörigen der Ärzteschaft, die sich aktiv mit dieser Therapieform befassen, zu verpflichten, sich gemäß den festgelegten Standards zu verhalten.

Die Gesellschaft formulierte gemäß ihrer Satzung die folgenden Ziele. Sie sollen die Praxis und Erforschung der psycholytischen Behandlung fördern, insbesondere durch:

1. Bündelung und Austausch von Informationen in Bezug auf Psycholytische Therapie und verwandte Bereiche.
2. Organisation von Kongressen oder Symposien in Abständen von mindestens 2 Jahren.
3. Förderung der Forschung und Verbesserung der Qualität der Berufsausbildung des Therapeuten.
4. Gründung und Genehmigung von Ausbildungszentren für Psycholytische Therapie.
5. Expertenurteil c.q. Bewertung und Beratung der Behörden in Bezug auf Probleme, die sich aus einer Psycholytischen Therapie ergeben können.
6. Kampf gegen den Missbrauch halluzinogener Drogen.

Vorstand und Organisation der *EPT*

Erster Präsident der EPT wurde Hanscarl Leuner und Vize-Präsident der Engländer Thomas Ling. Schriftführer wurde der Holländer G.W. Arendsen Hein, Schatzmeister der Schweizer Fritz Gnirss. Sitz der Gesellschaft war in Basel (Schweiz) (EPT 1965).

Eine Mitgliedschaft in der EPT musste beantragt werden. Bewerber für die ordentliche Mitgliedschaft mussten eine ärztliche und eine psychotherapeutische Zusatzausbildung haben. Außerdem wurden mindestens fünf kontrollierte Selbsterfahrungen mit LSD oder Psilocybin gefordert und der Kandidat sollte psycholytische Behandlungen unter Supervision durchgeführt haben. Nach einer initialen Prüfung wurden die Aufnahmegesuche der Mitgliederversammlung zur Entscheidung vorgelegt (EPT 1965b).

Auf den im Archiv der EPT vorhandenen Einladungs- bzw. Teilnehmerlisten von EPT-Symposien finden sich knapp 90 Personen. Über die Jahre hinweg dürfte die Mitgliederzahl der EPT schätzungsweise bei 50–60 gelegen haben. Etwa 15–20 Mitglieder stammten aus Deutschland, je etwa 10 aus der Tschechoslowakei, Skandinavien und England. Vertreten waren außerdem Österreich, Schweiz, Holland, Dänemark, Schweden, Norwegen, Tschechoslowakei, Ungarn, Argentinien und andere. Das Durchschnittsalter der Mitglieder lag Mitte der 1960er Jahre bei etwa 40 Jahren (Leuner 1996).

Aktivitäten der *EPT*

Ihre Aufgabe sah die EPT in der Erforschung und Förderung der Psycholytischen Therapie. Dafür wollte man sich in der Öffentlichkeit und Fachöffentlichkeit engagieren. Weitere Ziele waren die Weiterentwicklung und Standardisierung der Methode sowie eine standardisierte Ausbildung.

Zur Information der Fachöffentlichkeit war die Teilnahme an Kongressen von Bedeutung. Von 1965 bis 1973 nahmen Mitglieder der *EPT* als Referenten an den 5. bis 9. Internationalen Kongressen für Psychotherapie teil. Teils fanden auf diesen Kongressen von der EPT organisierte Symposien statt. Um einen Einblick in das Themenspektrum zu vermitteln, wird hier eine Liste von Vorträgen auf dem ***6. Internationalen Kongress für Psychotherapie*** 1964 in London wiedergegeben:

Nach Gründung der EPT auf dem Symposion 1965 in Bad Nauheim wurden weitere Symposien durchgeführt. So das ***3. Symposion der EPT*** vom 28.–30. Oktober 1966 in Amsterdam unter der Leitung von H. Arendsen Hein und das ***4. Symposion über Psycholytische Therapie*** in Würzburg vom 11.–18. Oktober 1969 unter Leitung von Leuner mit den Themen »Psychologische und klinische Grundlagenforschung«, »Diagnostische und prognostische Kriterien« sowie »Vorbereitung und Nachsorge«. Außerdem wurde eine Veranstaltung in memoriam Dr. Joyce Martin abgehalten. Zunächst war geplant, das 4. Symposium der ***EPT*** in Prag durchzuführen. Vermutlich aufgrund der Ereignisse des »Prager Frühlings« 1967, die mit einer militärischen Intervention durch Truppen des Warschauer Pakts endeten, konnte das Symposion nicht in Prag stattfinden. Daher wird verständlich, dass das Symposion durch Beiträge aus der Tschechoslowakei dominiert war. Die neue Planung sah zunächst eine Durchführung in Frankfurt/Main vor. Doch kam es letztlich – aus heute nicht mehr nachvollziehbaren Gründen – zu einer Verlegung nach Würzburg, Auch hier lohnt es sich, einen Blick in das Programm zu werfen:

Vom 10.–12.12.1971 fand in Göttingen das ***5. Symposion der EPT*** statt. Es trug den Titel »Positive Wirkungen der Halluzinogene und ihre mögliche Bedeutung für die Behandlung von Rauschmittel-Usern«. Zum Hintergrund schreibt Leuner: »Herr Dr. Kleiner, Berlin, und ich hatten uns vor längerer Zeit abgesprochen, im kleinen Kreise interessierter Kollegen einmal das Problem der ›bewusstseinserweiternden Wirkung‹ halluzinogener Drogen zu diskutieren. … Nachdem die Europäische Gesellschaft für Psycholytische Therapie sich mit Problemen dieser Art schon seit langem beschäftigt und eine größere Zahl von Experten als Mitglieder hat, fühle ich mich als Präsident dieser Gesellschaft veranlasst, ein Symposium unter den Auspizien unserer Gesellschaft einzuberufen« (Leuner 1971). Hierbei sollte die Unterscheidung von kontrolliertem und unkontrolliertem Gebrauch im Zentrum stehen. Es gab Übersichtsreferate, an die sich Diskussionen anschlossen. Außerdem stellten Kollegen, die sich mit dem Rauschmittelmissbrauch befassten, Beziehungen zur Kreativitätsforschung her.

Während der 1960er Jahre fanden weitere Fachkongresse statt, auf denen Mitglieder der EPT Beiträge einbrachten. So etwa der 3. Internationale Kongress des ***Collegium Internationale Neuro-Psycho-Pharmacologicum (CINP)*** 1962 in München (Bradley et al. 1964) und der 4. Kongress des ***CINP*** 1964 in Birmingham, England (Bente & Bradley 1965), wo sich jeweils Spezialsektionen mit dem Thema »Halluzinogene« befassten. Der

The pathogenic meaning of early childhood frustrations which are reactivated by hallucinogenic drugs Dr. H. Leuner (D)
LSD in psychotherapy Dr. J. Roubicek (CZ)
Dissolution of the systems of defence with LSD 25, Psilocybin and Lidepran Dr. D. Mutschler (D)
Pictorial illustration of an LSD analysis of a depressive Dr. H.J. Hambling (UK)
Methodological approach in psychotherapy with LSD Dr. R. Alnaes (N)
Consideration of the interpersonal relationship in the evaluation of the action of a psychotomimetic drug Dr. G.A. Kornblit (Argentinien)
Statistical report on six hundred and sixteen patients treated with psychotherapy combined with hallucinogenic drugs Drs. Bustos und A. Fontana (Argentinien)
Seven years of outpatient psychotherapy with LSD 25: reassessment of early hopes and fears Dr. J. Buckman (UK)
Seven years of experience using hallucinogenous drugs in group psychotherapy Dr. A. Fontana (Argentinien)
Remarks about the participation of the assistant-therapist in group psychotherapy combined with hallucinogenous drugs Dr. R.M. Reynoso (Argentinien)
Independent assessment of patients receiving hallucinogenic drug therapy at Powick Hospital, England Dr. T. Vanggaard (DK)
Psycholytical intervall treatment with LSD-25 applied to patients analysed in group sessions Dr. U. Derbolowsky (D)
Drug-provoked ('Psychedelic') experiences as final steps in training-analysis Dr. E. Servadio (I)
Follow-up studies in group and individual LSD psychotherapy Drs. M. Hausner und V. Dolezal (CZ)

Tabelle 18: Liste von Vorträgen zur Psycholytischen Therapie auf dem 8. Internationalen Kongress für Psychotherapie in London 1964 (Auswahl).

5. Kongress des *CINP* fand 1966 in Washington statt mit einem Symposion *»The Use of Psychotomimetic Agents in Psychiatry«* unter dem Vorsitz von Leuner und Jerome Levine (Brill 1967). Der 6. Kongress des *CINP* 1970 in Prag brachte ein Symposion über *»Effects of Drugs on Interpersonal Processes«*, welches von Leuner geleitet wurde (Vinar et al. 1971).

Das letzte Mal trafen sich Mitglieder der *EPT* – dies sei schon hier vorweggenommen – im Rahmen des 9. Internationalen Kongresses für Psychotherapie in Oslo.

Interna der Gesellschaft

Im Vorfeld der Mitgliederversammlung am 11.10.1969 in Würzburg wurden die Mitglieder »aufgefordert, die Rechtslage über die Erlangung halluzinogener Substanzen und ihre persönlichen Erfahrungen in den einzelnen Ländern zu berichten. Vorschläge zur Verbesserung der Situation sollen ausgearbeitet werden«. Außerdem wurden die Mitglieder »gebeten, Vorschläge zu unterbreiten, die geeignet sind, das Ansehen der Psycholytischen Therapie in Kreisen der Ärzte und der Öffentlichkeit zu heben und die Verbreitung der Behandlung (Nachwuchsprobleme) zu fördern« (LEUNER 1969). Auf der Mitgliederversammlung wurde zunächst eine finanzielle Unterstützung der tschechischen Kollegen beschlossen. Dr. Ling trat aus Altersgründen von seinem Posten als Vize-Präsident zurück und der Tscheche Dr. Milan Hausner wurde zum Vize-Präsidenten gewählt.

Im weiteren Verlauf wurde über eine Initiative von US-Kollegen zur Gründung einer internationalen Dachorganisation berichtet. Ansprechpartner sei Dr. McLean aus Vancouver (Kanada). Man einigte sich darauf, zunächst einen Brief an McLean zu schreiben, um einige Fragen zu klären: 1. Wie ist die legale Position der Organisation? 2. welche Aktivitäten wurden bisher unternommen? 3. Wie viele Mitglieder hat die Organisation?

Psycholytic and Psychedelic Therapy – Towards an Integration of Approaches Dr. S. Grof (USA)
LSD-Asssited Psychotherapy with Terminal Cancer Patients Prof. W.N. Pahnke (USA)
Dynamic Changes of Personality following a Short Term Psycholytic and Psychedelic Treatment of Alcoholics Drs. J. Skala, M. Vojtechovsk, V. Safratova (CZ)
Das Psychedelische gleicht dem primär Narzisstischen Dr. Z. Havlicek (CZ)
Lysergamide and Attitude Change in Normal Subjects V. Hruza, S. Kratochvil, E. Fanfulova (CZ)
Personality Change and LSD Experience D. Karsevova, S. Kratochvil, J. Müllerova (CZ)
Diagnosis and Therapy of Exhibitionists and Impotencies with Psycholysis L. Taus (CZ)
Zum Problem der affektiven Anästhesie in der Psycholytischen Therapie Dr. G.W. Arendsen Hein (NL)
Psychonalysis, Psycholysis and Rehabilitation Dr. Z. Havlicek (CZ)
Personality and Symptomatic Changes after Psycholysis as Compared to Psychedelic Therapy and other Kinds of Psychotherapy Dr. M. Hausner (CZ)

Tabelle 19: Liste der Vorträge beim Symposion der EPT in Würzburg 1969 (Auswahl).

4. Wer ist der Vorstand? Außerdem brachte man zum Ausdruck, dass »for the moment being the board considered an independent European organization desirable, but also expressed our willingness to establish some form of cooperation …« . Eine Antwort erhielt man jedoch nicht, da die von den Nordamerikanern geplante Fachgesellschaft offenbar nicht über das Planungsstadium hinauskam.

Es wurde erörtert, ob man eine eigene periodische Publikation herausgeben solle - was befürwortet wurde. Größeren Raum nahm die Diskussion über eine Erweiterung der Gesellschaft auf andere Wissenschaftsbereiche ein. «The board proposed an enlargement of the aims of the society and a wider field of action, including basic research in the related fields of genetics, pharmacology and psychology. … the society needs contributions from workers in those fields and should not limit its membership to the medical profession only. This viewpoint found general acceptance, and a change in the name of the society was then considered. It was felt that the word hallucinogenic was to be avoided and that the letter-combination E.P.T., being correct in several languages, should be kept. The proposal then was ›European Medical Society for Psycholytic Therapy and Research‹« (Leuner 1969a). Die Vorschläge für eine Änderung des Namens waren: »Europäische Gesellschaft für Psycholyse und ihre Grundlagenforschung« und »Europäische Gesellschaft für Psycholytische Therapie und Forschung«. Es wurde angeregt, bei der Namensgebung die Sandoz AG einzubeziehen. Dr. Gnirss sollte diesbezügliche Konsultationen mit Verantwortlichen der Firma in Basel durchführen (Leuner 1969a). Rückblickend ist festzustellen, dass es letztlich anscheinend keinen Beschluss zur Erweiterung der EPT gab und der ursprüngliche Name beibehalten wurde.

Außerdem regte der Vorstand einen vermehrten Literaturaustausch an. Mitglieder sollten in Zukunft eigene Publikationen dem Vorstand melden. Insbesondere die Kollegen aus der Tschechoslowakei wurden gebeten, Sonderdrucke zu versenden. Um die Methode bekannter zu machen, »sollen Mitglieder Einzelfallberichte publizieren, Fälle von Psychoanalytikern übernehmen, die mit der Analyse nicht fortschreiten, und mit diesen gemeinsam weiterbehandeln oder an diese zurückgeben« (Leuner 1969b).

Im Jahre 1970 war die Teilnahme am ***8. internationalen Kongress für Psychotherapie*** in Mailand vom 25.–29. August 1970 geplant. Dort sollte ein ganztägiges Symposium der EPT abgehalten werden. Dabei sollte es um den Stand der Chromosomenforschung, Übertragung und Gegenübertragung und um Interpretationen psycholytischen Materials nach Jung und nach Freud gehen. Die Veranstaltungen in Mailand fielen jedoch aus, da – so der interne Schriftverkehr – Professor Servadio sich nicht um die Teilnahme gekümmert hatte. Dennoch trafen sich am Rande des Kongresses einige EPT-Mitglieder zu einem informellen Treffen.

Eine nächste Mitgliederversammlung fand anlässlich des Symposions der ***EPT*** 1971 in Göttingen statt. Diese war jedoch (im Unterschied zum Symposion selbst) so schwach besucht, dass sie nicht beschlussfähig war. 1971 hätte auch eine Vorstandswahl stattfinden sollen, die nicht vollzogen werden konnte; so dass der Vorstand zunächst kommissarisch im Amt blieb. Auch der von Dr. Gnirss gewünschte Rücktritt als Schatzmeister konnte nicht vollzogen werden. Er blieb bis 1973 kommissarisch im Amt.

Die letzte Vorstandssitzung der EPT fand anlässlich des 9. Internationalen Kongresses für Psychotherapie 1973 in Oslo statt. Sie hatte lediglich informellen Charakter. Auf ihr wurde vorgeschlagen, den Vorstand bis 1974 weiter im Amt zu lassen. Bei einem nächsten geplanten Treffen 1974 in Kopenhagen sollte dann eine Vorstandswahl stattfinden.

Ausbildung

Obgleich die meisten Psycholytiker Behandlungen »auf eigene Faust« durchführten, war von Anfang an klar, dass die EPT für eine verbindliche Ausbildung und entsprechende Richtlinien zuständig sein sollte. Wie eine Ausbildung aussehen sollte, wurde aber nur in Umrissen beschrieben.

Man stellte sich vor, dass eine solche Ausbildung nur an klinischen Behandlungszentren stattfinden sollte, nicht im ambulanten Bereich (vgl. Leuner 1971: 335). Grundlegend waren damals die Theorie und Praxis der Psychoanalyse bzw. der tiefenpsychologisch fundierten Psychotherapie. Zur Ausbildung sollten mindestens 5 Selbsterfahrungen unter Aufsicht eines erfahrenen Psycholytikers gehören (EPT-Archiv, Hausner & Segal 2009: 23). Zur inhaltlichen Ausrichtung schreibt ein Vertreter der EPT: «Psycholytic treatment is not, as I first thought, the simple procedure of giving a patient with a certain neurosis a certain dose of LSD and letting him work out his problems for himself. During the ten years in which I have used this medium ..., many new variables have made treatment not only more complicated, but also more subtle. ... Learning to handle the psycholytics in treatment of neurosis is, however, not as complicated as the many variables would suggest. I think the method could be learned by a qualified psychiatrist in about half a year, through studying and observing methodology while assisting a colleague, who should have, I think, at least three years' experience in psycholytic therapy, in combination with at least five of his own experiences, with dosages ranging from 50 to 500 µg« (van Rhijn 1967: 208). Der englische Psycholytiker Sandison schreibt: »it cannot be emphasized too strongly that the administration of L.S.D. by one person to another constitutes a psychotherapeutic transaction, and unless the giver is competent to handle the subsequent emotional changes in the recipient he should not embark on the experiment. By competent I mean not only in the psychodynamic field, but he should also possess a thorough knowledge of the pharmacological effects of the hallucinogenic drugs and of their antidotes and excitants« (Sandison 1966: 49).

Weiterhin sah die EPT für die Ausbildung vor, dass die erste therapeutische Arbeit des Aspiranten sorgfältig supervidiert werden sollte, indem sich ein erfahrener Psycholytiker im Hintergrund des Behandlungsraumes aufhält und danach mit dem Kandidaten den Verlauf der Sitzung, dessen Haltung und Interventionen reflektiert. Der Kandidat ist sowohl für eine konstante Betreuung während der Sitzung verantwortlich als auch für die Nachbehandlung mit konventioneller Psychotherapie. Auch wenn der Kandidat eigene Behandlungserfahrungen gesammelt hat, bleibt ihm die Verpflichtung, sich regelmäßig supervidieren zu lassen und an Intervisionsgruppen teilzunehmen.

Eine derartige Ausbildungs- und Behandlungskultur war den US-Amerikanern damals fremd, wie der Kommentar von Daniel Freedman zeigt: «I have ... an impression that the European therapists … have absorbed LSD into well known, well controlled patterns of clinical work. … Obviously, either the problem of omnipotence, or the doctor being upset by the patient's feelings, requires training and supervision. The whole notion of supervising therapy with LSD, in this country, is unmentioned and should be built into experimental and scientific protocols since it is one of the best safeguards we have in clinical psychiatry« (Freedman 1967: 221).

Es ist nicht genau bekannt, wie viele Kandidaten durch Mitglieder der EPT ausgebildet wurden, aber es dürften einige Dutzend gewesen sein.

Der Lieferstopp 1965 und die Reaktionen darauf

Nachdem es 1962 eine Polizeirazzia in einem Vorort von Los Angeles bei einigen Therapeuten, die LSD anwendeten, aber auch rege selber nahmen, gegeben hatte (vgl. Novak 1997), wurde die Sandoz AG zunehmend vorsichtiger mit dem Vertrieb. Doch erst die ausufernden Aktivitäten der Gruppe um den Harvard-Psychologen Timothy Leary gaben den Ausschlag dafür, dass Sandoz den Vertrieb 1965 in den USA (kurz darauf auch in Europa) einstellte. In den USA übergab Sandoz die verbliebenen Vorräte an das ***National Institite of Mental Health (NIMH)***. Vom NIMH wurden LSD und Psilocybin dann nicht mehr an einzelne Ärzte sondern nur noch an klinische Forschungseinrichtungen geliefert. Durch den Schritt wollte die Sandoz AG eine schlechte Presse vermeiden, verursachte jedoch zugleich den Abbruch von etwa eintausend laufenden Behandlungen (Leuner 1981: 22).

Im Dezember 1965 erschien im *New England Journal of Medicine* ein anonymes Editorial mit dem Titel »LSD – A Dangerous Drug«. Das Editorial ignorierte die publizierte wissenschaftliche Evidenz und behauptete gar, »there is no published evidence that further experimentation is likely to yield valuable data«. Fremont-Smith bezeichnete dies auf der Konferenz The Use of LSD in Psychotherapy and Alcoholism als »den ultimativen Ausdruck einer anti-wissenschaftlichen Haltung«. Er empfahl, dass Studien mit LSD am Menschen »be intensively pursued under careful control by competent investigators and that current federal and state regulations restricting the use of LSD ... be reviewed in the light of the published benefits, and the exceedingly few reports of adverse effects when LSD is administered under experienced medical supervision« (Fremont-Smith 1967: XV).

Knapp ein halbes Jahr später erschien im *British Medical Journal* ein anonymes Editorial mit dem Titel »Effects of L.S.D«. Mit Verweis auf den unkontrollierten Gebrauch von LSD werden darin Gefahren von LSD beschworen und Einzelfälle angeführt, in denen gefährliche Situationen auftraten, von Psychosen bis hin zur Ermordung eines Ehemanns durch eine Patientin, die mit LSD-Therapie behandelt wurde. In einem Zug damit wurden Intoxikationen mit Samen der Morning-Glory-Pflanze (die LSD-ähnliche toxische Stoffe enthält) angeführt. Außerdem wurde auf mögliche Nachreaktionen wie Flashbacks verwiesen. Therapeutische Anwendungen wurden mit einem kursorischen Kommentar abgetan und geschlussfolgert, dass »the proper use of the drug in treatment has not been settled ...«. Das Faktum, dass LSD keine Abhängigkeit erzeugt, wird vom Autor – ohne Nennung von Gründen – infrage gestellt und die Medizinische Community aufgefordert »to deal with L.S.D. forthwith on the same legal and administrative lines as we have found necessary for amphetamine« (Anonymous 1966: 1496).

Nach dem Editorial erschien im selben Journal eine Reihe kommentierender Briefe, in denen die Einstellung des Vertriebs von LSD und Psilocybin durch die Sandoz AG kritisiert wurden. Auch Sandison, jener Psycholytiker der in England über die größte Erfahrung verfügte, bezog Stellung: »I feel that this is the moment not so much to emphasize the dramatic side of L.S.D., as your leader has tended to do, but to stress the unquestioned benefit to many patients that has been wrought by therapists in this country using L.S.D. over the past 10 years. ... I have recently received many letters from psychotherapists who are deeply concerned about the action taken by Sandoz ... Since there is little else psychiatry has to offer in the long term for these patients let us hope that the use of L.S.D. in psychotherapy will survive the present threats« (Sandison 1966: 49). Dr. Browne aus Hornchurch schrieb, dass »the sudden termination of lysergic acid production by Sandoz will mean the interruption of L.S.D. treatment for many patients. ... which probably offered them their only hope of improvement in view of the shortage of skilled psychotherapists. It is difficult to understand how a reputable drug company such as Sandoz can act in this way without consultation with the profession ...« (Browne 1966: 1540). Für das *British Medical Journal* war dieser Brief Anlass, ihn dem Managing Director der Sandoz AG in England vorzulegen. Dieser schrieb in seiner Entgegnung, dass die Vergabe von LSD schon vor Aufkommen des Konsums durch Laien problematisch gewesen sei, da die Zuständigkeiten und Regelungen in den einzelnen Staaten sehr unterschiedlich seien.

In den USA sei Sandoz wiederholt als »Lieferant von illegal verwendetem LSD« genannt worden, was dem Ansehen der Firma erheblich geschadet hätte. Außerdem führte er an, dass »very little LSD-25 has, in fact, been used in the United Kingdom, this in itself being an indication of the lack of general acceptance by psychiatrists of this material as a irreplaceable therapeutic agent« und er wies darauf hin, dass »LSD-25 has always been totally uneconomic to Sandoz, and its continued availability up to the present has been as a service. However, to expect a house to maintain a preparation whose therapeutic usefulness is open to question, to risk its good name, and to carry the problem of control of distribution in the context of increasingly widespread misuse is, we believe, quite unjust. Nevertheless, the company is prepared to cooperate wholeheartedly in any arrangement where distribution is placed in the hands of an appropriate authoritative body.« Dies ist als Hinweis auf die weiter oben beschriebene Organisation zu verstehen, deren Bildung Sandoz schon 1963 angeregt hatte, die aber nicht existierte. Außerdem führte er an, dass es, seit das Patent für LSD 1963 aufgelaufen sei, andere Produzenten von LSD in England gäbe, die den Vertrieb erheblich weniger kontrollierten als Sandoz das getan habe (Christen 1966). Sandisons Kollege am Powick Hospital, A.M. Spencer, schreibt: »I feel that Sandoz's action in withdrawing the drug without notice and without regard to the condition of the patients on treatment is itself highly unethical«. Er argumentierte, dass Sandoz durch den Lieferstopp vielleicht eine Schädigung der Reputation in der Öffentlichkeit begrenzt habe, aber nicht die Rufschädigung »in the eyes of the profession, who have been treated in such a cavalier and unprecedented manner« (Spencer 1966). Man hätte mindestens nach einer Möglichkeit suchen sollen, die aktuell in Behandlung befindlichen Patienten bis zum Abschluss der Behandlungen zu versorgen.

Leuner beschrieb die Situation gegen Ende der 1960er Jahre so: »Hinzu kam ferner, dass die FDA bzw. die amerikanische Regierung überhaupt Einfluss auf die WHO in Genf nahmen, mit dem Erfolg, dass in allen zivilisierten Ländern halluzinogene Substanzen mit Rauschmitteln wie Opium und anderen gleichgesetzt und unter die entsprechenden Gesetze gestellt wurden. … weshalb die Halluzinogen-Forschung ... praktisch erstarb. … Abgesehen von den notwendigen gesetzgeberischen Restriktionen, wollte sich schließlich kaum noch ein Untersucher von seinen Kollegen sagen lassen, dass statt mit ‚Suchtmitteln' Forschung zu treiben, es ihm besser anstünde, sich an der Bekämpfung des Rauschmittelmissbrauchs zu beteiligen. ... Dabei war es beeindruckend, wie namhafte Fachvertreter und erfahrene Forscher, die etwa die Untersuchungen der von mir geleiteten europäischen Arbeitsgruppe geschätzt und sie zur Teilnahme an internationalen Kongressen aufgefordert hatten, sich nun dem allgemeinen restriktiven Konsens anschlossen. Wer geglaubt hatte, dass Forschung voraussetzungslos nach Erkenntnis und Wahrheit suche, fand sich enttäuscht« (Leuner 1981b: 21). Die deutschen Behörden hätten zwar Genehmigungen zur Anwendung im ambulanten Bereich zurückgezogen, aber für Forscher und Kliniken bestünde weiterhin die Möglichkeit einer Genehmigung. So behielt Leuner seine Sondererlaubnis bis zur Emeritierung 1985. Doch hatte sich die Lage seit Ende der 1960er Jahre derart verschlechtert, dass seit 1971 keine Klinik bzw. Forschungseinrichtung entsprechende Anträge mehr gestellt habe (Leuner 1981b). Hatte man zunächst geglaubt, dass eine sachgerechte Information der Öffentlichkeit durch Experten der ***EPT*** möglich sei, so wurde man schnell eines Besseren belehrt. Der seit etwa 1967 aufkommende Rauschmittelmissbrauch wurde von der Presse derart bedrohlich dargestellt, dass jegliche Anwendung obsolet erschien.

Was konnte nun die ***EPT*** tun, um dieser Situation entgegenzuwirken? Ideen, die in der ***EPT*** diskutiert wurden, waren:

1. Sachgerechte Information der (Fach-)Öffentlichkeit. Dies wollte man durch Herantreten an die Behörden (z.B. durch Briefe an WHO und UN), durch gezielte Pressearbeit wie auch Publikationen in Fachjournalen erreichen.
2. Förderung besserer Forschung.
3. Forschung zur Effizienz der Psycholytischen Therapie. Es entstand die Übersichtsarbeit von Mascher (1967) und Leuner führte Effektivitätsstudien an seiner Abteilung durch (Mascher 1965, Schulz-Wittner 1989). Außerdem sollten Ergebnisse einzelner Behandlungszentren einheitlicher erhoben werden, um den Wirksamkeitsnachweis zu verbessern (Leuner 1973).
4. Eine Umfrage zu Nachkommen von LSD-Patienten im Hinblick auf mögliche genetische Schäden bzw. Missbildungen durch die Verabreichung von LSD.
5. Umfragen zu möglichen Gefahren der Psycholytischen Therapie. So führten die englischen Psycholytiker 1969 eine solche Umfrage durch (Malleson 1971).

Obgleich die Aktivitäten der ***EPT*** zunächst anscheinend unbeeindruckt weiterliefen, so ist doch eine zunehmende Bedrückung im Schriftverkehr der EPT spürbar; man könnte auch von einer »Defensive« sprechen, in die man geriet. Und dies, wo man hoffte, mit der Methode in der Fachwelt Furore zu machen. Dazu kamen die Entwicklungen in der Tschechoslowakei im Gefolge des sog. Prager Frühlings 1968, welche die Repression verstärkten und zu einem Rückgang der Zahl ambulanter LSD-Therapeuten führte (Grof 2014).

Übersichtsarbeit zur Effektivität und den Indikationen der Psycholytischen Therapie

Um einen Überblick über die Ergebnisse und Indikationen der Psycholytischen Therapie in Europa zu gewinnen, initiierte Leuner die Erstellung einer Übersichtsarbeit. Diese stellte eine Synopsis von 42 Publikationen über Resultate der Psycholytischen Therapie aus den Jahren 1953 bis 1965 dar. Durch die unterschiedliche Erhebungs- und

Auswertungsmethodik und Variationen der Therapie-Methodik war kein striktes statistisches Vorgehen möglich. Von den 1603 ausgewerteten Fällen waren 68 Prozent als besonders schwer und chronisch eingestuft worden, die verbleibenden 32 Prozent als schwer.

Laut Mascher ließen sich vier Grundmodalitäten der psycholytischen LSD-Anwendung unterscheiden:

Gruppe 1 (87 Fälle)	Nur eine Sitzung nach gründlicher psychoanalytischer Vorbereitung.
Gruppe 2 (701 Fälle)	Wiederholte LSD Sitzungen in Kombination mit individueller Psychotherapie.
Gruppe 3 (425 Fälle)	Kombination von wiederholten LSD-Sitzungen mit Einzel- und Gruppentherapie.
Gruppe 4 (363 Fälle)	Ausschließliche Anwendung in der Gruppentherapie.

Da die Ergebnisse der Studie von Mascher an anderer Stelle des vorliegenden Buches referiert werden, soll hier nur erwähnt werden, dass die besten Resultate mit der kombinierten Einzel- mit Gruppentherapie erreicht wurden.

Eine Umfrage zu möglichen Gefahren der LSD-Anwendung

Im Dezember 1968 wurde von dem englischen Psycholytiker Nicolas Malleson ein Fragebogen an 74 Therapeuten und Forscher versendet, die in England LSD angewendet hatten. In England sollen 1969 noch 44 Therapeuten LSD benutzt haben. Die Erhebung sollte zeigen, inwieweit die Anwendung von LSD mit Komplikationen und Gefahren verbunden ist. Von den 74 Angeschriebenen antworteten 73. Die Umfrage umfasste 4300 Patienten mit 49 000 LSD-Sitzungen; außerdem 170 Versuchspersonen bei Experimenten, denen 450 Mal LSD verabreicht wurde.

In Bezug auf Komplikationen und Gefahren ergab sich, dass es drei Suizide bei den 4300 Patienten gegeben hatte. Auch wenn eine zeitliche Beziehung zu den LSD-Behandlungen bestand, sei deren Anteil unklar, so Malleson. In zwei Fällen habe es sich um Psychosekranke gehandelt. Bei 20 Patienten waren Suizidversuche zu verzeichnen (>0,5 Prozent). Es wurden bei 37 Patienten von psychotischen Nachreaktionen berichtet. In acht dieser Fälle waren die Details unbekannt, 19 erlebten kurzzeitige Episoden, 10 Fälle verliefen chronisch. Die behandelnden Psychiater gaben an, dass es sich bei den chronischen Fällen um Patienten mit einer vorbestehenden Prädisposition für eine Psychose gehandelt habe.

Es gab keinen Zusammenhang zwischen Komplikationen und Dosishöhe; auch keinen zwischen Komplikationen und Sitzungsanzahl. Es fiel auf, dass die klinischen Einrichtungen nur halb so viele Komplikationen verzeichneten wie die ambulanten Behandler.

Werden diese Zahlen mit Komplikationsraten gewöhnlicher Psychotherapien verglichen, so zeigt sich, dass Patienten in LSD-Therapie kein höheres Risiko für Suizide bzw. Suizidversuche aufweisen als Patienten in konventioneller Psychotherapie. Das

Auftreten psychotischer Reaktionen wird bei konventionellen Psychotherapien nicht untersucht, so dass ein Vergleich nicht möglich ist.

Missbildungen durch LSD und Psilocybin?

Zum ansteigenden Drogenmissbrauch kamen wissenschaftliche Veröffentlichungen, die es möglich erscheinen ließen, dass Menschen, die LSD einnehmen, genetische Schäden erleiden und missgebildete Kinder bekommen könnten. Dass LSD Chromosomen verändern könnte, wurde zuerst von Cohen et al. (1967) publiziert, die eine höhere Zahl von Chromosomenaberrationen bei einem mit LSD behandelten Schizophrenen fanden. Irwin und Egozcue (1967) fanden bei LSD-Konsumenten ähnliche Veränderungen. Die Befunde wurden nie reproduziert, hatten aber einen erheblichen Einfluss auf die Reputation der LSD-Forschung. In den Behörden gab es damals sofort große Bedenken, da man durch die Taliomid-Katastrophe (Contergan) mit Zehntausenden von Missbildungen sensibilisiert war.

Den Ärzten der EPT mag aus ihren Behandlungen mit Tausenden von Sitzungen klar gewesen sein, dass diese Spekulationen unsinnig waren, da sie keine Missbildungen bei Nachkommen von LSD-Patienten beobachtet hatten. Doch galt es, diesen Befund genauer zu belegen. Daher organisierte die EPT 1968 eine Umfrage bei ihren Therapeuten. Aus dem Schriftverkehr ist deutlich, dass man mit der Umfrage gut vorankam, aber auf einige Kollegen offenbar stärker einwirken musste, um die Umfrage Ende 1969 komplettieren zu können. Nach der Auswertung durch Arendsen Hein (1969), die auf dem EPT-Symposion 1969 in Würzburg vorgestellt wurde, erfasste die Umfrage in Kontinentaleuropa 482 Patienten, die 102 Kinder zur Welt brachten. Darunter waren ein Kind mit kongenitaler Hüftluxation und ein Kind mit Syndactylie, also einer Missbildung der Finger. Die Untersuchung in England umfasste 433 Patienten, die 68 Kinder zur Welt brachten, die sämtlich gesund waren. Somit ergab die Umfrage keine Hinweise auf eine Vermehrung von genetischen Schäden oder Missbildungen. Doch der Schaden für die Reputation der LSD-Behandlung durch die vorhergehenden Pressemeldungen war nicht mehr zu beheben.

In den Folgejahren erschienen dann Untersuchungen an LSD-Patienten in den USA. Tijo et al. (1969) untersuchten 8 Gesunde, die in Experimenten 1–26 Mal LSD erhalten hatten. Die Rate an Chromosomenaberrationen war nicht höher als in der Kontrollgruppe.

Leuner führte mit einem Genetiker der Universität Göttingen Untersuchungen zu möglichen Chromosomenveränderungen bei mit Psilocybin behandelten Patienten durch. Diese ergaben Hinweise auf vermehrte Chromosomenbrüche. Deren Anzahl war jedoch so gering, dass sie unter denen einer Lungen-Röntgenaufnahme lagen und somit ohne Relevanz für die Kindeszeugung seien (Eberle & Leuner 1970). Robinson,

Psycholytiker an einer Klinik in England, machte mit Kollegen eine Studie, bei der 50 Patienten wöchentliche LSD-Injektionen erhielten. Die Chromosomen wurden nach Beendigung der LSD-Gaben über ein Jahr hinweg regelmäßig untersucht. Es fanden sich keine Veränderungen im Vergleich zur Kontrollgruppe (Robinson et al. 1974).

Zusammenfassende Übersichtsarbeiten von Long (1972) und Grof (1980) schlussfolgerten, dass die Gabe von reinem LSD unter kontrollierten Bedingungen keine Chromosomenveränderungen verursacht, auch nicht mutations- oder krebserzeugend ist.

Exkurs 1: Sonderfall Tschechoslowakei

Mir scheinen einige Erläuterungen zu den Spezifika der Situation in der Tschechoslowakei angebracht. In den frühen fünfziger Jahren wurde eine Forschungsgruppe von Biochemikern und Psychiatern an der Prager Psychiatrischen Forschungsanstalt gegründet. In der Frühzeit der 1960er wurden zwei Gruppen von Psychotherapeuten, die Halluzinogene nutzten, etabliert. Eine davon war die am psychiatrischen Forschungszentrum in Prag mit Grof und Dytrich, die hauptsächlich mit der psycholytischen Methode arbeitete. Die andere Gruppe wurde von Milan Hausner, einem Psychoanalytiker, und V. Dolezal, einem Toxikologen, geleitet (Hausner & Segal 2009: 21f.). Es gab in der Tschechoslowakei während der 1960er Jahre mehrere Kliniken, die die Psycholyse anwandten, und etwa 40 ambulante Psychotherapeuten, die eine Bewilligung für die Verwendung von LSD in der Therapie besaßen. Von diesen nutzten, nach übereinstimmenden Angaben von Grof (2014) sowie Hausner und Segal (2009: 21), nur etwa die Hälfte tatsächlich diese Möglichkeit. Schon seit 1960 bestand in der Tschechoslowakei ein effektives Kontrollsystem für die medizinische Vergabe von LSD, welches in ähnlicher Form von der WHO erst 1966 empfohlen wurde. Nachdem das Patent von Sandoz für LSD 1963 ausgelaufen war, wurde LSD regelmäßig in kleinen Mengen hergestellt und gehörte zur regulären Pharmakopöe der Tschechoslowakei.

Sämtliche Therapeuten, die LSD anwandten, waren verpflichtet, sich bei einer Regierungsstelle registrieren zu lassen und ihr LSD von dort zu beziehen. Außerdem bestand die Pflicht, an den jährlichen Symposien über LSD-Psychotherapie in Bad Gräfenberg teilzunehmen (Hausner 1970). Auf diesen Symposien wurden neueste Entwicklungen der LSD-Psychotherapie vorgestellt, aber auch die einzelnen Ärzte waren angehalten, Fälle zu präsentieren. Einige Therapeuten, wie etwa Hausner, arbeiteten eng mit Leuner zusammen. So hat Hausner ab 1966 Leuners Behandlungsmodell in der Klinik in Sadska etabliert, mit einer Kombination von Einzel- und Gruppentherapie auf psychoanalytischer Grundlage (Hausner & Dolezal 1963).

Viele der in der Tschechoslowakei arbeitenden Psycholytiker waren Mitglieder der EPT. Sie hatten aber teils Probleme, an den Symposien bzw. Kongressen teilzunehmen, obwohl man dafür Auslandsreisen beantragen konnte, was aber aufgrund der

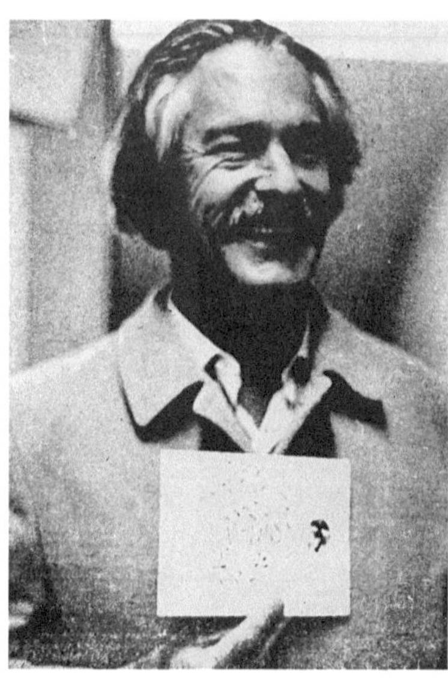

Abb. 30: Der ehemalige Harvard-Professor für Psychologie, Timothy Leary, mit einem Foto seines nach mehr als 1000 LSD-Einnahmen offenbar unveränderten Chromosomensatzes, ca. 1968.

Schwerfälligkeiten der Behörden nicht immer gelang. Dies war bedauerlich, da diese Kollegen teils über enorme praktische Erfahrung verfügten.

Nach Aussage von Hausner (Hausner & Segal 2009: 21), dem vermutlich besten Kenner der dortigen Verhältnisse, schwankte die Einstellung zur LSD-Therapie von einem gemäßigten Optimismus bis zur abwartenden oder ablehnenden Haltung. Doch auch wenn sich die offizielle Katheder-Psychiatrie gegenüber der LSD-Anwendung nicht unterstützend verhalte, so agiere sie dennoch vernünftig tolerant.

In der Tschechoslowakei wurde die Psycholyse an einzelnen Kliniken noch bis Mitte der 1970er Jahre fortgeführt (Hausner 1992).

Exkurs 2: Sonderfall England

In England wurde die Psycholytische Therapie mit LSD so breit ausgeübt wie in keinem anderen Land. Dies geschah ohne viel Aufhebens: kaum Publikationen, kaum Zusammenkünfte. So hatte die nationale und internationale Öffentlichkeit nur wenig Kenntnis davon. Soweit mir bekannt, gab es 5 Kliniken in England, die mit psycholytischer Therapie arbeiteten. Außerdem gab es nach Angaben von Malleson (1971) etwa 50 ambulant arbeitende Psycholytiker. Mallesons Umfrage berichtet über mehr als 4300 Patienten, die bis 1968 behandelt wurden.

Eine Besonderheit stellte die »Isolation« der englischen Therapeuten dar. Diese scheinen untereinander, aber auch zu Therapeuten auf dem Kontinent, kaum Kontakte gepflegt zu haben. Nach dem Symposium der ***Royal Medico-Psychological Association*** in

London 1961 hat es offenbar keine weiteren Konferenzen oder Treffen gegeben. Auch scheint es keine nationale Koordination oder eine Ausbildung gegeben zu haben. Selbst die Art und Weise, wie die Genehmigungen erteilt wurden, oder ob es womöglich gar keiner Genehmigungen bedurfte, ist heute unklar. Einige der Arbeitsgruppen an den Kliniken beteiligten sich an der Forschung und publizierten ihre Vorgehensweisen und Ergebnisse (Sandison, Robinson u.a.), aber die meisten führten lediglich diese »bewährte und weitgehend gefahrlose Therapie« durch. In England wurde Psychotherapie kaum durch die Krankenkassen finanziert, was bedeutete, dass große Teile der Bevölkerung keine Psychotherapie in Anspruch nehmen konnten. Durch die LSD-Therapie versprach man sich eine Verkürzung der Behandlungsdauer und einen breiteren Zugang zu Psychotherapie: »As a practioner in a working-class area L.S.D. therapy is the only form of psychotherapy I consider financially possible for my patients ...« (Browne 1966b).

Leuner hatte 1970 und 1971 Kollegen in England angeschrieben, um nähere Informationen über die Vielzahl von LSD-Therapeuten zu erlangen, welche die Umfrage von Malleson (1971) beantwortet hatten. Antworten auf seine Anschreiben sind nicht dokumentiert. 1996 hatte er im Interview mit mir angegeben, dass er keine schlüssigen Antworten erhalten hatte. Es habe ihn gewundert, warum dort so viele Kollegen mit LSD therapierten, aber untereinander und vom Kontinent derart isoliert gewesen seien.

Die Gründung der EPT und ihre Aktivitäten führten allerdings kaum dazu, dass sich die englischen Therapeuten mit Kollegen auf dem Kontinent vernetzten. Dafür dürfte es verschiedene Gründe gegeben haben: zum einen der noch nicht lange zurückliegende zweite Weltkrieg, in dem England und Deutschland erbitterte Gegner waren, und zum zweiten ist eine Insel durch die »Barriere Meer« stärker abgegrenzt. Es sei daran erinnert, dass als Kommunikationsmittel damals lediglich Briefe und teure Telefonate zur Verfügung standen. Dennoch gab es Kontakte englischer LSD-Therapeuten zur EPT. Buckman und Ling, aber auch Joyce Martin in London, gehörten zu den Gründungsmitgliedern und waren sehr aktiv. Aus den Mitgliederlisten ergibt sich, dass etwas mehr als zehn Personen aus England Mitglieder der EPT waren, so auch Pauline McCririck, Joshua Bierer und Nicolas Malleson. Dies bedeutet, dass mehr als zwei Drittel der englischen Therapeuten kaum über interkollegiale Kontakte verfügten. Über das Schicksal der ambulanten Psycholytiker ist nichts bekannt, doch einige Kliniken arbeiteten noch bis in die frühen 1970er Jahre mit der LSD-Therapie (z.B. Robinson et al. 1974).

Indikationen

Teilweise basierend auf der Übersichtsarbeit von Mascher (1967) zu Indikationen der Psycholytischen Therapie, publizierte Leuner (1971: 343) eine »Indikationsliste der EPT« (Tabelle 19). Diese wurde auf dem Symposium der EPT 1969 in Würzburg beschlossen und dann als »interne Mitteilung« in Umlauf gebracht.

Psychopathologische Zustände	**Sexualstörungen**
Charakterneurosen (alle Autoren)	Chronische Impotenz und Frigidität
Psychopathische Personen	Homosexualität
Adoleszente kriminelle Psychopathen	Päderastie
Zwangsneurosen	Exhibitionismus
Neurotische Depressionen	
Endo-reaktive Depressionen	*Psychosomatische Zustände*
Angstneurosen	Migräne
Herzphobien bzw. Herzneurose	Psoriasis
Phobien	Colitis ulcerosa (nicht im akuten Stadium)
Psychotische Grenzfälle	Pubertäre Anorexie (versuchsweise)
Schizophrene Restwahnzustände	Hysterische Konversion
Pathologisches Streunen	
Transvestismus	

Tabelle 20: Indikationsliste der EPT für die Psycholytische Therapie. (Leuner 1971).

Leuner weist darauf hin, dass die Indikationsstellung für die Psycholytische Therapie – wie stets in der Psychotherapie – »nicht allein von der Diagnose eines Falles ab[hängt]. Viel ausschlaggebender sind Prognosegesichtspunkte, die sich aus der Eigenart der Person des Patienten, seiner soziologischen Situation, der Dauer der Symptome und anderen Faktoren ergibt« (Leuner 1971: 343).

Liste der Zentren in Europa, die mit psycholytischer Therapie arbeiteten

Es folgt auf Seite 268 eine von mir zusammengestellte Liste der Kliniken, an denen während der 1960er Jahre die Psycholytische Therapie durchgeführt bzw. beforscht wurde (Tabelle 21).

Letzte Pläne und die Auflösung der EPT

Anfang 1971 waren einige Mitglieder der EPT im Austausch miteinander über ein nächstes Symposion der EPT. Ursprünglich hatte man geplant, dieses am Rande mit der jährlichen Konvention der ***American Psychiatric Association (APA)*** stattfinden zu lassen. Nachdem letztere Veranstaltung auch keinen definitiven Charakter annahm, schlug Hausner vor, dass man 1972 ein Symposion in Prag stattfinden lassen könnte. Allerdings unter dem Vorbehalt, dass sich die Situation der LSD-Psychotherapie, die offenbar zu dieser Zeit in der Tschechoslowakei durchaus kritisch war, bis dahin geklärt hätte (Hausner 1971). Auch England war als Konferenzort im Spiel, nachdem die von Malleson (1971) publizierte Umfrage offensichtlich gemacht hatte, dass in England mehr als 70 Psychotherapeuten mit LSD arbeiteten. Letztlich kam es jedoch nicht zu einer Veranstaltung der ***EPT*** im Jahre 1972.

Foundation Stichting Veluwland, Ederveen (NL)
Dr. Arendsen Hein

State University of Leiden und Jelgersmakliniek Oegstgeest, Leiden und Oegstgeest (NL)
Prof. Jan Bastiaans

Psychiatric Clinique, Brinkgreven (NL)
Dr. Cornelius H. van Rhijn

Rijksuniversiteit Kopenhagen und Frederiksberg Hospital, Kopenhagen (DK)
Dr. Einar Geert-Jörgensen, H. Andersen, K.K. Kristensen, K.P. Knudsen

Psychiatrische Klinik Lund (S)
Dr. Kaij

Clinic of Psychiatry, Boras (S)
Dr. Bogi Th. Melsted

Lier Hospital und Modums Bad Nervensanatorium, Vikersund (Norwegen)
Dr. Randolph Alnaes, Dr. Mogens Hertz, Dr. G.H. Johnsen

Universitätsklinik für Psychosomatik und Psychotherapie, Göttingen (D)
Prof. Hanscarl Leuner

Landeskrankenhaus Schleswig, Psychotherapeutische Abteilung, Schleswig (D)
Dr. E. Opitz

Privatklinik Udo Derbolowsky, Hamburg (D)
Drs. Gretel und Udo Derbolowsky

Nervensanatorium Oberwil, Oberwil-Zug (CH)
Dr. J. Fässler

Psychiatrische Universitätsklinik Basel, Basel (CH)
Dr. Fritz Gnirss (CH)

Psychiatrische Klinik Waldau, Bern (CH)
Dr. Hans Heimann

C.G. Jung Institut Zürich, Zürich (CH)
Dr. Ian Baker

Psychiatric Research Center Prague, Prag (CZ)
Stanislav Grof, Paul Grof, Zdenek Dytrych, Juraj Styk

Psychiatric Department of the Faculty Hospital of the Charles University, Sadska bei Prag (CZ)
Dr. Milan Hausner, V. Dolezal, Z. Havlicek

Psychiatric Hospital Horni Berkovice
Dr. Jan Sikora

Psychiatric Department of the District Policlinic, Prag (CZ)
Dr. Pavel Tautermann

Powick Hospital, Worcester (England)
Drs. Ronald A. Sandison, A.M. Spencer, J.D.A. Whitelaw

Ingrebourne Centre, Hornchurch (UK)
Dr. Richard Crocket

Roffey Park Rehabilitation Centre, Horsham (England)
Dr. J. T. Robinson

West Park Hospital, Epsom, Surrey (England)
Drs. Andrew G. Malleson, N.H. Rathod, Peter Bruggen, Clifford B. Salter

Marlborough Day Hospital, London (England)
Drs. Thomas Ling, John Buckman, Joyce A. Martin, Josuah Bierer, Pauline McCririck

Carlton Hayes Hospital, Narborough, near Leicester (England)
Dr. B. Bhattacharya

Clifton Hospital, York, Yorkshire (England)

Nervenheilanstalt der Stadt Wien, Rosenhügel Wien (AUS)
Dr. G.S. Barolin

Clinique des Maladies mentales et de l'Encephale, Paris (F)
Jean Delay, J.C. Benoi

Psychiatric clinic of Military Medical Academy, Lodz (Poland)
Z. Rydzynski, S. Cwynar

University of Bari (I)
Dr. Antonio Balestrieri

Tabelle 21: Liste von europäischen Kliniken, an denen die Psycholytische Therapie in den 1960er und 1970er Jahren regelmäßig durchgeführt wurde.

1. Europäisches Symposion über Halluzinogene in der Psychotherapie, Göttingen 1960
2. Symposion über Psycholytische Therapie, Bad Nauheim, 3. Oktober 1965
3. Symposion über Psycholytische Therapie, Amsterdam 28.–30. Oktober 1966
4. Symposion über Psycholytische Therapie, Würzburg, 11.–18. Oktober 1969
5. Symposion über psychologische Therapie, Göttingen, 10.–12. Dezember 1971

Liste von eigenständigen Veranstaltungen der EPT

Am Rande des 9. Internationalen Kongresses für Psychotherapie vom 25. bis 30. Juni 1973 in Oslo traf sich der Vorstand der EPT (LEUNER, ARENDSEN HEIN, HAUSNER, GNIRSS) zu einer informellen Vorstandssitzung. Außerdem waren zugegen: Dr. Hertz und Dr. Geert-Jörgensen (Kopenhagen), Dr. Gordon Johnson (Oslo) und Dr. Ian Baker (Zürich). Das Gremium war der Satzung nach nicht beschlussfähig; doch wurde Folgendes verhandelt: Leuner als Vorsitzender stellte fest, dass, in Anbetracht der allgemein restriktiven Umstände und der massiv erschwerten Erhältlichkeit von Halluzinogenen, in absehbarer Zeit mit der Weiterbildung von Mitgliedern nicht zu rechnen sei. Daher stelle sich die Frage, ob man die Auflösung der Gesellschaft beschließen bzw. sie »auf kaltem Wege« verfallen lassen solle. Die Anwesenden beantworten diese Frage einstimmig mit Nein. Es wurde entgegengehalten: 1. An zehn Stellen werde die Psycholytische Therapie noch durchgeführt; 2. bis dato sei kein ähnlich wirksames psychotherapeutisches Verfahren entwickelt worden; 3. das Symposion von Leuner beim aktuellen Kongress habe gezeigt, dass das Interesse an der Psycholyse unerwartet groß sei (Hörsaal war gefüllt); 4. um die Psycholyse weiter durchführen zu können, wäre die Unterstützung durch Gleichgesinnte wichtig.

Es wurde vorgeschlagen, die teils abgerissenen Kommunikationen und die in guter Erinnerung stehenden Symposien der Gesellschaft wieder aufzunehmen. Außerdem sollten halbjährliche Rundbriefe versandt werden, um die Mitglieder auf dem Laufenden zu halten. Dafür sollten die noch praktizierenden Mitglieder Beiträge liefern (besondere Fälle, Ausweitung des Indikationsspektrums, durchgeführte Experimente, neue Erkenntnisse). Des Weiteren wurde geplant, Ende Mai 1974 ein 3-tägiges Symposion in Kopenhagen abzuhalten. Inhaltlich sollten dazu von jedem Mitglied Berichte über Erfahrungen mit der Psycholyse in den letzten ein bis zwei Jahren gegeben werden. Außerdem sollten ausgelesene Einzelfälle mit ihrer subtilen Psychodynamik dargestellt werden. Ferner war geplant, Referenten aus der Baltimore-Gruppe sowie das Ehepaar Masters und Houston zu einem abschließenden Referat über die »psychedelische Erfahrung« einzuladen.

Leuner machte den Vorschlag, die Ergebnisse der psycholytischen Behandlung in den einzelnen Zentren einer kontrollierten Studie zu unterwerfen. Dazu sollten alle Patienten zu Beginn und nach Abschluss der Behandlung getestet werden und ein

Jahr nach Behandlungsende einer Nachuntersuchung unterzogen werden. Eine solche Studie könne entscheidend dazu beitragen, die Stellung der Psycholyse in der Fachöffentlichkeit zu stärken.

Darüber hinaus ging es bei dieser EPT-Vorstandssitzung noch um die Werbung neuer Mitglieder. Hierbei stieß man erneut auf das Problem, dass die Psycholytische Therapie nur sehr begrenzt ausgeübt werden konnte. In Deutschland war die Psycholyse ausschließlich an klinischen Einrichtungen durchführbar. Somit waren ambulante Therapeuten ausgeschlossen. Neue Mitglieder könnten also nur dann aktiv tätig sein, wenn ein Klinikchef sie unterstützte. Die Erfahrung zeigte jedoch, dass Klinikchefs erhebliche Hemmungen und Ängste hatten, die Verantwortung für eine solche Arbeit zu übernehmen. Dr. Gnirss berichtete aus der Schweiz, dass man dort die Arbeit bald wieder aufnehmen werde. Allerdings würden sich die jungen Assistenten fragen, welche Bedeutung dieses Wissen für sie habe, wenn sie letztlich keine psycholytischen Behandlungen durchführen könnten.

Anregungen zur Überwindung dieser Schwierigkeiten waren folgende: »1. Krankenhäuser, an denen die Psycholyse durchgeführt wird, ... können Psychotherapeuten von draußen die Möglichkeit geben, unter dem Schutz dieser Klinik ihre Patienten in der Klinik zu behandeln. 2. Man sollte in der breiteren psychotherapeutischen Öffentlichkeit darauf hinweisen, welche eminente didaktische Bedeutung das Sich-Befassen mit der psycholytischen Behandlung hat, so dass Ärzte auch aufgrund ihrer Ausbildung, die nicht beabsichtigen, später die Psycholyse durchzuführen, mit Erfolg an der Therapie teilnehmen« (Leuner 1973: 7).

Doch alle bei diesem letzten Treffen von Mitgliedern der EPT gefassten Pläne wurden, vermutlich durch die sich ungünstig entwickelnden historisch-gesellschaftlichen Umstände, nicht mehr umgesetzt. Letztlich kam es zu dem offenbar von Leuner schon geahnten »kalten Verfallen der Gesellschaft« im Jahre 1974.

Entwicklungen ab Mitte der 1970er Jahre

Ebenso wie Jan Bastiaans, der niederländische Lehrstuhlinhaber für Psychiatrie an der Universität Leiden, behielt Leuner seine Bewilligung zur Verwendung von Halluzinogenen bis zu seiner Emeritierung 1985. Leuner hat noch weiter Forschungen zur Psycholytischen Therapie durchgeführt. So gab es Untersuchungen zu Ketamin (Bolle 1985, 1988), zu dem kurzwirkenden Phenethylamin DMM-PEA (Schlichting 1989, 1991), zur analen Erlebnisthematik in der Psycholyse (Adler 1981) und zu Ergebnissen weiterer, mit der Psycholyse behandelter Patienten (Schulz-Wittner 1989). In der Tschechoslowakei und in England wurden an einigen Zentren psycholytische Behandlungen noch bis Mitte der 1970er Jahre durchgeführt.

1981 bilanziert Leuner, dass »der Grund dafür, dass diese Erweiterung psychotherapeutischer Möglichkeiten keineswegs begrüßt wurde, zum einen Teil in dem mangelnden Informationsfluss lag, dessen Ursache zu prüfen wäre. Zum anderen Teil lag er darin, dass pharmakologische Hilfsmittel in der Psychotherapie traditionsgemäß einer Definition widersprechen, nach der Psychotherapie ausschließlich eine Behandlung mit psychischen Mitteln ist (Schultz 1958). Insofern widersprach der hier vertretene Ansatz der ›reinen Lehre‹ und durchbrach offenbar ein Tabu. In ihm verbargen sich irrationale Kräfte. Sie führten zu Ängsten und waren Anlass zu Vorurteilen und zu Diskriminierung derartiger Methoden, häufig ohne dass die einschlägige Literatur studiert, geschweige denn die Verfahren einer sorgfältigen Nachprüfung unterzogen worden wären ...« (Leuner 1981: 22f.).

1985 gründete Leuner zusammen mit Adolf Dittrich, einem Professor für Experimentalpsychologie aus Zürich, und Albert Hofmann, dem Entdecker des LSD, das ***Europäische Collegium für Bewusstseinsstudien (ECBS).*** Dieses machte sich zur Aufgabe, über veränderte Bewusstseinszustände und psychoaktive Substanzen in Forschung und Therapie zu informieren sowie Forschungen zu initiieren. Das ECBS war von 1985 bis 2004 aktiv und veranstaltete drei internationale Kongresse sowie mehrere nationale Fachsymposien.

Gegen Ende des Jahrtausends blickt Leuner zurück und nach vorn: «In my view, the competent government agencies should take steps to reconsider and adequately structure the legislation which is presently founded on a basic misconception and has erroneously led to an extremely prohibitive exclusion of hallucinogenic substances from research and medical psychotherapy as the undifferentiated prohibitions hardly effected a control of the illegal use ... but primarily to a prevention of the proper use of these substances by educated physicians ... « (Leuner 1997: 6).

Leuner bleibt jedoch angesichts der nur sehr langsam vorankommenden Aufklärung und Veränderungen in der medizinischen Community skeptisch: »Inwiefern die klinische Halluzinogen-Forschung in Psychiatrie und Psychotherapie nach der erzwungenen, z. T. auch fruchtbaren, Besinnungspause, jemals wieder aufgenommen werden wird, bleibt den äußeren Umständen und der therapeutischen und wissenschaftlichen Aktivität der jüngeren Generation überlassen ...« (Leuner 1981: 27).

Literatur

Abramson HA (1956a) Lysergic Acid Diethylamide (LSD-25): XIX. As an Adjunct to Brief Psychotherapy, with Special Reference to Ego Enhancement. Journal of Psychology 41: 199–229

Abramson HA (1956b) Lysergic Acid Diethylamide (LSD-25): XXII. Effect on Transference. Journal of Psychology 42: 51–98

Abramson HA (1960) Psychoanalytic Psychotherapy with LSD. In: Abramson HA (ed.) The Use of LSD in Psychotherapy. New York: Josiah Macy Foundation 1960, S. 25–80

Abramson HA (1967a) Introduction. In: Abramson HA (ed.) The Use of LSD in Psychotherapy and Alcoholism. Indianapolis, New York, Kansas City: Bobbs-Merrill, S. VII–XI

Abramson HA (1967b) [Contribution to discussion.] In: Abramson HA (ed.) The Use of LSD in Psychotherapy and Alcoholism. Indianapolis, New York, Kansas City: Bobbs-Merrill, S. 668

Adler L (1981) Zur analen Erlebnisthematik in der Psycholytischen Therapie. Göttingen: Universität Göttingen Med. Diss.

Anonymous (1966) Effects of L.S.D. [Editorial]. British Medical Journal 5502 [18 June, 1966]: 1495–1496,

Arendsen Hein GW (1969) Brief an Hanscarl Leuner vom 11.11.69

Barolin GS (1961) Erstes Europäisches Symposion für Psychotherapie unter LSD-25, Göttingen, November 1960. Wiener Medizinische Wochenschrift 111: 266–268

Baroni D (1931) Geständnisse im Meskalinrausch. Psychoanalytische Praxis 1: 145–149

Bastiaans J (1983) Mental Liberation Facilitated by the Use of Hallucinogenic Drugs. In: Grinspoon L, Bakalar JB (eds.) Psychedelic Reflections. New York: Human Sciences Press 1983, S. 143–152

Bente D, Bradley PB (eds.) (1965) Neuro-Psychopharmacology Vol. 4. Amsterdam, London, New York: Elsevier

Bolle R (1985) Traumerleben bei einer subnarkotischen Dosis des Anästhetikums KETANEST. Göttingen: Universität Göttingen Med. Diss.

Bolle RH (1988) Am Ursprung der Sehnsucht. Tiefenpsychologische Aspekte veränderter Wachbewusstseinszustände am Beispiel des Anästhetikums KETANEST. Berlin: Verlag für Wissenschaft und Bildung

Bonson KR (2017) Regulation of Human Research with LSD in the United States (1949–1987). Psychopharmacology https://doi.org/10.1007/s00213-017-4777-4

Bradley PB, Flügel F, Hoch PH (eds.) (1964) Neuro-Psychopharamcology Vol. 3. Amsterdam, London, New York: Elsevier

Brill H (ed.) (1967) Neuro-Psycho-Pharmacology. Amsterdam, New York, London, Milan, Tokyo, Buenos Aires: Excerpta Medica

Browne SE (1966a) Lysergic Acid Diethylamide [Letter]. British Medical Journal 1966: 1539–1540

Browne SE (1966b) Lysergic Acid Diethylamide [Letter]. British Medical Journal 2 [3 July, 1966]: 49

Buckman J (1966) [Letter] British Medical Journal 550 [30 July 1966]: 302

Busch AK, Johnson WC (1950) L.S.D. 25 as an Aid in Psychotherapy. Diseases of the Nervous System 11: 241–243

Chandler AL, Hartmann MA (1960) Lysergic Acid Diethylamide (LSD-25) as a Facilitating Agent in Psychotherapy. Archives of General Psychiatry 2: 286–299

Christen JP (1966) Lysergic Acid Diethylamide [Letter]. British Medical Journal [18 June 1966]: 1540

Crocket R, Sandison RA, Walk A (eds.) Hallucinogenic Drugs and their Psychotherapeutic Use. London: H.K. Lewis 1963

Dyck E (2009) Psychedelic Psychiatry. Baltimore: Johns Hopkins University Press

Eberle P, Leuner H (1970) Chromosomendefekte bei Psilocybin-Patienten. Humangenetik 9: 281–285

EPT [Europäische ärztliche Gesellschaft für Psycholytische Therapie] (1965a) Einladungsschreiben an neue Mitglieder.

EPT [Europäische ärztliche Gesellschaft für Psycholytische Therapie] (1965b) Initiales Antwortschreiben für Bewerber um eine Mitgliedschaft.

Frederking W (1949) Über die Tiefenentspannung und das Bildern. Psyche 2: 211–228.

Freedman DX (1967a) [Contribution to Discussion.] In: Abramson HA (ed.) The Use of LSD in Psychotherapy and Alcoholism. Indianapolis, New York, Kansas City: Bobbs-Merrill, S. 221/2

Freedman DX (1967b) [Contribution to Discussion.] In: Abramson HA (ed.) The Use of LSD in Psychotherapy and Alcoholism. Indianapolis, New York, Kansas City: Bobbs-Merrill, S. 668

Fremont-Smith F (1967) Preface. In: Abramson HA (ed.) The Use of LSD in Psychotherapy and Alcoholism. Indianapolis, New York, Kansas City: Bobbs-Merrill, S. XV–XVI

Grof S (1969) Psycholytic and Psychedelic Therapy – Towards an Integration of Approaches. Vortrag auf dem Symposion der EPT in Würzburg, 9.–12. Oktober 1969 [unpubliziert]

Grof S (2014) Persönliche Mitteilung.

Hausner M, Dolezal V (1963) Prakticke zkusenosti s halucinogeny psychoterapii. Ceskoslovenska Psychiatrie 59: 328–335

Hausner M (1992) Psyche in statu nascendi – LSD Therapy Behind the Iron Curtain Czechoslovakia 1954–1974. Prag: Eigendruck

Hausner M (1970) Brief and Hanscarl Leuner, 6.2.70

Hausner M (1971) Brief an G.W. Arendsen Hein, Mai 1971

Hausner M, Segal S (2009) Highway to Mental Health. Malibu, CA: ASC Books

Leuner E (1996) Interview durch Torsten Passie, Göttingen, April 1996

Leuner H (1958) Über Modellpsychosen. Wiener Medizinische Wochenschrift 108: 1091

Leuner H (1959) Psychotherapie in Modellpsychosen. In: Speer E (Hrsg.) Kritische Psychotherapie. München: J.F. Lehmanns, S. 94–102

Leuner H (1962) Die experimentelle Psychose. Berlin, Göttingen, Heidelberg: Springer

Leuner H (1967) Present State of Psycholytic Therapy and Its Possibilities. In: Abramson HA (ed.) The Use of LSD in Psychotherapy and Alcoholism. Indianapolis, New York, Kansas City: Bobbs-Merrill, S. 101–117

Leuner H (1969a) Minutes of general meeting EPT, Würzburg, 11. Oktober 1969

Leuner H (1969b) Aktennotiz zum Symposium der EPT, Würzburg, 11. Oktober 1969

Leuner H (1971) Einladung zum Symposium der EPT 1971 in Göttingen

Leuner H (1973) Aktennotiz [zur informellen Vorstandssitzung der EPT am 28.6.1973 in Oslo], 7 Seiten

Leuner H (1981a) Halluzinogene. Bern, Stuttgart: Huber

Leuner H (1981b) Einige persönliche Betrachtungen zum Thema. In: Leuner H. Halluzinogene. Bern, Stuttgart: Huber, S. 17–28

Leuner H (1996a) Persönliche Mitteilung

Leuner H (1996b) Interview durch Torsten Passie zur Europäischen ärztlichen Gesellschaft für Psycholytische Therapie (EPT), Göttingen, Mai 1996

Leuner H (1997) Preface. In: Passie T. Psycholytic and Psychedelic Therapy Research 1931–1995: A Complete International Bibliography. Hannover: Laurentius, S. 5–7

Leuner H (1998) Argumente für die Psycholytische Therapie. In: Verres R, Leuner H, Dittrich A (Hrsg.) Welten des Bewusstseins Bd. 7. Berlin: VWB, S. 83–91

Leuner H, Baer G (1965) Two New Short-Acting Hallucinogens of the Psilocybin Group. In: Bente D, Bradley PB (eds.) Neuro-Psychopharmacology Vol. 4. Amsterdam, London, New York: Elsevier, S. 471–473

Malleson N (1971) Acute Adverse Reactions to LSD in Clinical and Experimental Use in the United Kingdom. British Journal of Psychiatry 118: 229–230

Mascher E (1966) Katamnestische Untersuchungen von Ergebnissen der Psycholytischen Therapie. Göttingen: Universität Göttingen Diss. Med.

Mascher E (1967) Psycholytic Therapy: Statistics and Indications. In: Brill, H. (ed.): Neuro-Psycho-Pharmacology. Amsterdam, New York, London, Milan, Tokyo, Buenos Aires: Excerpta Medica, S. 441–444

Mechanek R, Feldstein S, Dahlberg CC, Jaffe J (1968) Experimental Investigation of LSD as a Psychotherapeutic Adjunct. Comprehensive Psychiatry 9: 490–498

Novak SJ (1997) LSD before Leary - Sidney Cohen's Critique of 1950s Psychedelic Drug Research. Isis 88: 87-110

Passie T (1997) Psycholytic and Psychedelic Therapy Research 1931–1995: A Complete International Bibliography. Hannover: Laurentius

Passie T (1995) Die Psycholyse in den skandinavischen Ländern. Jahrbuch für transkulturelle Medizin und Psychotherapie 1995: 183–204

Passie T (2004) Hanscarl Leuner (1918–1996) Pionier der Halluzinogenforschung und psycholytischen Therapie. Entheogene Blätter 21: 114–122

Robinson JT, Chitham RG, Greenwood RM, Taylor JW (1974) Chromosome Aberrations and LSD. Brit J Psychiat 125: 238–244

Sandison RA, Spencer AM (1954) The Therapeutic Value of Lysergic Acid Diethylamide in Mental Illness. Journal of Mental Science 100: 491–507

Sandison RA, Whitelaw JD (1957) Further Studies in the Therapeutic Value of Lysergic Acid Diethylamide in Mental Illness. Journal of Mental Science 103: 332–342

Sandison RA (1963) [Contribution to discussion]. In: Crocket R, Sandison RA, Walk A (eds.) Hallucinogenic Drugs and their Psychotherapeutic Use. London: H.K. Lewis 1963, S. 54–56

Sandison RA (1966) Lysergic Acid Diethylamide [Letter]. British Medical Journal [3 July, 1966]: 48–49

Schlichting M (1991) Zur Psychodynamik der Erlebnisinhalte einer psycholytischen Sitzung bei einem Patienten mit Zwangsneurose. Jahrbuch des Europäischen Collegiums für Bewusstseinsstudien 1991: 157–162

Schlichting M (1989) Psychotrope Eigenschaften des Phenäthylamins DMM-PEA (2,5-Dimethoxy-4-Methyl-Phenäthylamin). Göttingen: Unveröffentlichtes Manuskript

Schultz JH (1958) Die seelische Krankenbehandlung. Stuttgart: Fischer

Schulz-Wittner T (1989) Mit psychoaktiven Substanzen unterstützte Psychotherapie bei negativ prognostizierten Patienten - Neue katamnestische Ergebnisse. Göttingen: Universität Göttingen Med. Diss.

Schweizer Ärztezeitung Nr. 49, 9.12.1966

Servadio E (1973) Der Gebrauch von LSD in der psychoanalytischen Behandlung eines Falles von Angsthysterie. Zeitschrift für Psychosomatik und medizinische Psychoanalyse 19: 77–87

Spencer AM (1966) Lysergic Acid Diethylamide [Letter]. British Medical Journal [3 July, 1966]: 49

Van Rhijn C (1967) [Contribution to discussion]. In: Abramson HA (ed.) The Use of LSD in Psychotherapy and Alcoholism. New York, Kansas City: Bobbs-Merrill 1967, S. 429

van Rhijn C (1967) Variables of Psycholytic Treatment. In: Abramson HA (ed.) The Use of LSD in Psychotherapy and Alcoholism. New York, Kansas City: Bobbs-Merrill 1967, pp. 208–223.

Vinar O, Votava Z, Bradley PB (eds.) (1971) Advances in Neuro-Psychopharmacology. Amsterdam, London: North-Holland

Entwurf einer Ausbildungsrichtlinie von Hanscarl Leuner

Vorbemerkung: Hanscarl Leuner hat 1955 mit der Einführung von LSD in die Psychotherapie begonnen. Leuner veranstaltete 1960 das ***Erste Symposion über die Psychotherapie mit LSD-25*** an der Universität Göttingen. 1965 gründete Leuner die ***Europäische ärztliche Gesellschaft für Psycholytische Therapie (EPT),*** die sich bis 1974 mit Symposien an Fachkongressen für Psychotherapie beteiligte, aber auch eigenständige Veranstaltungen abhielt. Bis zu seiner Emeritierung 1986 hat Leuner an der Universität Göttingen die Psycholytische Therapie mit LSD und Psilocybin zu einem standardisierten Verfahren entwickelt. Somit dürfte Leuner derjenige Psychiater und Psychotherapeut gewesen sein, der die Methode am längsten im akademischen Rahmen ausgeübt hat.

Unter den von Leuner hinterlassenen Papieren, die ich nach seinem Tod im Juni 1996 zu sortieren hatte, fand sich der im Folgenden wiedergegebene – bisher unveröffentlichte – Entwurf einer Ausbildungsrichtlinie, den er um 1988 verfasst hatte. Der Entwurf wirkt durchdacht und besticht durch die systematische Heranführung an die therapeutische Praxis. Er kann Anregungen für zukünftige Ausbildungsordnungen vermitteln.

Ausbildungsrichtlinien für die Weiterbildung in psycholytischer Therapie

I. Einführung in das Verfahren

Halluzinogene Substanzen können in einer Schwellendosis eine große Hilfe bei therapieresistenten Fällen in der tiefenpsychologischen fundierten Psychotherapie sein. Das Pharmakon dient dabei der Aktivierung verdrängten unbewussten Materials, in Form tagtraumartiger Imaginationen, starker begleitender Gefühle und Affekte, einschließlich der Übertragung auf den Therapeuten. Bewusstseinserweiternde Einsichten in die Genese der Psychodynamik und die Konfliktabhängigkeit der Symptomatik werden geweckt.

Die psycholytische Technik ist keine eigenständige Therapie, viel mehr Hilfsmittel für bzw. eingebettet in eine tiefenpsychologisch fundierte Psychotherapie.

II. Zulassungsvoraussetzungen

Das Weiterbildungsprogramm richtet sich vor allem an psychotherapeutisch tätige Ärzte und Psychologen. Aus diesem Grund sind in der Regel folgende Voraussetzungen obligatorisch:

- Abgeschlossenes Hochschulstudium in den erwähnten Grundberufen.
- Mindestalter 30 Jahre.
- Nachweis des Zusatztitels ›Psychotherapie‹ bei Ärzten, Psychotherapie Approbation bei Psychologen.
- Mindestens dreijährige Berufserfahrung als Psychotherapeut.
- Erstsitzungen (3–5) in psycholytischer Therapie; sie dienen dem Kennenlernen des Verfahrens und als Hilfe zur Entscheidungsfindung für oder gegen die Weiterbildung.
- Ein Aufnahmegespräch: Es dient der Motivations- und Erwartungsabklärung des Bewerbers bezüglich der Psycholytischen Therapie sowie der gemeinsamen Einschätzung von Kandidat und Ausbilder über die Eignung zur Weiterbildung in dieser Therapieform.

III. Ausbildungsinhalte

1. Lehrtherapie / Selbsterfahrung in psycholytischer Therapie in Einzelsitzungen
   Die Lehrtherapie bildet die Basis der Weiterbildung. Einen längerfristigen therapeutischen Prozess mit psychoaktiven Substanzen wird nur jemand sinnvoll und fördernd begleiten können, der diesen Prozess selbst durchlaufen hat. Sie bietet Gelegenheit zur Auseinandersetzung mit eigenem Konfliktmaterial. Ziel dieser vertieften Arbeit an sich selbst ist der adäquate Umgang, d.h. die Wahrnehmung, das Durchleben und die Integration der aus der eigenen Lebensgeschichte resultierenden psychodynamischen Prozesse.
2. Peergruppenarbeit
   Die Peergruppenarbeit dient dem kollegialen Austausch und der Selbstreflexion von den in den psycholytischen Sitzungen gemachten Erfahrungen, dem gemeinsamen Literaturstudium und der selbstständigen Erarbeitung und Diskussion von Fragestellungen, die sich aus der Selbsterfahrung und Theoriearbeit ergeben haben.
3. Theoretische Wissenvermittlung von:
   - Geschichte der Psycholytischen Therapie
   - Grundlagen der Psycholytischen Therapie
   - Pharmakokinetische, psychologische Parameter, Parameter des Timings
   - Indikationsgebiete der Psycholytischen Therapie
   - Weitere halluzinogen-gestützte psychotherapeutische Verfahren
   - Gefahren der Psycholytischen Therapie
   - Halluzinogenmissbrauch
   - Ergebnisse und Probleme der Psychotherapieforschung im Bereich der Psycholytischen Therapie
   - Erörterung von Fragen aus der Ausbildungspraxis

IV. Supervision

Die Supervision dient dem systematischen Erlernen der Psycholytischen Therapie in der Praxis sowie der Unterstützung, Begleitung und Rückmeldung durch die Ausbilder. In der methodisch-theoretischen Nachbearbeitung der psycholytischen Einzelsitzungen werden das therapeutische Vorgehen, Interventionen, die Therapeut-Klient-Beziehung, therapeutische Haltung, Übertragungsgeschehen, Imaginationen sowie psychodiagnostische Aspekte reflektiert.

a) Supervidierte Assistenz
Der Ausbildungkandidat ist während der Assistenzzeit vorwiegend begleitender und beobachtender Co-Therapeut. Der Kandidat hat jetzt Gelegenheit, am Modell des Ausbilders therapeutische Interventionen während der Psycholysesitzung in sensu zu erleben und zu erlernen und kann außerdem seine therapeutischen Fähigkeiten entwickeln.

b) Psycholytische Einzelsitzungen unter Direktsupervision
Der Ausbildungskandidat führt nun selbstverantwortlich mehrere aufeinanderfolgende Einzelsitzungen durch, die von dem Ausbilder supervidiert werden. Die sich anschließende methodische Nachbesprechung dient der Aufarbeitung sowie der Wahrnehmung des fortschreitenden Therapieverlaufs.

c) Praxisbegleitende Supervision
In dieser Phase wird die kontinuierliche praktische therapeutische Tätigkeit des Kandidaten, der nun selbstständig psycholytische Sitzungen durchführt, in regelmäßigen Abständen vom Ausbilder im Rahmen der Peergruppe supervidiert. Die Supervision dient in dieser Phase der Vertiefung der therapeutischen Tätigkeit, der Verbesserung der therapeutischen Kompetenz und besonders der Ausarbeitung von auftretenden Schwierigkeiten, die sich aus der therapeutischen Praxis mit psycholytischen Sitzungen ergeben. Gleichzeitig sollte Wert gelegt werden auf die Integration gewonnener Erkenntnisse in den persönlichen Therapiestiel.
Diese Supervision wird mit Hilfe von Einzelfalldarstellungen durchgeführt.

V. Kolloquium

Die Ausbildung schließt mit einem Therapeuten-Kolloquium ab, in dem der Kandidat eine schriftliche Abschlussarbeit vorstellt. Diese Arbeit ist in der Regel eine ausführliche Dokumentation eines Falles mit Behandlungsverlauf und einer theoretischen Begründung des therapeutischen Vorgehens. Sie kann auf Antrag auch in eine Theoriearbeit umgewandelt werden, die die intensive, eigenständige Auseinandersetzung des Kandidaten mit Theorie und Praxis der Psycholytischen Therapie dokumentiert.

Glossar

Ambulante Psychotherapie

Bezeichnet die psychotherapeutische Behandlung von Patienten, die sich nicht in Kliniken oder teilstationären Einrichtungen aufhalten. Die ambulante Psychotherapie ist in den meisten Ländern die am meisten verbreitete Form der Psychotherapie.

CZ-74 und CEY-19

Es handelt sich um zwei dem Psilocybin nahe verwandte Substanzen (CZ-74 = 4-Hydroxy-N,N-Diethyltryptamin, CEY-19 = 4-Phosphoryloxy-N,N-Diethyltryptamin), die von der Firma Sandoz Anfang der 1960er Jahre synthetisiert wurden. Man wollte noch besser verträgliche Präparate mit einer kürzeren Wirkdauer auf den Markt bringen, um die psycholytische Behandlung auch im ambulanten Bereich zu ermöglichen. Beide Stoffe haben nahezu identische Wirkungen wie das Psilocybin, sind aber nur 2–3 Stunden lang wirksam. Ihre physischen Nebenwirkungen sind gegenüber Psilocybin verringert (Leuner & Baer 1967). CZ-74 und CEY-19 wurden von Sandoz seit 1963 lediglich an einige Psycholyse-Therapeuten im deutschsprachigen Raum geliefert, bis die Auslieferung 1966 durch den Rückzug von Sandoz aus der Therapieforschung mit Halluzinogenen gestoppt wurde. Eine ähnlich kurz wirkende und dem Psilocybin ähnliche Substanz, das DMT-Homolog N,N-Dipropyltryptamin (DPT), verwendeten US-amerikanische Therapieforscher noch von 1971 bis 1974 (z.B. Richards et al. 1975, Soskin et al. 1973).

Dynamische Reduktion

Bei der dynamischen Reduktion handelt es sich um ein Wirkprinzip der Psycholytischen Therapie. Als »dynamische Reduktion« bezeichnet Leuner den Vorgang einer Reduzierung der übersteuernden Erregung. Diese setzt ein, wenn das aktivierte psychische System in Gestalt von Erinnerungsmanifestationen, Imaginationen, Verbalisationen, Trugwahrnehmungen und Altersregressionen auf Ausdruck drängt. Neben einer Wiedererweckung frühkindlicher und anderer Reminiszenzen werden bevorzugt affektgeladene traumatische Erlebnisse rekapituliert. Affektive Abreaktionen sind die sichtbarsten Zeichen der dynamischen Reduktion.

Dynamische Übersteuerung

Hierunter versteht Leuner die »toxische Überhöhung« bereitliegender neurotischer Komplexkonstellationen durch die gesteigerte innere Reizproduktion. Es handele sich um eine »Übersteuerung des psychischen Systems durch die gesteigerte innere

Reizproduktion durch das Toxin«. Die gesteigerte innere Reizbildung könne nicht mehr über die normalen psychischen Kanäle aufgebraucht werden. Sie gleiche einem übersteuerten Appetenzverhalten der Tiere, welches auf einem abführenden, die Energien konsumierenden Akt hinstrebe. Dies finde auch Ausdruck in Synästhesien, die mit affektiv bedeutsamen Reminiszenzen zusammenfließen. »Unter dynamischer Übersteuerung verstehen wir jenen Zustand, in dem die Stärke des Affektes über den ... normal-psychologischen Rahmen hinausgeht, in dem das ganze psychische System gewissermaßen mit affektiver Erregung überschwemmt wird, so dass neue, aus dem Affekt als solchem heraus nicht unmittelbar ableitbare Phänomene entstehen« (Leuner 1962: 198). Leuner hebt hervor, dass die Übersteuerung »zum Teil eine Funktion der relativen Dosis des Toxins« sei.

Es ist wichtig zu verstehen, dass eine Übersteuerung durch mehrere Faktoren hervorgerufen werden kann: zum einen durch eine hohe Dosis, zum anderen durch affektgeladene Erlebnispassagen. Aber auch psychotherapeutische Interventionen können – bei Mobilisierung von erheblichen Affektenergien – eine Übersteuerung provozieren.

Experimentelle Psychose

Es handelt sich um eine von Beringer (1927) im Rahmen seiner psychiatrischen Untersuchungen zum Meskalinrausch geprägte Bezeichnung, die darauf verweisen soll, dass sich mittels Halluzinogenen Zustände erzeugen und beforschen lassen, die den endogenen Psychosen nahestehen. Der Begriff wurde von Leuner in seiner Monografie *Die experimentelle Psychose* von 1962 aufgegriffen. Leuner hat damals diesen Begriff benutzt, weil er eine detaillierte psychopathologische Analyse der LSD-Wirkungen anstrebte. Später benutzte er den Begriff, wohl bedingt durch dessen Bezüge zu pathologischen Konditionen, praktisch nicht mehr.

Fragmentarisch-stagnierende Verlaufsform

Neben der kontinuierlich-szenischen Verlaufsform steht die von psychoseartigen Erlebensweisen dominierte fragmentarisch-stagnierende Verlaufsform.

Es zeigt sich eine Sprunghaftigkeit und Abgehacktheit innerer Erlebnisabläufe, ähnlich der schizophrenen Zerfahrenheit. Die einzelnen Wahrnehmungsinhalte werden sukzessiv, träge und zähflüssig, durch Pausen getrennt, wirken zerstückelt. Wie Einzelteile stehen sie beziehungslos nebeneinander oder folgen aufeinander als isolierte, ausgestanzte, unverbundene Einzelbilder. Die Erlebnisfolge zeigt keine Entwicklung, kein organisches Auseinanderhervorgehen von Inhalten. Erlebnisinhalte und Affektivität fallen auseinander. Häufig treten erregungsaufbrauchende regressive Symptome wie Unruhe, psychomotorische Phänomene oder Instinkthandlungen auf. Wenn er im stagnierend-fragmentierenden Erleben gefangen ist, kann der Patient nicht mehr Stellung nehmen, denn der reflektierende Ich-Rest ist aufgehoben.

Halluzinogene I. und II. Ordnung

Auf der Grundlage seiner klinischen Versuchsreihen hat Leuner schon früh eine Unterteilung in Halluzinogene I. und II. Ordnung vorgenommen, die sich auf wesentliche Unterschiede in den Wirkbildern bezieht, wie sie in der Tabelle wiedergegeben sind.

Halluzinogene I. Ordnung Prototypen: LSD, Psilocybin, Meskalin	**Halluzinogene II. Ordnung** Prototypen: Atropin, Lachgas, Ketamin
Klares Bewusstsein	Getrübtes Bewusstsein
Überwachheit	Überwachheit
Affektive Stimulation	Geringe/keine affektive Stimulation
Trugwahrnehmungen	Trugwahrnehmungen
Synästhesien	Synästhesien
Verändertes Zeit- und Raumerleben	Verändertes Zeit- und Raumerleben
Bildhaftes, assoziatives Denken	Starke Denkstörungen
Erlebnisfluss kohärent, sinnverbunden	Erlebnisfluss inkohärent-fragmentiert
Vermehrte Selbstwahrnehmung	Verminderte Selbstwahrnehmung
Vermehrte Körperwahrnehmung	Verminderte Körperwahrnehmung
Keine mnestische Störungen	Starke mnestische Störungen

Tabelle 22: Liste von Vorträgen zur Psycholytischen Therapie auf dem 8. Internationalen Kongress für Psychotherapie in London 1964 (Auswahl)

Der Unterschied liegt darin, dass Halluzinogene II. Ordnung – im Unterscheid zu Halluzinogenen I. Ordnung – das Bewusstsein trüben, die Selbst- und Körperwahrnehmung verringern sowie stärkere Denk- und Gedächtnisstörungen verursachen.

Katathymes Bilderleben (KB)

Dies ist eine Bezeichnung, die Leuner während der Entwicklung seiner Tagtraummethode in der Psychotherapie, dem Katathymen Bilderleben, geprägt hat, die heute unter der Bezeichnung katathym-imaginäre Psychotherapie (KiP) bekannt ist. Er soll beschreiben, dass im katathymen, also emotional betonten Erleben, wie es während tagtraumartiger Zustände typischerweise die Erlebnisinhalte vorwiegend durch die Gefühlsqualitäten determiniert werden – und zugleich wieder in emotional betonter Weise auf das Erleben zurückwirken. Das KB ist eine erlebnisorientierte Psychotherapiemethode, bei der der Patient durch die Immersion in die – per Motivvorgaben angestoßenen – imaginativen Erfahrungen sich selbst erweitert wahrnehmen und zugleich in imaginären Simulationen auch dysfunktionale Verhaltensbeschränkungen überwinden, anderes Verhalten »ausprobieren« kann.

Kontinuierlich-szenische Verlaufsform

Es handelt sich um eine der zwei Verlaufsformen des Erlebens unter LSD-artigen Halluzinogenen, wie sie typischerweise im Bereich niedriger Dosierungen auftritt. Diese Verlaufsform ist charakterisiert durch szenische Imaginationen bei geschlossenen Augen, die sich in zusammenhängenden Vollzügen – gelegentlich wie die Szenen eines Filmes – entwickeln, eng mit einem adäquaten affekt- und sinnerfüllten emotionalen Erleben integriert sind und in einem kontinuierlichen Erlebnisstrom dahinfließen. Die Inhalte und Szenen sind seelische Projektionsvorgänge und zeigen individuelle biografische Sinnbezogenheit. Altersregressionen sind typisch, ebenso wie affektive Intensitäten und Abreaktionen. Das Erleben besitzt eine kontinuierliche Folge und regt die Person zu sinngemäßen Reaktionen und Reflexionen an.
Der »reflektierende Ich-Rest« bleibt erhalten und der Patient kann sich den Erlebnissen mit gewisser Distanz gegenüberstellen, sie schildern und reflektieren.

Kunst- und Gestaltungstherapie

In Deutschland wird seit Beginn der 80er Jahre Gestaltungstherapie/Klinische Kunsttherapie in psychiatrischen und psychotherapeutischen Kliniken angewandt und in die Behandlung mit einbezogen.

H. Leuner hat die Kraft der Bilder früh erkannt und wollte, dass seine PatientInnen während, vor allem aber nach ihren psycholytischen Erfahrungen skizzenhaft oder atmosphärisch das Erlebte in Farben und Formen ausdrücken und so einer ersten Verarbeitung unterziehen.

Verschiedene Strömungen der Kunst (z.B. der Impressionismus, Expressionismus, Surrealismus…) wie auch die entstehende Psychotherapie haben sich in der ersten Hälfte des 20. Jahrhunderts gegenseitig befruchtet, und sind eine enge Verbindung eingegangen: Künstler befassten sich mit Psychoanalyse, suchten Kontakt und Auseinandersetzung mit dieser damals revolutionären Methode. Psychoanalytiker untersuchten Kunstwerke auf psychische Inhalte und interpretierten diese. Freud schrieb über Kunst, Jung arbeitete mit künstlerischen Ausdrucksformen des Unbewussten: mit sich selbst (u.a. in *Das Rote Buch*) und in der Psychoanalyse mit Patienten. Der Blick richtete sich nicht mehr nur auf die Verarbeitung des äußerlich Sichtbaren, sondern zunehmend auf die Innenwelt der Träume, oder gar des Wahns.

Die Kunst- und Gestaltungstherapie nutzt die Mittel der Kunst und bezieht sich überwiegend auf Verstehensmodelle der Psychodynamik. Vor allem in der

Beziehungsgestaltung und Begleitung künstlerischer Prozesse sind diese Perspektiven unabdingbar. Aus der Säuglingsforschung ist bekannt, dass das Gesehen- und emphatische Verstanden-Werden durch die frühen Bezugspersonen als Grundlage für die Selbstentwicklung dienen. Die Begleitpersonen der Patienten während der psycholytischen Sitzungen übernehmen in diesem Sinne eine frühe spiegelnde Elternfunktion, im anschließenden aktiven malerischen Gestalten wurde der regressive Prozess unterbrochen, und durch Handlung und Ausdruck konnte wieder der Zustand von Selbstwirksamkeit hergestellt werden.

Psychedelische Therapie

Die Psychedelische Therapie, auch als »Psychedelic Peak Therapy« bezeichnet, hebt darauf ab, dass einige Patientengruppen unter der Wirkung von höheren Dosierungen LSD-artiger Halluzinogene eine positiv empfundene Ich-Auflösung mystischen Gepräges erleben und dadurch einen heilsamen »Persönlichkeitswandel« erfahren, der sich therapeutisch ausgestalten lässt. Es gibt somit keine Einbettung in eine längerfristige Psychotherapie, sondern das therapeutische Potenzial einzelner psychedelischer Gipfelerfahrungen steht im Mittelpunkt. Somit erfolgt keine Analyse psychodynamischer und interpersonaler Probleme, sondern es werden lediglich einige Vorbereitungsgespräche vor der psychedelischen Sitzung und einige Nachgespräche geführt. Die Psychedelische Therapie wurde vor allem bei der Behandlung von Alkoholabhängigen angewandt. Eine andere Anwendung hat die Psychedelische Therapie bei der Behandlung von Patienten mit lebensbedrohlichen Erkrankungen. Bei diesen Fällen ist zu bedenken, dass die Grundpersönlichkeit vor der Stellung einer fatalen Diagnose oftmals intakt war, so dass diese Patienten weniger chronisch geprägt sind und besser von einem einmaligen »drastischen Perspektivwechsel« unter Halluzinogenwirkung profitieren können. In der aktuellen Therapieforschung mit LSD und Psilocybin dominiert die Psychedelische Therapie; vermutlich da sie sich durch die kürzeren Behandlungszeiträume (Wochen bis max. Monate) und dem von daher geringeren finanziellen Aufwand für Forschungsstudien einfacher beforschen lässt.

Psycholytische Therapie

Die Psycholytische Therapie (kurz: Psycholyse) hat ihre theoretische Fundierung in der Psychoanalyse und psychodynamischen Theorien. Sie wurde aus der konventionellen psychoanalytischen Therapie heraus entwickelt. Die Wirkung von niedrig dosierten LSD-artigen Halluzinogenen wurde als für den therapeutischen Prozess förderlich erachtet, da besondere Kennzeichen der Psycholytischen Therapie sind: die konsequente Einbettung in eine längerfristige psychodynamische Psychotherapie, die niedrige Dosierung des Halluzinogens, die zahlreichen psycholytischen Sitzungen

(5–25), das Abheben auf psychodynamische und interpersonale Problemlagen sowie die konsequente psychotherapeutische Aufarbeitung des in den Sitzungen Erlebten. Die Psycholytische Therapie wurde in Europa geprägt und angewandt; während in Kanada und den USA vor allem die psychedelische Methode angewandt wurde.

Psycholytika

Eine von mit der Psycholytischen Therapie arbeitenden Therapeuten geprägte Bezeichnung für die sich für die Psycholyse eignenden Substanzen wie etwa LSD, Psilocybin, Meskalin, die Psilocin- bzw. Psilocybinderivate CZ-74 und CEY-19 und das in den USA verwendete Dipropyltryptamin (DPT). Die Bezeichnung Psycholytika ist zugunsten des weiter gefassten und erheblich populäreren Begriffes Psychedelika kaum noch in Gebrauch. Es wurde jedoch argumentiert, dass die Bezeichnung nach wie vor treffend sei und – im Unterschied zum Begriff Psychedelika – auch die neue Stoffgruppe der Entaktogene, wie etwa das kaum halluzinogene, aber dennoch »psycholytisch« wirksame MDMA (3,4-Methylendioxy-N-Methylamphetamin) umfassen könnte.

Psycholytiker

Bezeichnung für einen mit der Psycholytischen Therapie arbeitenden Psychotherapeuten, die wahrscheinlich vom Begriff Psychoanalytiker abgeleitet wurde.

Psychotoxisches Basis-Syndrom

Leuner charakterisiert ein regelhaft feststellbares Grundsyndrom unter der Wirkung geringer bis mittlerer Dosen LSD. Dieses »psychotoxische Basis-Syndrom« stellt die Grundlage für die auftretenden psychischen Phänomene dar. Demnach ereignet sich unter der Wirkung von LSD-artigen Halluzinogenen ein umfassender Strukturwandel psychischen Erlebens, der sich in drei Hauptkomponenten konstituiert: 1. Veränderungen des Bewusstseins; 2. Veränderungen des Denkens; und 3. die Beeinflussung der Affektivität (ausführlicher dazu in Kapitel 4).

Ritalin / Medikinet

Ritalin ist eine ältere Bezeichnung für die zur Gruppe der amphetaminartigen Stimulanzien gehörende Substanz Methylphenidat (ein Piperidin-Derivat). Dieses wird noch heute als ein Medikament zur Behandlung von Aufmerksamkeitsdefizitstörungen/hyperkinetischen Störungen (ADHS) bei Kindern und Erwachsenen eingesetzt. In den 1960er Jahren war Ritalin auch als Präparat zur intravenösen Injektion erhältlich. Es wurde von einigen wenigen psycholytischen Therapeuten – oft auf dem

Höhepunkt der LSD-Wirkung zur Verstärkung emotionaler Reaktionen, zur Überwindung von erheblichen Widerständen und der Förderung von Abreaktionen eingesetzt. Sein Einsatz führte zu teils massiven emotionalen Entladungen, deren mögliche therapeutisch förderlichen Wirkungen allerdings nicht systematisch untersucht wurden. Leuner probierte Ritalin-Injektionen über einige Jahre hinweg systematisch aus, konnte aber keine relevanten zusätzlichen therapeutischen Wirkungen erkennen, so dass er von der weiteren Verwendung der Ritalin-Injektionen absah (Leuner 1967).

Simultanambivalenz

Zur dynamischen Übersteuerung gehören zwei weitere Phänomene: eine Art psychische Paralyse, wie sie entsteht, wenn zwei einander entgegengesetzte Affekte wie etwa Wut und Angst sich gegenseitig in Wahrnehmung und Ausdruck blockieren, d.h. der Erlebende in einem Zustand psychophysischer Übererregung fixiert ist. Die Instinktlehre bezeichnet dies als Emotionsstupor, Leuner nennt es »Simultanambivalenz«. Eine Simultanambivalenz tritt demnach auf, wenn sich zwei (gesteigerte) gegensätzliche Affekte einander im Ausdruck blockieren, z.B. Wut und Angst.

Stationäre Psychotherapie

Bei schwereren Fällen oder auch wenn eine räumliche Distanz zum Alltagsmilieu des Patienten als hilfreich erachtet wird, werden Patienten stationär in psychotherapeutischen Kliniken behandelt. Oft wird dafür ein spezielles Milieu, nach Möglichkeit frei von steriler Klinikatmosphäre und separiert von anderen somatisch schwer erkrankten Patienten, vorgehalten. Durch den Abstand zum Alltagsmilieu können sich psychotherapeutische Prozesse erheblich vertiefen, da der Patient nicht immer von neuem wieder mit seinen Alltagsumständen konfrontiert ist. Daher wird die stationäre Psychotherapie vor allem bei Patienten verordnet, die von einer ambulanten Behandlung aufgrund ihrer besonderen Umstände nicht ausreichend profitieren können. Bezüglich der stationären Psychotherapie gibt es auch zwischen den europäischen Ländern erhebliche Unterschiede. In einigen Ländern (z.B. England) ist die stationäre Psychotherapie praktisch unbekannt, während in Deutschland etwa 20.000 Betten für die stationäre Psychotherapie zur Verfügung stehen. Die Psycholytische Therapie wurde früher in den meisten Fällen im Rahmen einer stationären Psychotherapie durchgeführt.

Stationäre Intervallbehandlung

Es handelt sich um eine Bezeichnung, die vermutlich von Leuner kreiert wurde. Nach der Indikationsstellung begann damals eine psycholytische Behandlung typischerweise im Rahmen einer stationären Psychotherapie von 6–12 Wochen, mit 5 bis 10 psycholytischen Sitzungen sowie begleitender Kunsttherapie und psychotherapeutischen Einzel- und Gruppengesprächen. Dann wurde der Patient aus der Klinik entlassen, kam aber weiter in meist wöchentlichen Abständen zu psychotherapeutischen Einzelgesprächen und Gruppentherapien in die Klinik bzw. die Klinikambulanz. Die psycholytischen Sitzungen wurden weitergeführt, indem der Patient am Tag vor der geplanten psycholytischen Sitzung in der Klinik aufgenommen wurde; am nächsten Tag wurde die Sitzung und die begleitenden Einzel- und Gruppentherapiesitzungen durchgeführt. Da die Patienten somit in regelmäßigen Intervallen stationär aufgenommen wurden, ergab sich die Bezeichnung stationäre Intervalltherapie.

Sukzessivambivalenz

Löst sich eine Simultanambivalenz, so kommt es zunächst zu einem Alternieren beider vorher sich einander ausblockenden Affektqualitäten, die dann abwechselnd nacheinander in Erscheinung treten. Dieses Alternieren der Affektqualitäten bezeichnet Leuner als »Sukzessivambivalenz«. Therapeutisch bedeutsam ist, dass eine Übersteuerung bis zur Simultanambivalenz und die darauffolgende Affektentfaltung in der Sukzessivambivalenz, in ihrer ganzen subjektiv-quälenden Stärke durcherlebt werden muss, um das psychische System dauerhaft zu entlasten bzw. umzustrukturieren. Das »… Durchleben und -leiden des übersteuernden Affektes, also seine ganzheitliche Erlebnismanifestation, ist Erfordernis, um seine Reduktion gemäß dem lytischen Verlauf zu ermöglichen« (Leuner 1962: 200).

Transphänomenale dynamische Steuerungssysteme (tdyst)

Leuner bemüht sich, mit dem Konzept der tdyst das Auftreten der spezifischen Erlebnisinhalte auf die Idee eines biografisch determinierten »affektiven Komplexes«, wie ihn Eugen Bleuler (1906) und Carl Gustav Jung (1906) postuliert haben, zurückzuführen: »Ein durch einen Affekt zusammengehaltenes Vorstellungsbündel, das einen dauernden Einfluss auf die Psyche ausübt«. Die jeweils aktivierte emotionale Zuständlichkeit selektiert das freiwerdende Erlebnismaterial. Daher und über eine thematische ***Feldordnung*** ergibt sich eine erstaunlich differenzierte Ordnung. Leuner spricht auch vom »ordnenden Moment der Emotionalität«. So erscheinen unter einem ängstlichen Affekt primär angstbesetzte, unter einem euphorischen Affekt erheiternde Inhalte. Allerdings können Erlebnisinhalte auch die Gefühlslage verändern, so dass sich komplexe Wechselwirkungen ergeben.

Anhand hunderter empirischer Protokolle konnte Leuner zeigen, dass sich das im Halluzinogenrausch aktivierte Erlebnisfeld in Ober- und Unterthemata ordnet, also Feldcharakter besitzt. Als thematisches Feld stellt sich eine Verflechtung von innerlich Verwandtem, von sachlich zusammengehörenden »Gegenständlichkeiten« dar (Leuner 1962: 196f.).

Die Inhalte einiger tdyst können auf einer verbalen Ebene, andere auf einer symbolischen Ebene und andere durch Aufdeckung und Wiedererleben eines traumatischen Ereignisses verarbeitet werden. Die therapeutische Auflösung von tdyst ist zu Beginn einer Therapie relativ milde und führt zum Ausdruck auf verbaler oder symbolischer Ebene. In späteren Sitzungen, wenn der therapeutische Prozess größere Tiefen erreicht, können sie symbolischen Ausdruck finden, etwa in Gestikulationen oder physiologischen Reaktionen. Durch das Durchleben und Durchleiden verliert das Steuerungssystem seine energetische Besetzung und determinierende Kraft, um anderen steuernden Systemen und damit anderen Inhalten Platz zu machen.

Literatur

Bleuler E (1906) Über die Bedeutung von Assoziationsversuchen. In: Jung CG. Diagnostische Assoziationsstudien. Beiträge zur experimentellen Psychopathologie. Leipzig: Barth, S. 1–6

Deutscher Arbeitskreis Gestaltungstherapie/klinische Kunstherapie DAGTP (Hrsg.) Der therapeutische Blick in der Kunsttherapie. DAGTP-Verlag, Stuttgart 2019

Jung CG (1906) Diagnostische Assoziationsstudien. Leipzig: Johann Ambrosius Barth

Leuner H (1961) Über die Ursachen von Bewusstseinsstörungen bei experimentellen Psychosen. Medicina Experimentalis 5: 224–232

Leuner H (1962) Die experimentelle Psychose. Berlin, Göttingen, Heidelberg: Springer

Leuner H (1967) Present State of Psycholytic Therapy and its Possibilities. In: Abramson, Harold A. (ed.) The Use of LSD in Psychotherapy and Alcoholism. Indianapolis, New York, Kansas City: Bobbs Merrill 1967, S. 101–116

Leuner H (1973) Halluzinogene. In: Müller C (Hrsg.) Lexikon der Psychiatrie. Berlin, Heidelberg, New York: Springer, S. 232–238

Leuner H, Baer G (1965) Two New Short-Acting Hallucinogens of the Psilocybin Group. In: Bente D, Bradley PB (eds.) Neuro-Psychopharmacology Vol. 4. Amsterdam, London, New York: Elsevier, S. 471–473

Publikationen von Hanscarl Leuner zur Halluzinogenforschung und zur Psycholytischen Therapie*

Wegen der besseren Übersichtlichkeit wurde eine streng chronologische Sortierung vorgenommen. Dies betrifft die Arbeiten mit Ko-Autoren, da diese nicht alphabetisch, sondern chronologisch zugeordnet wurden.

Leuner H (1958) Über Modellpsychosen. Wiener Medizinische Wochenschrift 108: 1091

Leuner H (1959) Experimenteller Beitrag zum Widerspruch der Auffassungen von der Schizophrenie-Genese. In: 2. International Congress for Psychiatry, Zürich, 1.–7.9.1957. Congress Report Vol. 2. Zürich: Orrell Füssli, S. 310

Leuner H (1959) Psychotherapie in Modellpsychosen. In: Speer E (Hrsg.) Kritische Psychotherapie. München: J.F. Lehmanns 1959, S. 94–102

Leuner H (1960) Über psychopathologische Schlüsselfunktionen in der Modellpsychose. Medicina Experimentalis 2: 227–232

Leuner H (1961) Über die Ursachen von Bewusstseinsstörungen bei experimentellen Psychosen. Medicina Experimentalis 5: 224–232

Leuner H (1961) Über die Dynamik von Antriebsstörungen am Beispiel der experimentellen Psychosen. Zentralblatt für Neurologie und Psychiatrie 162: 201

Leuner H (1962) Die Bedeutung der experimentellen Psychose für die psychiatrische Forschung. Spectrum 5: 34ff.

Leuner H (1962) Die experimentelle Psychose. Berlin, Göttingen, Heidelberg: Springer 1962

Leuner H, Holfeld H (1962) Ergebnisse und Probleme der Psychotherapie mit Hilfe von LSD-25 und verwandten Substanzen. Psychiatria et Neurologia 143: 379–391

Leuner H (1963) Die Psycholytische Therapie: Klinische Psychotherapie mit Hilfe von LSD-25 und verwandten Substanzen. Zeitschrift für Psychotherapie und Medizinische Psychologie 13: 57–64

Leuner H (1963) Grundzüge einer konditional-genetischen Psychopathologie am Beispiel der experimentellen Psychose. Nervenarzt 34: 198–206

Leuner H (1963) Psychotherapy with Hallucinogens: A Clinical Report with Special Reference to the Revival of Emotional Phases of Childhood. In: Crocket, Richard / Sandison, Ronald A, Walk A (eds.) Hallucinogenic Drugs and their Psychotherapeutic Use. London: H.K. Lewis, S. 67–73

*Aus dem Sammelband »Halluzinogene – Psychische Grenzzustände in Forschung und Therapie« (Leuner 1981) wurden nur jene Beiträge separat aufgenommen, die eigenständige und vorher unveröffentlichte Arbeiten darstellen.

Leuner H (1964) Zur Überlegenheit einer durch Halluzinogene geförderten Psychotherapie (Psycholyse). In: Bradley PB, Flügel F, Hoch P (eds.) Neuropsychopharmacology Vol. 3. Amsterdam: Elsevier 1964, S. 180–183

Leuner H (1964) Assoziationspsychologie und Psychiatrie. Bibliotheca Psychiatrica et Neurologia 12: 154–175

Leuner H, Holfeld H (1964) Psycholysis – Psychotherapy under the Influence of Hallucinogens. Physicians Panorama 2: 13–16

Leuner H (1965) Effects of Psychotomimetic Drugs. In: Kline NS, Lehmann HE (eds.) Psychopharmacology. International Psychiatry Clinics Vol. 2. Boston: Little Brown, pp. ??

Leuner H (1965) [Contribution to Discussion, Working Group 3]. In: Bente D, Bradley PB (eds.) Neuro-Psychopharmacology. Amsterdam, London, New York: Elsevier, S. 136–138

Leuner H (1965) Aspects of clinical work with psychodysleptic drugs. In: Bradley PB (ed.) Neuropsychopharmacology. Amsterdam: Excerpta Medica

Leuner H, Baer G (1965) Two New Short-Acting Hallucinogens of the Psilocybin Group. In: Bente D, Bradley PB (eds.) Neuro-Psychopharmacology Vol. 4. Amsterdam, London, New York: Elsevier, S. 471–473

Leuner H, Fernandez-Cerdeno A (1965) Das Erleben der oralen Regression unter Einfluß von Halluzinogenen. Zeitschrift für psychosomatische Medizin 11: 45–54

Leuner H (1966) Psychotherapie mit Hilfe von Halluzinogenen. Arzneimittelforschung 16: 253–255

Leuner H (1967) Die Psycholytische Therapie im Dienste der Rehabilitation. Ergebnisse und Kasuistik. Psychotherapy and Psychosomatics 15: 40

Leuner H (1967) Psycholytic Therapy as an Instrument for Rehabilitation. Göttingen, unveröffentlichtes Manuskript

Leuner H (1967) Las drogas alucinogenas como auxiliares en psicoterapia. Revista del Instituto Nacional de Neurologia 1: 13–20

Leuner H (1967) Einige Bemerkungen zum Thema »Kurzzeittherapie«. In: Lopez Ibor JJ (ed.) Proceedings of the 4th World Congress of Psychiatry 1966. Amsterdam: Excerpta Medica Foundation, S. 450–455

Leuner H (1967) Present State of Psycholytic Therapy and its Possibilities. In: Abramson, Harold A. (ed.) The Use of LSD in Psychotherapy and Alcoholism. Indianapolis, New York, Kansas City: Bobbs Merrill 1967, S. 101–116

Leuner H (1967) Basic Functions Involved in the Psychotherapeutic Effect of Psychotomimetics. In: Brill H (ed.) Neuro-Psycho-Pharmacology. Amsterdam/New York, London, Milan, Tokyo, Buenos Aires: Excerpta Medica 1967, S. 445–448

Leuner H (1968) Ist die Verwendung von LSD-25 für die experimentelle Psychiatrie und in der Psychotherapie heute noch vertretbar? Nervenarzt 39: 356–360

Leuner H (1968) Basic Functions Involved in the Psychotherapeutic Effect of Psychotomimetics. In: Shlien JM (ed.) Research in psychotherapy. Proceedings of the third conference Chicago, Illinois May 31-June 4, 1966. Washington, DC: American Psychological Association, S. 466–470

Leuner H (1968) Die toxische Ekstase. In: Spoerri T (Hrsg.) Beiträge zur Ekstase. Basel: Karger, S. 73–113

Leuner H (1968) Über den Mißbrauch von LSD-25. Pharmako-Psychiatrie – Neuro-Pharmakologie 1: 275–290

Leuner H (1968) Die »Wunderdroge« LSD und ihr Mißbrauch. Der Landarzt 1968: 1107–1116

Leuner H (1969) LSD zur psycholytischen Behandlung? Medizinische Klinik 64: 1220

Leuner H, Eberle P (1970) Chromosomendefekte bei Psilocybin-Patienten. Humangenetik 9: 281–285

Leuner H (1970) Psychotherapie und Rehabilitation: 8 Jahre Erfahrungen an der psychotherapeutischen Abteilung einer psychiatrischen Klinik. Nervenarzt 41: 123–130

Leuner H (1970) Über die historische Rolle magischer Pflanzen und ihrer Wirkstoffe. In: Jankuhn H (Hrsg.) Vorgeschichtliche Heiligtümer und Opferplätze in Mittel- und Nordeuropa. (= Abhandlungen der Akademie der Wissenschaften in Göttingen 1970). Göttingen: Vandenhoeck & Ruprecht, S. 279–296

Leuner H (1971) Verhaltensforschung und experimentelle Psychose. In: Bilz R, Petrilowitsch N (Hrsg.) Aktuelle Fragen der Psychiatrie und Neurologie Band 11: Beiträge zur Verhaltensforschung. Basel: Karger, S. 164–176

Leuner H (1971) Die Halluzinogenwirkung und ihre religionspsychologische Bedeutung. Archiv für Religionspsychologie 10: 59–68

Leuner H (1971) Über den Rauschmittelmißbrauch Jugendlicher. Deutsches Ärzteblatt 68

Leuner H (1971) Über den Rauschmittelmißbrauch Jugendlicher. Nervenarzt 42: 281–291

Leuner H (1971) Der Einfluß unterschwelliger Dosierung von Halluzinogenen auf das Sozialverhalten des Menschen. In: Vinar O, Vatava Z, Bradley PB (eds.) Amsterdam: North Holland Publishing Company,

Leuner H (1971) Halluzinogene in der Psychotherapie. Pharmakopsychiatrie – Neuropsychopharmakologie 4: 333–351

Leuner H (1971) Zum Nachweis früher Prägungen bei Sexualstörungen. Journal of Neuro-Visceral Relations, Suppl. 10: 370–371

Leuner H (1972) Ekstase und religiöses Erleben durch Halluzinogene beim modernen Menschen. In: Josuttis M, Leuner H (Hrsg.) Religion und die Droge. Stuttgart, Berlin, Köln, Mainz: Kohlhammer 1972, S. 38–53

Leuner H (1972) Akute psychiatrische Komplikationen durch Rauschmittelmißbrauch und ihre Behandlung. Nervenarzt 43: 142–145

Leuner H (1972) Therapeutische Aspekte und Resultate. In: Josuttis M, Leuner H (Hrsg.) Religion und die Droge. Stuttgart, Berlin, Köln, Mainz: Kohlhammer 1972, S. 77–95

Leuner H (1972) Versuch einer tiefenpsychologischen Interpretation. In: Josuttis M, Leuner H (Hrsg.) Religion und die Droge. Stuttgart, Berlin, Köln, Mainz: Kohlhammer 1972, S. 109–125

Leuner H (1973) Ekstase. In: Müller C (Hrsg.) Lexikon der Psychiatrie. Berlin, Heidelberg, New York: Springer, S. 152–157

Leuner H (1973) Halluzinogene. In: Müller C (Hrsg.) Lexikon der Psychiatrie. Berlin, Heidelberg, New York: Springer, S. 232–238

Leuner H (1973) Bewusstseinsveränderung und Kreativität. Confinia Psychiatrica 16: 141–158

Leuner H (1974) Fratzen und Masken in der toxischen Halluzinose. Basel: Sandoz 1974

Leuner H, Nischk P (1976) Gespräch mit Prof. Hanscarl Leuner. In: Nischk P. Kursbuch für die Seele. München, Gütersloh, Wien 1976, S. 171–182

Leuner H (1981) Halluzinogene. Psychische Grenzzustände in Forschung und Psychotherapie. Bern, Stuttgart, Wien: Huber 1981

Leuner H (1981) Einige persönliche Betrachtungen zum Thema. In: Leuner: Halluzinogene. Bern, Stuttgart: Huber, S. 17–28

Leuner H, Schönfelder H (1981) Simulation der beginnenden Schizophrenie durch unterschwellige Halluzinogendosis und der Einfluß sozialer Bedingungen. In: Leuner: Halluzinogene. Bern, Stuttgart: Huber, S. 129–152

Leuner H (1981) Ein Beispiel aus der Praxis der Psycholytischen Therapie zum Thema der oralen Regression. In: Leuner: Halluzinogene. Bern, Stuttgart: Huber, S. 281–286

Leuner H (1981) Die Psychotherapie zweier Fälle mit Hilfe der psycholytischen Behandlung. In: Leuner: Halluzinogene. Bern, Stuttgart: Huber, S. 287–331

Leuner H (1981) Wie kann der kreative Prozeß durch Halluzinogene gefördert werden? In: Leuner: Halluzinogene. Bern, Stuttgart: Huber, S. 339–355

Leuner H (1981) Tiefenpsychologische Aspekte der Drogenerfahrung. In: Völger, G (ed.) Rausch und Realität. Drogen im Kulturgleich. Vol. 1. Köln: Rautenstrauch Museum, S. 648–655

Leuner H (1982) Intensivierung der tiefenpsychologischen Psychotherapie durch Medikamente. In: Eicke D (Hrsg.) Die Psychologie des 20. Jahrhunderts Band 3/2. Zürich: Kindler, S. 1197–1209

Leuner H (1983) Psycholytic Therapy: Hallucinogenics as an Aid in Psychodynamically Oriented Psychotherapy. In: Grinspoon J, Bakalar JB (eds.) Psychedelic Reflections. New York: Human Sciences Press, S. 177–192

Leuner H (1986) Zum Stand der pharmakologisch assistierten Psychotherapie. In: Leuner H, Schlichting M (Hrsg.) Symposion »Über den derzeitigen Stand der Forschung auf dem Gebiet der psychoaktiven Substanzen«. Berlin: Express Edition, S. 154–156

Leuner H, Schlichting M (1986) Symposion »Über den derzeitigen Stand der Forschung auf dem Gebiet der psychoaktiven Substanzen«. Berlin: Verlag für Wissenschaft und Bildung

Leuner H (1987) Die Psycholytische Therapie: Durch Halluzinogene unterstützte tiefenpsychologische Psychotherapie. In: Dittrich A, Scharfetter C (Hrsg.) Ethnopsychotherapie. Stuttgart: Enke, S. 151–161

Leuner H (1988) Gedanken über den Stand der therapeutischen Anwendung psychoaktiver Substanzen. In: Schlichting M, Leuner H (Hrsg.) 2. Symposium über psychoaktive Substanzen und veränderte Bewusstseinszustände in Forschung und Therapie. Göttingen: ECBS/ECSC, S. 13–15

Leuner H (1992) Psycholytische Therapie. In: Battegay R, Glatzel J, Pöldinger W, Rauchfleisch U (Hrsg.) Handwörterbuch der Psychiatrie. 2. Aufl. Stuttgart: Enke 1992

Leuner H (1992) Psychedelische Therapie. In: Battegay R, Glatzel J, Pöldinger W, Rauchfleisch U (Hrsg.) Handwörterbuch der Psychiatrie. 2. Aufl. Stuttgart: Enke, S. 431–433

Leuner H, Mascher E, Schulz-Wittner T (1992) Die Effizienz der durch psychoaktive Substanzen gestützten Psychotherapie (Psycholytische Behandlung). Jahrbuch des Europäischen Collegiums für Bewusstseinsstudien 1992: 197–218

Leuner H, Schlichting M (1992) Über den derzeitigen Stand der Forschung auf dem Gebiet der psychoaktiven Substanzen. In: Rätsch C (Hrsg.) Das Tor zu inneren Räumen. Südergellersen: Bruno Martin 1992, S. 215–242

Leuner H (1992) Vorwort zur Neuauflage. In: Leuner H, Josuttis M (Hrsg.) (1996) Psychotherapie und religiöses Erleben – Ein Symposion über religiöse Erfahrungen unter dem Einfluß von Halluzinogenen. Berlin: VWB

Leuner H, Schlichting M (1992) Über den derzeitigen Stand der Forschung auf dem Gebiet der psychoaktiven Substanzen. In: Rätsch C (Hrsg.) Das Tor zu inneren Räumen. Südergellersen: Bruno Martin, S. 215–242

Leuner H (1993) Veränderte Bewusstseinszustände in der Psychotherapie. In: Dittrich A, Hofmann A, Leuner H (Hrsg.) Welten des Bewusstseins Bd. 1. Berlin: VWB, S. 113–149

Leuner H (1994) Hallucinogens as an Aid in Psychotherapy: Basic Principles and Results. In: Pletscher A, Ladewig D (eds.) 50 Years of LSD. New York, London: Parthenon, S. 175–190

Leuner H (1994) Vorbemerkung. In: Dittrich A, Hofmann A, Leuner H (Hrsg.) Welten des Bewusstseins Band 4: Bedeutung für die Psychotherapie. Berlin: VWB

Leuner H (1994) Vorwort. In: Dittrich A, Hofmann A, Leuner H (Hrsg.) (1994) Welten des Bewusstseins Band 3: Experimentelle Psychologie, Neurobiologie und Chemie. Berlin: VWB

Leuner H, Schlichting M (1995) Introduction. In: Schlichting M, Leuner H (Hrsg.) (1995) Welten des Bewusstseins Band 5: Abstracts and Selected Papers. Berlin VWB

Leuner H, Schlichting M. (1995) Vorwort. In: Jahrbuch des Europäischen Collegiums für Bewusstseinsstudien 1995. Berlin: VWB, S. 7–8

Leuner H (1997) Die experimentelle Psychose. 2. Aufl. Berlin: VWB

Leuner H (1997) Preface. In: Passie T. Psycholytic and Psychedelic Therapy Research: a complete international bibliography. Hannover: Laurentius

Leuner H (1998) Argumente für die Psycholytische Therapie. Verres R, Leuner H, Dittrich A (Hrsg.) Welten des Bewusstseins Bd. 7. Berlin: VWB, S. 83–91

Herausgeberschaften:

Josuttis M, Leuner H (Hrsg.) Religion und die Droge. Stuttgart, Berlin, Köln, Mainz: Kohlhammer 1972

Schlichting M, Leuner H (Hrsg.) (1988) 2. Symposium über psychoaktive Substanzen und veränderte Bewusstseinszustände in Forschung und Therapie. Göttingen: ECBS/ECSC

Schlichting M, Leuner H (Hrsg.) (1989) 3. Symposium über psychoaktive Substanzen und veränderte Bewusstseinszustände in Forschung und Therapie. Göttingen: ECBS/ECSC

Dittrich A, Hofmann A, Leuner H (Hrsg.) (1993) Welten des Bewusstseins Band 1: Ein interdisziplinärer Dialog. Berlin: VWB

Dittrich A, Hofmann A, Leuner H (Hrsg.) (1993) Welten des Bewusstseins Band 2: Kulturanthropologische und Philosophische Beiträge. Berlin: VWB

Dittrich A, Hofmann A, Leuner H (Hrsg.) (1994) Welten des Bewusstseins Band 3: Experimentelle Psychologie, Neurobiologie und Chemie. Berlin: VWBDittrich A, Hofmann A, Leuner H (Hrsg.) (1994) Welten des Bewusstseins Band 4: Bedeutung für die Psychotherapie. Berlin: VWB

Schlichting M, Leuner H (Hrsg.) (1995) Welten des Bewusstseins Band 5: Abstracts and Selected Papers. Berlin VWB

Leuner H, Josuttis M (Hrsg.) (1996) Psychotherapie und religiöses Erleben. Berlin: VWB [Nachdruck des 1972 unter dem Titel »Religion und die Droge« erschienenen Buches]

Verres R, Leuner H, Dittrich A (Hrsg.) (1998) Welten des Bewusstseins Band 7: Multidisziplinäre Entwürfe. Berlin VWB

Leuner H, Schlichting M (Hrsg.) Jahrbuch des Europäischen Collegiums für Bewusstseinsstudien 1991–1997 (6 Bände)

Über die Autoren

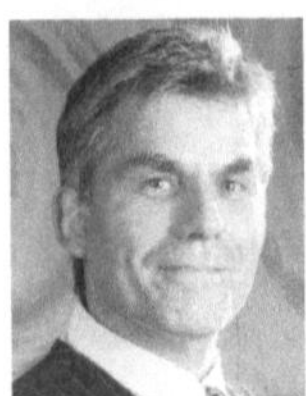

Professor Dr. med. **Torsten Passie** (geb. 1961) ist Psychiater und Psychotherapeut. Er studierte zunächst Philosophie und Soziologie (M.A.) an der Leibniz-Universität Hannover, dann Medizin an der Medizinischen Hochschule Hannover (MHH). Inspiriert durch Erfahrungen in veränderten Bewusstseinszuständen, reiste er in den 1980er Jahren zu Schamanen nach Mexiko und Guatemala, um deren Heilungspraktiken kennenzulernen. Seitdem auch Kontakte in die Schweiz, wo er die psycholytische Arbeit von Sonja und Juraj Styk kennenlernte. Von 1994 bis 1996 Tätigkeit in der Praxis von Professor Leuner, wo er die praktische Durchführung der Psycholyse erlernte. Von 1997–2010 Psychiater und Wissenschaftler an der Medizinischen Hochschule Hannover. Dort Leitung des Labors für Neurokognition und Bewusstsein; klinische Studien mit Ketamin, MDMA, Lachgas, Psilocybin sowie zu anderen veränderten Bewusstseinszuständen. Diverse Arbeiten zur Pharmakologie psychoaktiver Substanzen und zur Psycholytischen Therapie. Gastprofessur an der Harvard Universität in Boston (USA) 2012–2015. Seit 2005 Vorstandsmitglied der Schweizerischen Ärztegesellschaft für Psycholytische Therapie (SÄPT). Seit 2019 Vorsitzender der Internationalen Gesellschaft für substanz-unterstützte Psychotherapie (ISSP).

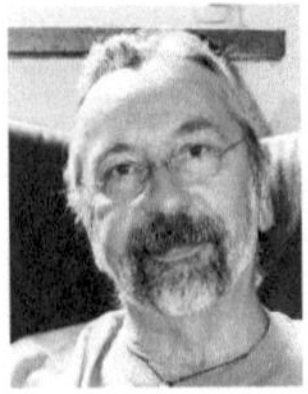

Dr. med. **Ralf H. Bolle** (geb. 1955) ist Psychiater, Psychotherapeut und Psychoanalytiker. Er studierte Medizin in Göttingen und lernte dort die Psychotherapie mit psychoaktiven Substanzen (Psycholyse) kennen, die Professor Dr. H. Leuner an der Abteilung für Psychotherapie und Psychosomatik entwickelte und praktizierte. Von 1979 bis 1985 arbeitete er dort als therapeutischer Mitarbeiter, begann die psychotherapeutische Weiterbildung und promovierte über das Traumerleben unter Ketanest (Buchpublikation: Am Ursprung der Sehnsucht, Verlag für Wissenschaft und Bildung 1988). Er war Mitbegründer des Europäischen Collegiums für Bewusstseinsstudien (ECBS) und der Schweizerischen Ärztegesellschaft für Psycholytische Therapie (SÄPT) und war Mitglied in deren Vorständen. Er war Assistent bei der zweiten Ausbildung der SÄPT für Psycholytische Therapie 1989–1992. Diverse Arbeiten zur Psycholytischen Therapie.

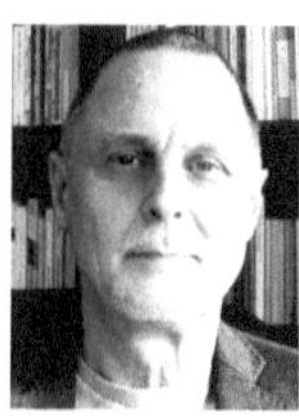

Dr. med. **Michael Schlichting** (geb. 1956) ist Psychiater und Psychotherapeut. Er studierte Medizin und Ethnologie, medizinische Kulturanthropologie und Philosophie an den Universitäten Marburg/Lahn, Hamburg und Madrid. Seine Weiterbildung in tiefenpsychologisch orientierter Psychotherapie und als Facharzt für Psychiatrie absolvierte er in Göttingen, wo er von 1985 bis 1989 als wissenschaftlicher und therapeutischer Assistent bei Professor Leuner tätig war, in der Psycholytischen Therapie und der katathym-imaginativen Psychotherapie (KiP) ausgebildet wurde und in dieser Zeit eine klinische Studie über das therapeutische Potenzial des kurzwirksamen Phenethylamins DMM-PEA (2-CD) durchführte. Seine Doktorarbeit schrieb er über »Die Bedeutung der Halluzinogenforschung für die klinische Psychiatrie und Psychotherapie«. Er unternahm mehrere Reisen nach Mexiko, wo er die traditionelle schamanische Verwendung halluzinogener Pilze bei den indigenen Mazateken kennenlernte, war Gründungs- und Vorstandsmitglied des Europäischen Collegiums für Bewusstseinsstudien (ECBS) und veröffentlichte zahlreiche Arbeiten über Psycholytische Therapie und Ethnopsychotherapie. Seit 2008 ist er in der Schweiz als forensischer Psychiater tätig.

• Der Fokus der Edition Nachtschatten Science richtet sich auf die Gebiete der Chemie, Ethnobotanik, Forensik, Psychiatrie, Psychologie, Pharmakologie, Neuropharmakologie und Toxikologie.

• Sie bietet eine wissenschaftliche Plattform für die Präsentation und Publikation dieser verschiedenen Fachdisziplinen.

• Ein wissenschaftlicher Beirat begleitet die Edition und sichert die hohe Qualität des Verlagsprogramms.

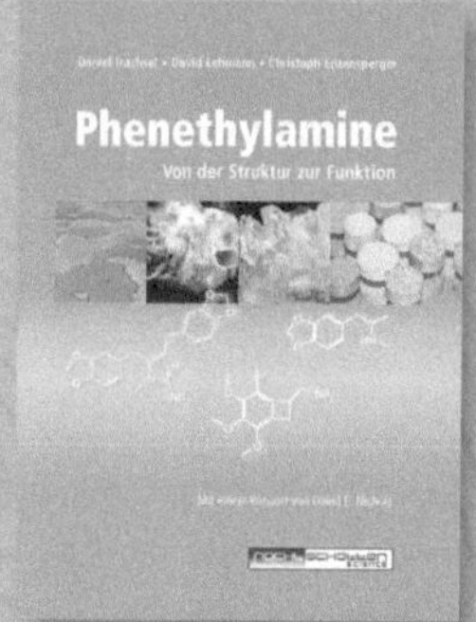

Daniel Trachsel • David Lehmann • Christoph Enzensperger

Phenethylamine

Von der Struktur zur Funktion

Phenethylamine sind richtige Allrounder – vom Meeresschwamm zum Wüstenkaktus oder Botenstoff – Generationen von Wissenschaftlern optimieren seit über hundert Jahren das Grundgerüst dieser faszinierenden Substanzklasse. Dieses Standardwerk eröffnet erstmals eine umfassende und systematische Betrachtung der Aspekte von mehr als 2300 Substanzen. Vorwort von David E. Nichols

ISBN 978-3-03788-700-4, 1030 Seiten, 17 × 24 cm, Hardcover

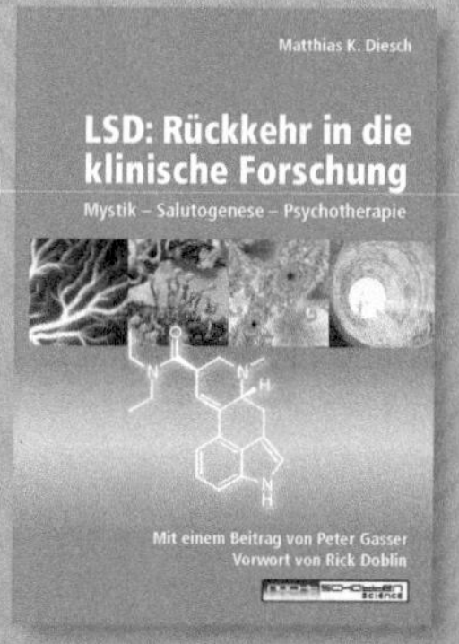

Matthias Diesch

LSD: Rückkehr in die klinische Forschung

Mystik – Salutogenese – Psychotherapie

Der erste theoretische Teil dieses Werks behandelt die drei Themenbereiche Mystik, Salutogenese und Psychotherapie im wissenschaftlichen Kontext der Psychedelika-Forschung. Im zweiten Teil wird die von Peter Gasser durchgeführte und seit 40 Jahren international erste klinische Studie zu LSD-unterstützter Psychotherapie ausführlich präsentiert. Beitrag: Peter Gasser, Vorwort: Rick Doblin

ISBN 978-3-03788-702-8, 228 Seiten, 14,8 × 21 cm, Broschur